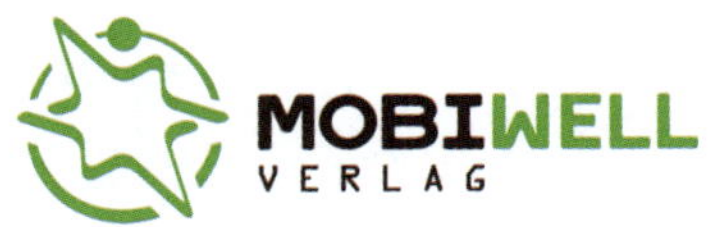
MOBIWELL
VERLAG

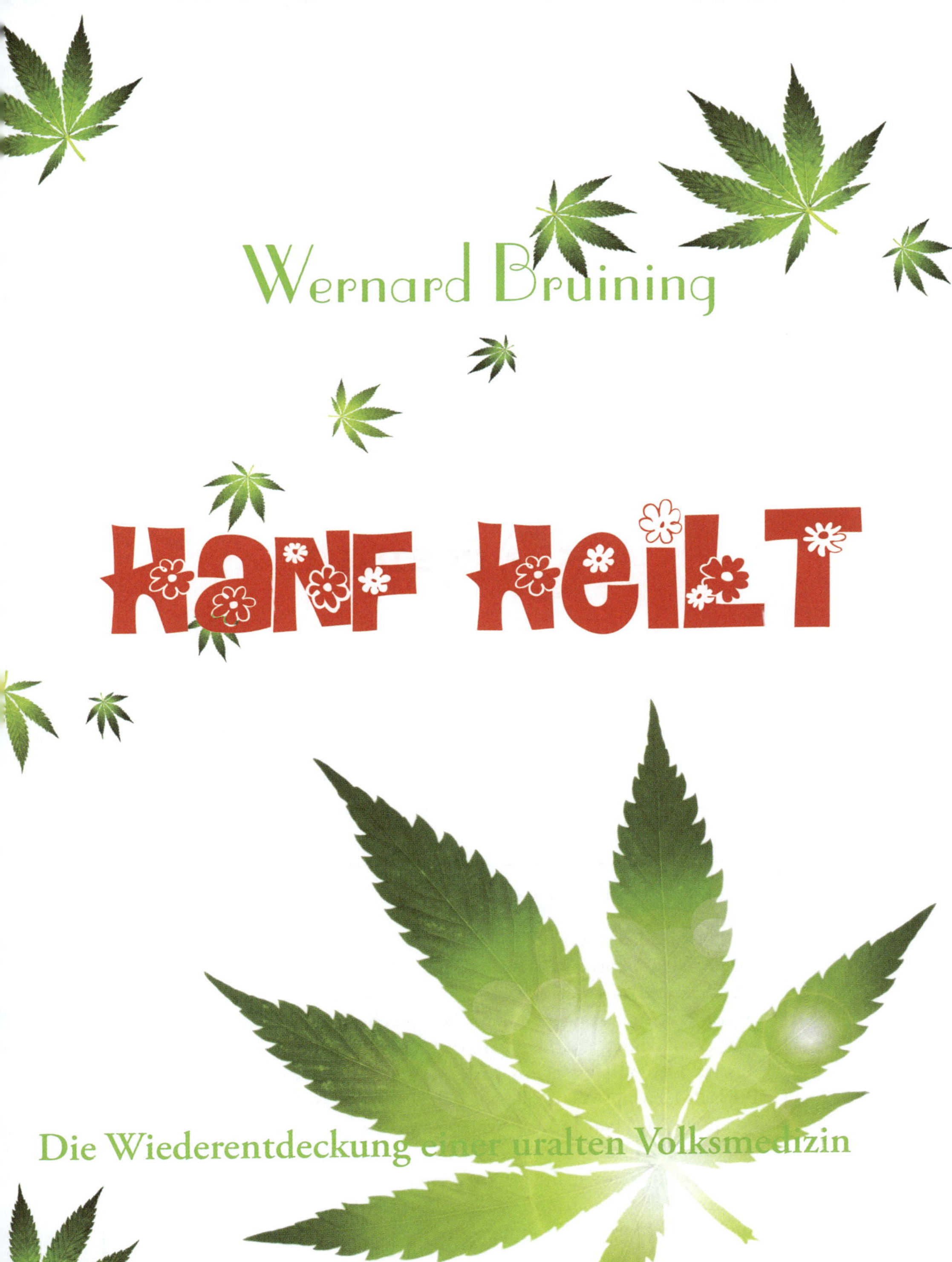
Wernard Bruining
HANF HEILT
Die Wiederentdeckung einer uralten Volksmedizin

Wernard Bruining
Hanf heilt
Die Wiederentdeckung einer uralten Volksmedizin

Titel der Originalausgabe: „Helende Hennep“
Dritte Auflage, 2017

Deutsche Übersetzung: Steffan Swebel
Korrektur: Thomas Kirschner
Umschlaggestaltung: Gabriel Reinert
Layout: Inna Kralovyetts

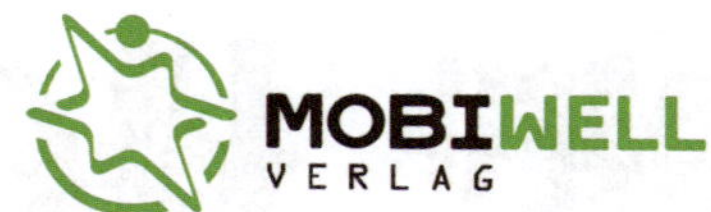

www.mobiwell.com

ISBN: 978-3-981409-88-8

HAFTUNGSAUSSCHLUSS DES VERLAGS

Dieses Buch wurde von einem holländischen Autor geschrieben und enthält Handlungsanweisungen, die in Deutschland derzeit nicht legal sind. Der Verlag kann also nicht zu ihrer Nachahmung raten. Da wir jedoch der Auffassung sind, dass die Aufhebung des Hanfverbots einen wichtigen Beitrag zur ökologischen Gesundung unserer Umwelt und unseres Gesundheitssystems leisten könnte, veröffentlichen wir dieses Buch als Denkanstoß für alle, die sich ein objektives Bild über das wahre Potential von Hanf machen wollen. Falls Sie unter einer der im Buch beschriebenen Krankheiten leiden und aus diesem Grund Hanföl einsetzen wollen, raten wir Ihnen, einen Arzt zurate ziehen. Viele Menschen werden auch vom *Selbsthilfenetzwerk Cannabis Medizin (SCM)* mit hilfreichen Informationen unterstützt.

Dank gilt meiner Frau Yolanda und
meinen Kindern Indy und Lika, die jahrelang geduldig darauf gewartet haben, dass ich endlich dieses
Buch fertigstellen konnte.
Dank auch an Nol & Marushka für ihre
Gastfreundschaft und Unterstützung.

Spanien, Haarlem, Tiel, 2012

Hanf: Retter der Menschheit

Dieses Buch will zeigen, dass viele unserer heutigen Probleme durch das Verbot des Nutzhanfanbaus von 1937 entstanden sind und gelöst werden könnten, wenn Anbau und Verwendung dieses ältesten aller der Menschheit bekannten Landbaugewächse wieder zugelassen würden.

Hanf kann unsere Welt auf drei Ebenen heilen:

Als medizinisches Cannabis – denn Hanf ist eine ungefährliche und preiswerte Volksmedizin, die Menschen bei vielen verschiedenen Leiden und Übeln helfen kann und die deren Bedürfnis nach teurer, gesundheitlicher Versorgung vermindern wird. In den europäischen Ländern steigen die Kosten der Gesundheitsversorgung jährlich mit sieben Prozent und sie werden sich in den kommenden 15 Jahren verdoppeln. Menschen die Möglichkeit zu bieten, ihre eigene Volksmedizin herzustellen, kann einen Bankrott der Gesundheitsversorgung verhindern.

Als Marihuana – denn Hanf ist ein relativ unschädliches Genussmittel, das Sanftmut, soziales Verhalten, Phantasie und Großzügigkeit fördert.

Der „Krieg gegen die Drogen“ ist die Hexenjagd und der Glaubenskrieg unserer Zeit, wobei der Staat sich gegenüber einer steigenden Anzahl seiner eigenen Bürger, vor allem der Jugend, repressiv und diktatorisch verhält. Dies führt zu gegenseitig abnehmendem Respekt und sorgt für eine soziale Degeneration, die so schnell wie möglich beendet werden muss. Dies sollte möglich sein, wenn das Streben nach Bewusstseinserweiterung nicht länger verboten ist.

Als Nutzhanf – denn Hanf ist ein umweltfreundlicher Grundstofflieferant für zehntausende verschiedenster Produkte wie zum Beispiel Treibstoff, Papier und biologisch abbaubares Plastik. Unsere Gesellschaft hat ein dringendes Bedürfnis nach einer neuen ökologischen Vision. Mit Nutzhanf als idealem Basisgewächs kann eine grüne Gesellschaft Wirklichkeit werden.

Inhalt

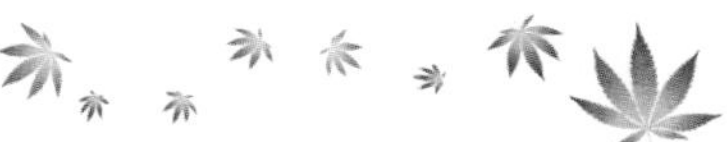

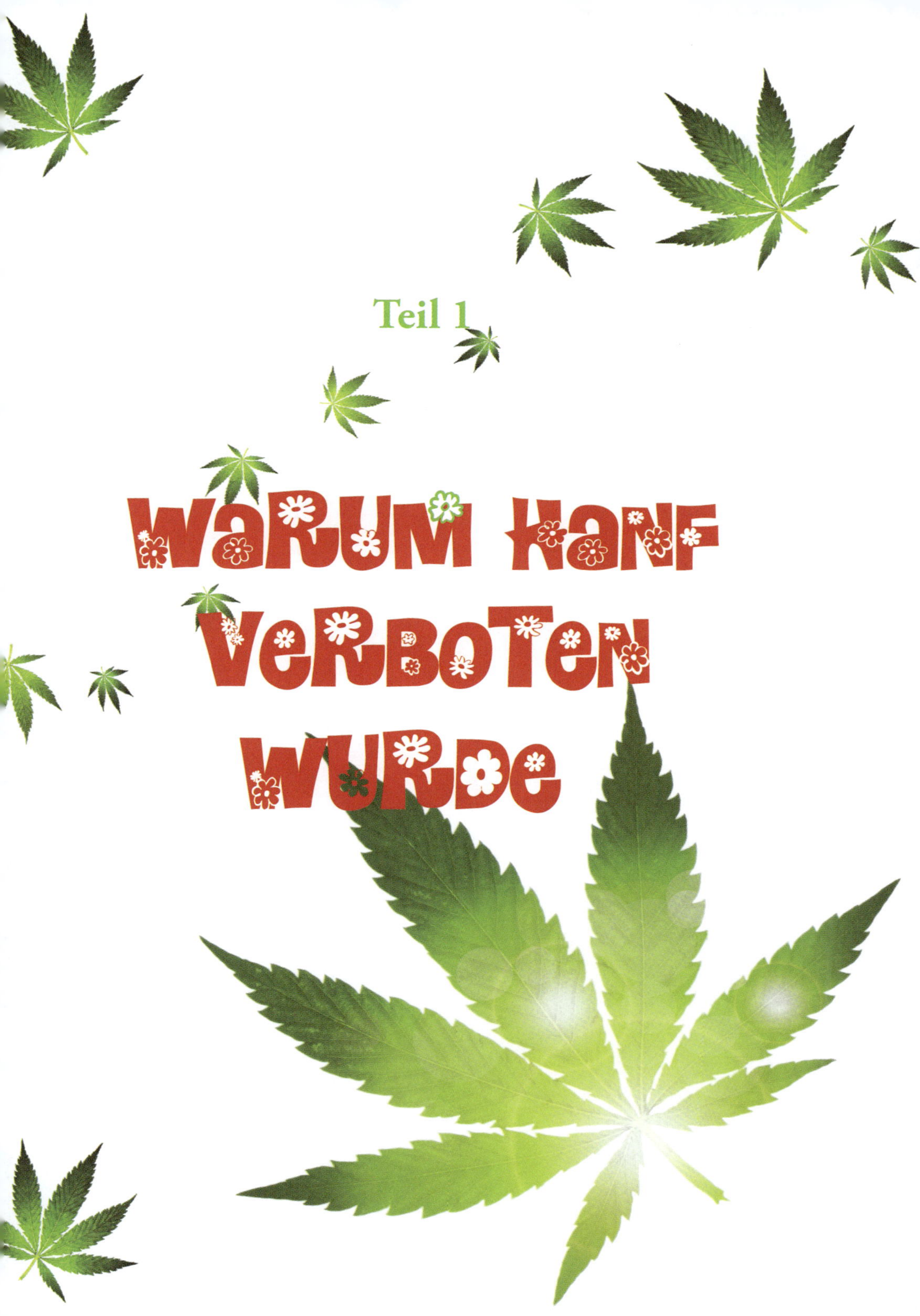

Teil 1

Warum Hanf verboten wurde

Die menschliche Symbiose mit dem Hanf

In der Natur findet man viele Beispiele für Symbiose, eine wechselseitige, vorteilhafte Kooperation, zum Beispiel zwischen Pflanze und Tier. Ohne Bienen keine Äpfel und Birnen! Die Symbiose zwischen Mensch und Hanf hat eine uralte Tradition. Unter dem Vorwand der Rauschgiftbekämpfung wurde ihr in unserer Zeit ein Ende gesetzt.

Hanf ist das älteste Landbaugewächs und wird vom Menschen seit 10.000 Jahren kultiviert. Die Fasern werden zur Herstellung von Seilen, Netzen, Segeln, Kleidung und Papier verwendet. Die Samen dienen als Nahrungsmittel und zur Erzeugung von wertvollem Öl.

Verschiedene Hanfsorten werden auch als Medizin gezüchtet. Bis zum Verbot im Jahr 1937 enthielten 30 bis 40 Prozent der Medikamente in den Apotheken Cannabis als Basiszutat. Diese Medikamente wurden gegen tägliche Beschwerden verwendet, waren relativ preiswert und niemals schädlich.

Cannabis ist auch als Genussmittel zu verwenden: Es ist eine entheogene Droge, die empfänglich macht für das Gute, für großzügiges Denken, und die Erkenntnis des Göttlichen – in sich selbst und anderen. Es stimuliert die Phantasie, sorgt für Entspannung und Erweiterung des Bewusstseins.

Das Verbot (*Marihuana Tax Act 1937*) hat die Symbiose und die Kooperation von Mensch und Pflanze zerstört. Seither ist der Mensch abgetrennt von einer grünen Grundstoffquelle umweltfreundlicher Energie, sowie von preiswerten und ungefährlichen Medikamenten. Stattdessen ist es heute zur Normalität geworden, dass der Staat einen Teil seiner Bürger kriminalisiert, die eigentlich nur auf der Suche nach Entspannung, dem Sanften und dem Guten sind. Aus demselben Grund müssen wir heute in einer Erdölgesellschaft mit Luftverschmutzung, steigenden CO_2-Werten und Klimawandel leben.

Drei Arten von Hanf

Hanf gibt es in drei Arten, und alle sind bedeckt mit einem dünnen Harzfilm, der Cannabinoide enthält. Darunter befindet sich auch der bekannteste und am häufigsten vorkommende Wirkstoff Tetrahydrocannabinol (THC).

1. **Ruderalis,** die wilde Art, so wie man sie ursprünglich in Zentralasien findet, mit niedrigem THC-Gehalt.
2. **Nutzhanf** mit niedrigem THC-Gehalt. Er wird zur Verwendung der Faser, des Holzes, der Samen und dem darin enthaltenen Öl angebaut.

Indica: eine niedrige, gedrungene Pflanze mit breitem Blatt, wird in der Haschischproduktion verwendet.
Sativa: eine große, raumgreifende Pflanze mit schlanken, großen Blättern. Wird zur klassischen Marihuana-Produktion verwendet.
Hybride: eine Pflanze, die eine Kreuzung von Indica und Sativa darstellt und in der modernen Cannabisproduktion bevorzugt wird.

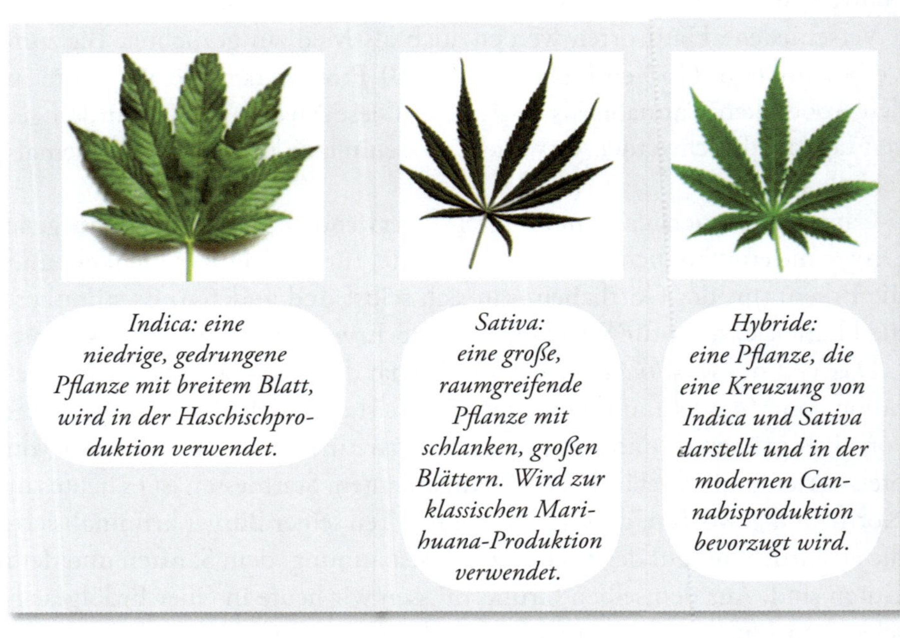

3. **Cannabis** mit hohem THC-Gehalt. Es wird als Genussmittel oder als Medizin verwendet. Es gibt zwei Hauptarten von Cannabis: **Indica** und **Sativa.** Indica ist eine kompakte Pflanze mit breiten Blättern, die mit einem Harzfilm bedeckt ist. Dieses Harz wird gesammelt und zu Haschisch gepresst. Die Wirkung ist eine Art träger Entspannung, die man manchmal auch als „stoned" bezeichnet. Sativa ist eine große, raumgreifende Pflanze mit feingliedrigen Blättern; sie wird zur Produktion von

Marihuana verwendet, das aus den getrockneten Blütenknospen und den sie umgebenden kleineren Blättern gewonnen wird. Die Wirkung von Marihuana ist verglichen mit Haschisch eher eine klare und wird auch „high“ genannt. Durch die Kreuzung von Indica und Sativa entstehen **Hybride**, die modernen Gras-Sorten. Hybride sind stärker als ihre Eltern je waren, weil sie deren beste Eigenschaften in sich vereinen. Hybride machen sowohl „stoned“ als auch „high“.

Die Entstehung des Verbotes

Marihuana Tax Act, 1937

1. **Du Pont** war zu Beginn des vorigen Jahrhunderts ein aufsteigender Industriebetrieb, der seine Patente zur Herstellung von Plastik und Nylon aus Erdöl schützen wollte. Plastik und Nylon konnten auch aus Hanfsamen-Öl hergestellt werden!
2. **Andrew Mellon** war amerikanischer Finanzminister von 1921 bis 1932, aber auch Eigentümer der Mellon Bank und damit der wichtigste Geldgeber von Du Pont.
3. **Randolph Hearst** (1863-1951) war ein amerikanischer Zeitungsmagnat (Eigentümer von rund 52 Zeitungen) mit dazugehörigen Papierfabriken und Wäldern zur Lieferung von Zellstoff. Dieses Imperium wurde bedroht durch die Erfindung eines Österreichers, eines gewissen Georg Schlichten, der ein Patent zur viel preiswerteren maschinellen Papierherstellung aus Hanffasern angemeldet hatte. Hearst und Mellon kannten einander über Du Pont. Hearst hatte gerade einen Millionendeal mit Du Pont über die Lieferung einer neuen chemischen Prozedur abgeschlossen, mit der Papier preiswerter aus Zellstoff hergestellt werden konnte als früher. Aber die Herstellung von Hanfpapier mit dem Patent von Georg Schlichten war viele Male preiswerter.
4. **Die Mormonen-Kirche** verdammte Marihuana, schnell gefolgt von anderen Kirchen und den damals politisch wichtigen Prohibitionisten, die mitverantwortlich waren für die unselige Alkoholprohibition der Jahre 1920-1933.

Ein Verbot ist die schlechteste Lösung

Die amerikanische Alkoholprohibition gilt als das Paradebeispiel für eine gescheiterte Drogenbekämpfungsstrategie. Das Verbot förderte die Kriminalität, und stimulierte die Produktion, den Schmuggel und den Konsum von Spirituosen wie zum Beispiel Whisky und Branntwein. Das wiederum ließ die Zahl der Alkoholiker ansteigen.

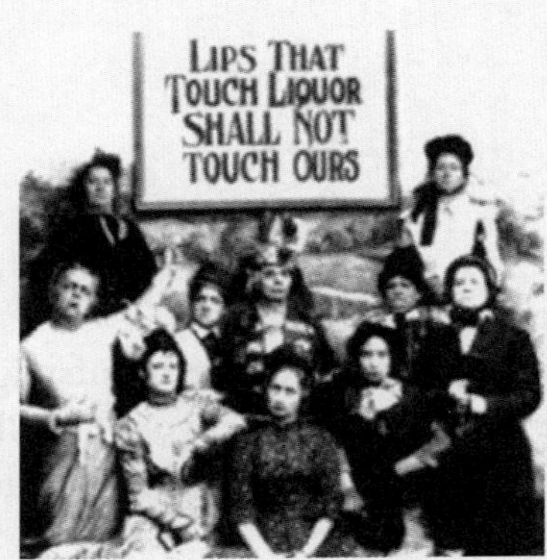

Prohibitionisten waren der Meinung, dass jede Art von unerwünschtem Verhalten durch Verbote und harte Strafen auszumerzen sei. Nach dem Scheitern der Alkoholprohibition widmeten sie ihre Aufmerksamkeit anderen Drogen.

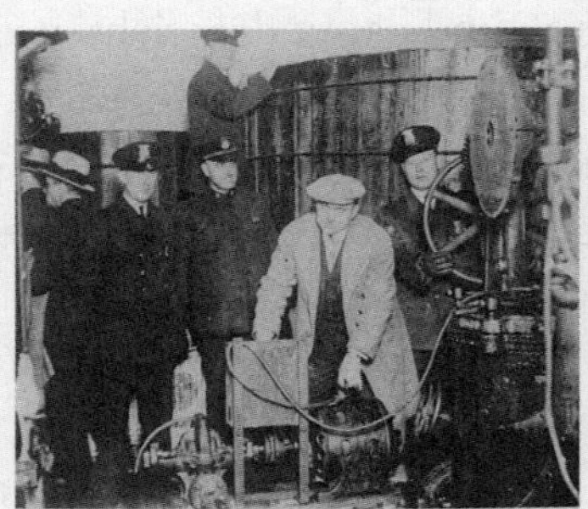

Agenten der Alkoholprohibition (1920-1933) posieren vor einer von ihnen ausgehobenen illegalen Brennerei.

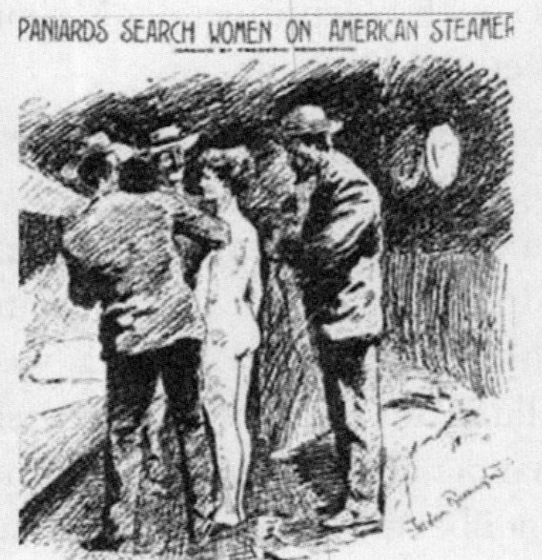

Frederic Remington, 12. Februar 1897, New York Journal

Hearsts Feldzug gegen den Hanf

Randolph Hearst

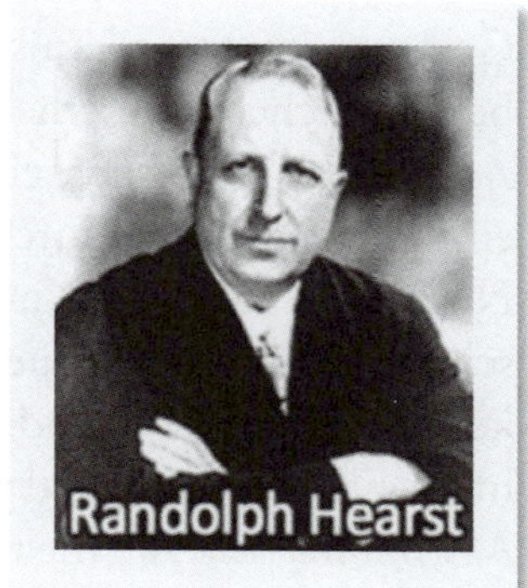

Hearst war es gewohnt, seine eigenen Nachrichten zu fabrizieren und wenn nötig auch einen Krieg anzuzetteln. Auf diese Weise verführte er 1898 Amerika mit aufputschender Berichterstattung und sensationslüsternen Zeichnungen zu einem Krieg gegen Spanien um dessen Kolonie Kuba. Hierzu wurden gezeichnete Abbildungen gedruckt, auf denen zu sehen war, wie ehrbare weiße Frauen durch dubiose dunkelhäutige Spanier entkleidet wurden.

Dass es sich tatsächlich um drei kubanische Frauen handelte, die durch weibliche Agenten untersucht wurden, tat für Hearst wenig zur Sache. Krieg macht sich immer gut für die Auflagenzahlen und Hearst zögerte nicht, einen vom Zaun zu brechen.

Hearst fühlte sich bedroht durch die möglicherweise preiswertere Produktion von Zeitungspapier auf Hanfbasis. Er führte fachmännisch Regie über die Hetze gegen den Nutzhanf. Er tat dies, indem er sehr clever die Verwendung von Hanf als Rauschmittel hervorhob. Täglich erschien in einer seiner Zeitungen eine pikante Story über eine neue, gefährliche Droge mit einem schaurig-schwierigen Namen, Marihuana, die aus Nutzhanf hergestellt wurde.

Diese neue „Killer-Droge" wurde laut Hearst von Mexikanern, Schwarzen und Hispaniern konsumiert und trieb sie zu allerlei Verbrechen, wie zum Beispiel zur Vergewaltigung weißer Frauen. Zu diesen Stories erschienen dann die bereits erwähnt Abbildungen.

SHAME
HORROR
DESPAIR
MARIHUANA
WEED WITH ROOTS IN HELL
NOT RECOMMENDED FOR CHILDREN
MISERY
WEIRD ORGIES - WILD PARTIES
UNLEASHED PASSIONS

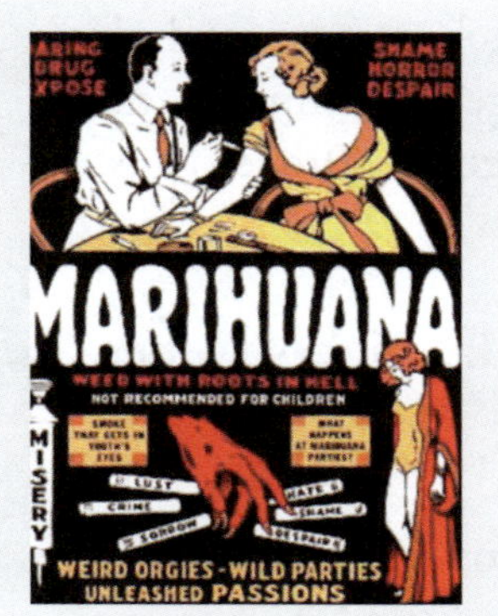

Angst-szenario von Hearst, das noch immer verbreitet und für wahr gehalten wird: Man beginnt mit Marihuana und endet mit Heroin.

Marihuana: die angebliche Killerdroge

Hearsts langjährige Anti-Marihuana-Hetze führte zur Vorlage eines Gesetzes im amerikanischen Kongress, das den Hanfanbau durch eine beträchtliche Steuererhebung unrentabel machte. Dieser *Marihuana Tax Act* wurde 1937 nach einer verdächtig kurzen Beratung von noch nicht einmal 50 Minuten durch den amerikanischen Kongress angenommen. Im Normalfall hört der Kongress zunächst Sachverständige an, ehe die Entscheidung über eine neue Gesetzgebung getroffen wird. Diese Anhörungen können sich über Stunden, Tage, Wochen, Monate oder sogar über Jahre hinziehen, bis genügend Informationen zur Verfügung stehen. Im Falle des *Marihuana Tax Act* hielt man dies wohl nicht für nötig. Harry Anslinger, ein Neffe von Andrew Mellon, wurde als sachverständiger Zeuge gehört, in seiner Rolle als Direktor des von Mellon gegründeten *Federal Bureau of Narcotics (FBN)*. Anslinger sagte aus, dass Marihuana zu kriminellem Verhalten antreibe und letztendlich zum Tod des Konsumenten führe. Damit sicherte sich Anslinger eine lukrative Anstellung; das *FBN* entwickelte sich unter seiner Leitung zur heutigen DEA, der *Drug Enforcement Administration.*

1937 waren sich alle einig, dass diese gefährliche Droge unmittelbar verboten werden musste. Man konnte immerhin täglich in den Zeitungen lesen, in welches Elend diese „Killerdroge" führte! Um den Anbau von Nutzhanf unmöglich zu machen, wurde in der Öffentlichkeit auf Marihuana eingehämmert und das artete in den heutigen unsinnigen und unseligen „Krieg gegen die Drogen" aus.

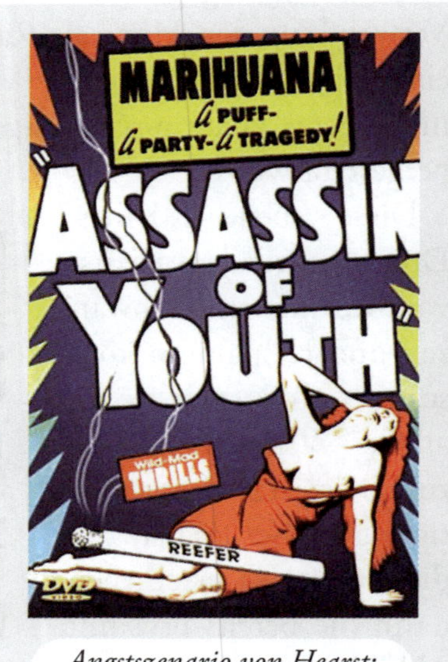

Angstszenario von Hearst: Mörder der Jugend.

Drogenpropaganda, nichts Neues unter der Sonne

Damals wurden von Hearst ungefähr die gleichen Argumente und Angstszenarien gegen Marihuana aufgeführt, die auch heute noch vorgebracht werden:

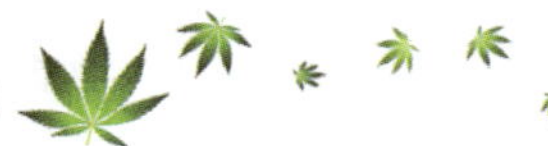

1. Marihuana führe zur Verwendung von anderen, „harten“ Drogen.
2. Marihuana sei eine Bedrohung für die Jugend.
3. Marihuana sei bei Weitem nicht so ungefährlich, wie immer angenommen.
4. Marihuana sei eine Quelle der Kriminalität.

Bürgerkrieg

Der *Marihuana Tax Act* von 1937 hatte zum Zweck, den Nutzhanf von der Energie-, Papier- und Kunststoffproduktion auszuschließen. Der Erlass hat die Menschheit auf den Weg in eine unselige Ökonomie geführt, der umweltverschmutzendes Erdöl als Basis dient. Der *War on Drugs*, der hässliche Nachkomme des *Marihuana Tax Act*, ist in eine stetig weiterwuchernde, soziale Katastrophe entartet. Wie zu den Zeiten der Glaubenskriege maßen sich die Autoritäten wieder das Recht an mitzubestimmen, was in den Köpfen der Bürger vorzugehen hat. Der *War on Drugs* ist einer der Glaubenskriege unserer Zeit, im Eigentlichen sogar eine Art Bürgerkrieg: ein Krieg des Staates gegen einen Teil seiner eigenen Bürger.

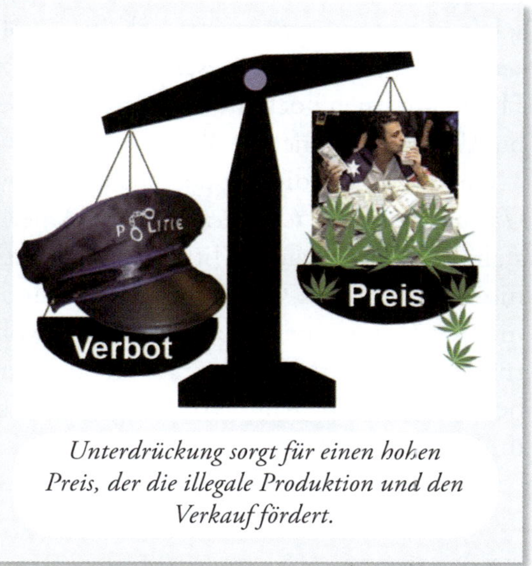

Unterdrückung sorgt für einen hohen Preis, der die illegale Produktion und den Verkauf fördert.

Drogenbekämpfung erlaubt fette Profite

Der *War on Drugs* erhält sich selbst aufrecht. Die Polizei verhindert den Anbau für eigenen Konsum und sorgt damit für einen hohen Wert im Straßenverkauf, der illegale Produktion im großen Stil erst profitabel macht. In Amerika, das den *War on Drugs* erfunden hat, ist eine komplexe, sozial-kulturelle Struktur entstanden, die von dem Verbot lebt und es aufrecht erhält. Polizeibeamte, Drogenbekämpfer, Richter, Staatsanwälte, Rechtsanwälte, Gefängniswärter, Sozialarbeiter aller Art, aber auch Sicherheitsdienste verdienen alle sehr viel Geld an dem Verbot und sind deshalb selbstverständlich Befürworter des Verbots.

Die Unterdrückungsindustrie

Die DEA, Nachfolgerin von Anslingers *Bureau of Narcotics*, ist inzwischen zu einer ungeheueren, geheimnisvollen Organisation herangewachsen, die über einen Jahresetat von rund zwei Milliarden Dollar verfügt. Hinzu kommen noch die Einkünfte aus Beschlagnahmungen in Höhe von hunderten Millionen Dollar.

Unternehmen, die mit der Ausbeutung von Gefangenen Geld verdienen (*Prison Industrial Complex*), sind in Amerika börsennotiert und geben die stabilsten Aktien aus. Mittlerweile sitzen rund zwei Millionen amerikanischer Bürger im Gefängnis. Damit sind die USA Spitzenreiter mit den meisten Gefangenen pro 100.000 Einwohner. Auch Medien und Politik tragen hierzu ihren Teil bei: Drogenbekämpfung muss doch wohl ein jeder befürworten? Die Angst vor Drogen verkauft Zeitungen, bringt Zuschauer und akquiriert Wähler.

Nachteile des Hanfverbotes

Sinnlose Gesetze

Das *Recht* beruht auf dem Gedanken, dem anderen keinen Schaden zufügen zu dürfen. Strenge Gesetze, die etwas unter Strafe stellen, bei dem eigentlich niemand zu Schaden kommt, sind Hinweise auf eine Diktatur.

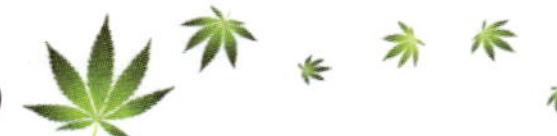

Fragwürdige Moral

Der Staat nimmt sich das Recht heraus zu bestimmen, was im Kopf des Bürgers vorzugehen hat. Diktatorisch bekämpft er einen Teil seiner Bevölkerung und verliert dabei seine Glaubwürdigkeit.

Soziale Diskriminierung

Der einfache Bürger lernt zu diskriminieren: Menschen, die andere Drogen konsumieren als man selbst, sind minderwertige Menschen. Diese abwertende Denkweise entwickelt sich zu einem Muster und führt zu einer verhärteten, asozialen Gesellschaft.

Ökonomischer Krake

Die Aufrechterhaltung des Verbotes kostet ungeheuer viel Zeit und damit Geld, das für Polizisten, Richter, Gefängnisse und deren Bewachung ausgegeben wird. Die Rechnung bezahlen die Bürger.

Ablenkung der Sicherheitskräfte

Das Verbot sorgt für enorme Einnahmen der Kriminellen. Die Justiz hat immer weniger Zeit und Aufmerksamkeit für Kriminalität, die den Bürger unmittelbar belastet. Die Polizei verliert zu viel Zeit mit der Drogenbekämpfung.

Medizinischer Verlust

Der Aufbau des heutigen Gesundheitswesens wird immer teurer und auf die Dauer unbezahlbar. Vor allem Patienten mit wenig Geld leiden unnötig darunter, weil die Medizin, die ihnen preiswert Linderung bringen könnte, verboten ist.

Schädigung der Umwelt

Das Verbot des Nutzhanfanbaus fördert die Verwendung von belastendem Erdöl im Kraftstoff, den umweltverschmutzenden Baumwollanbau und den systematischen Holzkahlschlag. Der CO_2-Gehalt steigt, das Klima ändert sich.

Vorteile bei Aufhebung des Hanfverbotes

Geradlinige Normen und Werte

Das anzustrebende Recht beruht auf dem Gedanken, anderen keinen Schaden zufügen zu dürfen oder sie nicht zu benachteiligen. Die Verwendung von Genussmitteln schadet höchstens dem Konsumenten selbst. Dritte werden demnach nicht benachteiligt.

Stärkung der Moral

Verbote, denen nur (Aber-)Glaube oder Überzeugung zu Grunde liegen, würden aufgehoben, sodass die übrigen Verbote und das Gesetz als Ganzes an Glaubwürdigkeit gewinnen würden.

Soziale Gleichstellung

Jeder Bürger wäre grundsätzlich gleichgestellt, gleichgültig welcher Rasse er angehört, welchem Glauben er anhängt oder welche Drogen er konsumiert. Der Bürger würde lernen, tolerant und großzügig zu sein.

Ökonomische Chance

In einer neuen Cannabiswirtschaft könnten die Bürger auf vielfältige neue Arten Geld verdienen. Der Staat gäbe weniger Geld für die Cannabisunterdrückung aus und bekäme stattdessen weitere Steuereinnahmen.

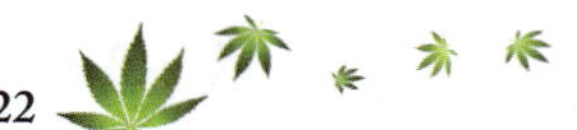

Gesteigerte Sicherheit

Da es für Kriminelle geringere Einnahmen gäbe, hätte die Justiz wieder mehr Zeit und Aufmerksamkeit für die wahre Kriminalität, die den Bürger unmittelbar belastet.

Medizinische Heilmittel

Jeder dürfte medizinales Hanföl herstellen – für sich selbst, für seine Familie, für Freunde und Bekannte. Hanföl kann tägliche Beschwerden reduzieren und damit schwerwiegendere Erkrankungen verhindern, sodass teure professionelle Hilfe oftmals unnötig wird. Die pharmazeutische Industrie könnte hunderte Sorten von Ölen herstellen, jedes für einen bestimmten Verwendungszweck.

Ein Segen für die Umwelt

Mit dem Nutzhanfanbau können biologisch abbaubares Plastik, sauberer nachwachsender Treibstoff und Kleidung hergestellt werden; für Dritte-Welt-Länder kann er Einkommensquelle und Nahrung zugleich darstellen. Als Papierlieferant kann Hanf einen bedeutenden CO_2-Gewinn erzielen. Es müssten 50 Prozent weniger Bäume gefällt werden und Nutzhanf selbst verarbeitet eine der größten Mengen an CO_2 pro Hektar.

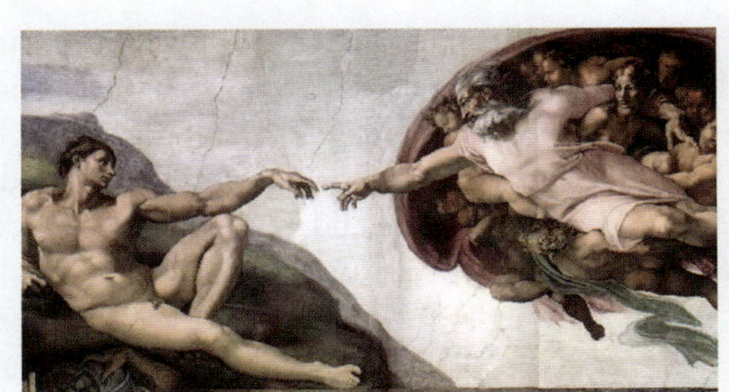

Gott gab dem Menschen die Freiheit zur Wahl. Es gibt aber Menschen, die meinen, dass Er damit einen Fehler gemacht habe.

Göttliche Wahlfreiheit

Der frei Wille ist die Eigenschaft, die den Menschen ein wenig gottähnlich sein lässt. Damit unterscheidet sich der Mensch vom Tier. Der Religionsfreiheit liegt diese Freiheit zur Wahl zugrunde.

Freiheit zur Wahl ist auch Freiheit zur Droge

Es ist an der Zeit zu begreifen, dass die göttliche Wahlfreiheit auch für die Art der Genussmittel gilt, die ein Mensch zu konsumieren wünscht.

Wahlfreiheit fordert ein Bekehrungsverbot

Wir sind noch nicht weit genug entwickelt, um zu verstehen, dass Religionsfreiheit an ein Bekehrungserbot geknüpft sein muss. Den Nächsten nachdrücklich mit seinem eigenen Glauben bekehren zu wollen, beraubt den Anderen seiner Wahlfreiheit. Man erzählt ihm, dass seine Wahl nicht die richtige sei! Wenn der eigene Glaube oder die Überzeugung zu besseren Menschen führt, so muss dies durch Taten volbracht werden und nicht durch einschüchternde Worte.

Bekehrung führt zu Zwang und Faschismus

Von der eigenen Überlegenheit ausgehend, ist es ein kleiner Schritt zu denken, auch man selbst sei „ein besserer Mensch"; und genau da lauert der Faschismus! Dem Faschismus liegt der Glaube an die eigene Überlegenheit zugrunde. Diese fußt auf Kategorien wie Rasse, Religion oder heutzutage auch der Arten von Drogen, die ein anderer konsumiert. Faschismus dient der Rechtfertigung von Unterdrückung und Gewalt gegenüber Anderen.

Drogenbekämpfung ist moderner Glaubenskrieg

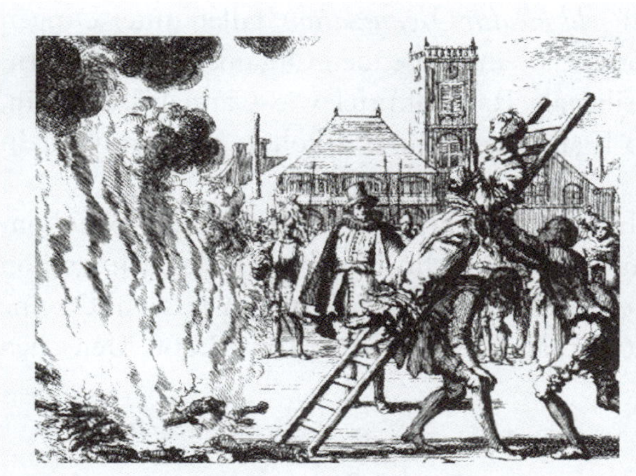

Illustration von Jan Luyken aus dem Märtyrerspiegel. Am 10. November 1571 wird die friesische Mennonitin Anneken Hendriks in Amsterdam auf dem Scheiterhaufen verbrannt.

Der „Glaube" an eine drogenfreie Gesellschaft

Die Geschichte der westlichen Welt ist durch Glaubenskriege gekennzeichnet. Die Liste ist endlos: Zunächst bekämpften die Römer die Christen. Nachdem das Christentum anerkannt und zur Staatsreligion erklärt worden war, wurden andere Religionen unter Androhung der Todesstrafe durch die neue christliche Regierung verboten. Der neue Staat setzte die Unterdrückung der Bürger fort. Besonders „christlich" kann man das natürlich nicht nennen. Danach kamen die großen Glaubenskriege wie etwa die Kreuzzüge gegen die Muslime, der Katholiken wider die Protestanten und umgekehrt. Religiöse Überzeugungen dienten dem Staat als Vorwand, um Kriege gegen andere Länder zu führen, aber auch um die Verfolgung eines Teils der eigenen Bevölkerung zu rechtfertigen. Heutzutage wirkt der Staat – aus dem „Glauben" an eine drogenfreie Gesellschaft heraus – dem Bürger entgegen. Aber die drogenfreie Gesellschaft ist eine Illusion, es gibt sie einfach nicht. In unserer modernen Gesellschaft sind fast keine Menschen zu finden, die noch niemals in ihrem Leben Drogen genommen haben.

Jeder nimmt Drogen

Gemäß der WHO, der *World Health Organization*, fallen unter Drogen alle Mittel, die die Funktionsweise eines lebenden Organismus verändern. Unter Drogen fallen also illegale Rauschmittel wie Cannabis, Kokain, Heroin, XTC, aber ebenso legale Drogen wie Alkohol, Nikotin, Coffein und alle Medikamente.

Nach Auslegung der WHO sind eigentlich alle Menschen Drogenkonsumenten, nur wird dies in der Regel nicht so aufgefasst. Jeder hat schon einmal eine Aspirintablette geschluckt, und das ist nun tatsächlich eine gefährliche Droge, die weltweit jährlich zum Tode von 13.000 Menschen führt.

Die amerikanische Krise der verschreibungspflichtigen Drogen

Legale, von Ärzten verschriebene Medikamente sind die am meisten missbrauchten Drogen in unserer modernen Welt.

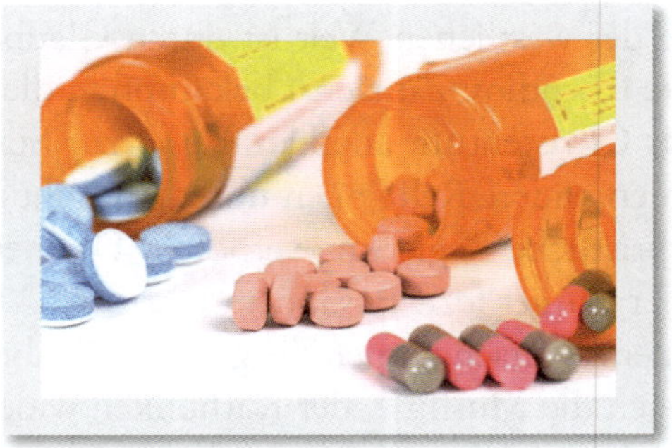

25 Prozent der amerikanischen Kinder konsumieren rezeptpflichtige Medikamente. Jung und Alt konsumieren morphiumähnliche Schmerzmittel, an denen in den USA 40 Menschen pro Tag sterben.

Über Sinn und Unsinn von THC

Der THC-Gehalt ist nicht so wichtig

Marihuana-Pflanzen, vor allem die Knospen der weiblichen Pflanze, sind von einem dünnen Harzfilm bedeckt, der 10 bis 20 Prozent des Gesamtgewichts ausmacht. In diesem befinden sich hunderte Cannabinoide, von denen ungefähr 60 bekannt sind, sowie dutzende Terpenphenole und Wasser. Ein THC-Gehalt von 15 Prozent oder mehr ist also eigentlich unmöglich. Das heutzutage solche hohen THC-Werte gemessen werden, hat mit der Messung in modernen Gaschromatographen zu tun. Das Cannabis muss darin erst erhitzt werden, und dabei entsteht weiteres THC, wie es auch beim Rauchen der Fall ist.

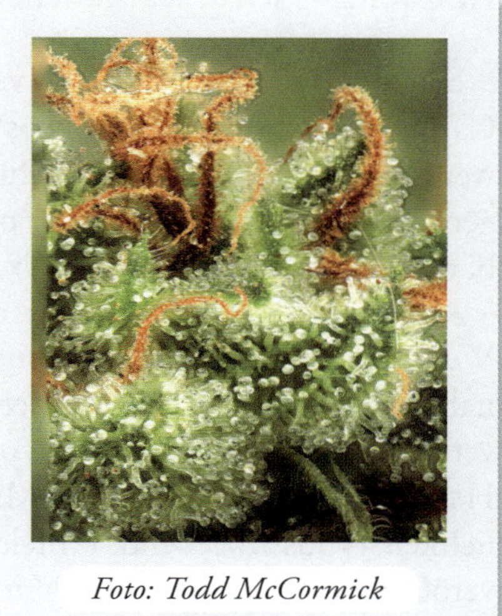

Foto: Todd McCormick

Der Konsument bestimmt die Dosierung

Der THC-Gehalt ist nicht sehr aussagekräftig. Es geht eher darum, festzustellen, wie viel THC der Konsument durch Inhalieren in die Blutbahn bekommt. Die Hippies von einst legten es darauf an, so viel THC wie möglich zu inhalieren. Ihnen ging es einfach darum, so stoned wie möglich zu werden. Der moderne Cannabiskonsument will aber ein angenehmes Erlebnis, das nach einer Stunde wieder vorbei ist. Der einzigartige Vorteil beim Rauchen von Cannabis ist die sehr gute Dosierbarkeit. Der Konsument weiß in Sekundenschnelle, wie stark die Wirkung ist und kann dann beschließen, mehr oder weniger intensiv zu inhalieren – oder auch zu pausieren.

Vergleichen wir das mit Alkohol: Beim Alkoholkonsum trinkt man sein Glas leer und stellt erst beim Verlassen des Barhockers fest, wie viel man eigentlich getrunken hat.

Ist Cannabis schädlich? Macht es süchtig?

Seit dem Verbot von 1937 versuchen Wissenschaftler zu zeigen, dass Cannabis süchtig mache und schädlich sei. Mittlerweile sind hunderte, wenn nicht tausende Untersuchungen angestellt worden – mit dem einzigen Vorsatz, die Schädlichkeit oder süchtig machenden Eigenschaften zu beweisen. Beides konnte jedoch niemals überzeugend festgestellt werden.

Auch das Element der selbsterfüllenden Prophezeiung spielt eine Rolle. Wenn man nur oft genug die süchtig machenden Eigenschaften von Cannabis postuliert, werden Menschen daran glauben und sich dann auch so verhalten. Sucht ist ein idealer Vorwand. Die andauernde Propaganda gegen Hanf als süchtig machendes Mittel wirkt auf einen bestimmten Persönlichkeitstypus anziehend. Hilfeleistende Einrichtungen und Unternehmen veröffentlichen im Internet Umfragen zum Cannabis-Konsum, in denen man mit der positiven Beantwortung von ein oder zwei Fragen sehr schnell als cannabisabhängig diagnostiziert wird.

So entstehen Scharen von Menschen, die von sich selbst denken und behaupten, cannabisabhängig zu sein. Dass diese Menschen dabei jedes Mal ein Gramm Tabak rauchen, von dem man weiß, dass er extrem abhängig macht, und lediglich 0,2 Gramm Cannabis, macht diese Ergebnisse natürlich nicht unbedingt glaubwürdiger! Mittlerweile gilt es als anerkannt, dass Cannabis nicht körperlich abhängig macht; Highsein vom Rauchen macht in geringem Maße psychisch abhängig. Aber das ist auch logisch, weil Highsein ein angenehmes Erlebnis ist, das man am nächsten Tag gerne wieder erfahren möchte. Aber deshalb lautstark zu behaupten, dass es sich dabei um eine Sucht handle, ist irgendwie übertrieben. Das müsste dann auch fürs Fernsehen oder fürs Duschen gelten.

Durch Hitze entsteht mehr THC

Wenn Cannabis beim Rauchen, Verdampfen oder Backen von Kuchen im Ofen erhitzt wird, entsteht noch mehr THC – der Wirkstoff, der einen high werden lässt. Wenn man aber aus Cannabis Hanföl herstellt, erhitzt man es nur auf 80°C. Man wird also diesen angenehmen Rausch – bei gleicher Dosierung – niemals erleben. Rauchen tut man zum Vergnügen, Hanföl dagegen konsumiert man aus Notwendigkeit. Beim freizeitlichen Cannabiskonsum wird Hanföl niemals das Inhalieren ersetzen.

Das High von Hanföl ist ein entspanntes, warmes Gefühl, das eine gewisse Zurückhaltung hervorruft; es ist angenehm, aber nicht so beeindruckend, als dass es süchtig machen könnte.

Cannabis im Straßenverkehr

Cannabis ist ein Genussmittel, aber es ist ein Fehlschluss anzunehmen, dass es im Straßenverkehr genauso gefährlich sei wie Alkohol, der auch zu den Genussmitteln zählt. Alkohol ruft einen Tunnelblick hervor, macht aggressiv und übermütig. Von Cannabis wird man ruhig und vorsichtig. Deshalb fahren Menschen unter Einfluss von Cannabis langsamer – sie sind eben vorsichtiger. Es ist deshalb weniger wahrscheinlich, dass sie einen Unfall verursachen.

Der Beweis

Das amerikanische Verkehrsministerium (*US Department of Transportation*) hat 1990 und 1991[1] verschiedene Untersuchungen über die Auswirkungen von Cannabis im Straßenverkehr durchgeführt.

Für diese Untersuchung wurden Blutproben von 1882 Autofahrern analysiert, die in Verkehrsunfälle verwickelt waren. Hieraus ergab sich, dass Konsum oder Einfluss von Cannabis die Wahrscheinlichkeit eines Unfalls nicht erhöht. Es war sogar eher die Rede von einer kleineren Wahrscheinlichkeit im Vergleich mit Autofahrern, deren Blut „sauber" war. Cannabis macht vorsichtig.

In einer Literaturstudie aus dem Jahr 2002, die sich mit zwölf Untersuchungen beschäftigte, konnte in keinem der Beiträge ein Nachweis dafür

1 K. Terhune. 1992: „The incidence and role of drugs in fatally injured drivers". Washington, DC: US Department of Transportation National Highway Traffic Safety Administration, Report No. DOT HS 808 065.

gefunden werden, dass Cannabiskonsum im Straßenverkehr gefährlicher sei, als völlig nüchtern Auto zu fahren. (G. Chesher and M. Longo. 2002)

Dennoch ist es besser, nach dem Cannabiskonsum eine Stunde zu warten, bevor man wieder am Verkehr teilnimmt und gegebenenfalls abzuwägen, ob eine Verkehrsteilnahme vertretbar ist. Unter Einfluss von Cannabis ist das viel besser zu beurteilen als unter dem Einfluss von Alkohol.

THC zerfällt im menschlichen Körper in ein bis zwei Stunden. Cannabistests, wie zum Beispiel ein Wangenabstrich, reagieren auf die Abbauprodukte des THC, die tage- oder sogar wochenlang nach dem Konsum noch nachweisbar sind. Über die Tatsache, ob der Konsument zum Zeitpunkt der Probenentnahme noch unter dem Einfluss der Droge steht, sagen sie nichts aus.

Das endocannabinoide System

1964 wurde in Israel erstmals THC aus Cannabis und Haschisch isoliert, und zwar von Professor Raphael Mechoulam, Yechiel Gaoni und Habib Erdery. 1992 folgte die Entdeckung und Beschreibung von Anandamid, einer natürlich vorkommenden Substanz, die die gleiche Wirkung hat und auf die gleichen Rezeptoren einwirkt wie das zuvor entdeckte THC. Professor Mechoulam gilt deshalb als der Entdecker von THC und des endocannabinoiden Systems.

Endocannabinoide

Der menschliche Körper enthält, genauso wie alle anderen Säugetiere, Vögel, Fische und auch Seeigel, ein Millionen Jahre altes endocannabinoides System. *Endo* bedeutet körpereigen. Endocannabinoide sind als Signalgeber tätig und regeln alle wichtigen Prozesse im Körper. Cannabinoide kann man außerhalb des Körpers in der Natur lediglich in der Cannabispflanze antreffen und dort nennt man sie Phyto-Cannabinoide. Dieser Zusammenhang erklärt auch die schnelle Wirkungsweise von Cannabis: Die pflanzlichen Cannabinoide sind nahezu dieselben Substanzen, die auch der menschliche Körper selbst bildet. Deshalb ist Cannabis auch nie schädlich.

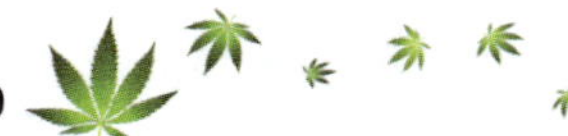

Krankheit als Folge eines Ungleichgewichts im Endocannabinoid-System

Meiner Vermutung nach sind viele Krankheitsbilder das Ergebnis eines Endocannabinoid-Mangels beim Menschen. Durch die Einnahme pflanzlicher Cannabinoide kann das gesundheitliche Gleichgewicht einfach und schnell wieder hergestellt werden. Hanföl macht nicht abhängig und die Wirkung schwächt im Verlauf der Zeit nicht ab. Letzteres merkt man daran, dass Patienten setzen regelmäßig den Konsum von Hanföl auch wieder aussetzen können.

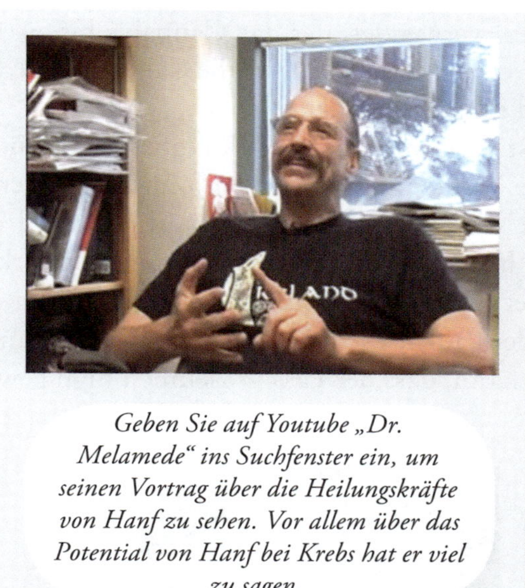

Geben Sie auf Youtube „Dr. Melamede“ ins Suchfenster ein, um seinen Vortrag über die Heilungskräfte von Hanf zu sehen. Vor allem über das Potential von Hanf bei Krebs hat er viel zu sagen.

Inhalieren

Zehn bis 25 Prozent des freizeitlichen Konsums kann man eigentlich medizinisch nennen. Gründe für den Konsum sind besserer Schlaf, der Wunsch nach mehr Gelassenheit, mehr Entspannung oder nach Relativierung. Patienten, die Cannabis als Arzneimittel verwenden, wird oft empfohlen, das Mittel zu rauchen oder zu verdampfen. Beim Verdampfen wird ein *Vaporizer* verwendet, der das Cannabis bis zu 180°C erhitzt, es dabei aber nicht verbrennt, sondern nur die Cannabinoide verdampfen lässt, die anschließend inhaliert werden.

Verdampfen ist sehr sauber; die Wirkung ist leicht und klar, und es ist effizienter als die Verbrennung in einem Joint. Inhalieren hat zudem den Vorteil, dass die Wirkung direkt einsetzt. Als Nachteil wäre zu nennen, dass man davon high wird und etwa 80 Prozent der wirksamen Substanz unbenutzt wieder ausatmet. Nach anderthalb Stunden ist die Wirkung vorüber, sodass der Patient wieder inhalieren muss, was am Ende des Tages zur Folge haben kann, dass der Patient ziemlich high geworden ist.

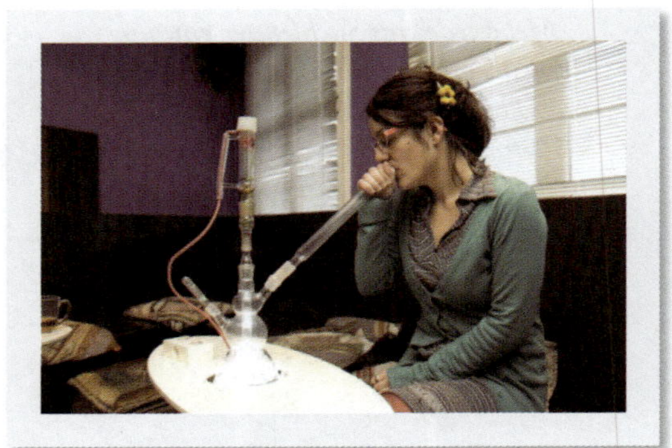

Vaporizer erhitzen das Cannabis auf bis zu 180-190°C; eine Temperatur, bei der gerade einmal 10 bis 20 Prozent der enthaltenen Cannabinoide verdampfen. Man inhaliert also nicht die Verbrennungsgase von gut 80 Prozent des Zellstoffs. Der Gebrauch eines *Vaporizers* ist daher eine sehr saubere Inhalationsmethode. Der abgebildete *Vaporizer* wird von mir auch gerne der „Rolls“ genannt. Er steht für optimalen Benutzerkomfort mit Geschmackserhalt.

Essen, trinken oder tröpfeln?

Orale Einnahme hat den Vorteil, dass 100 Prozent der wirksamen Substanz verwendet wird. Nachteil beim typischen Back-Produkt, dem *Space Cake*, ist die Entstehung von neuem THC durch das Erhitzen; das Highsein wird hierdurch verstärkt. Tee ist durchaus medizinisch zu verwenden, aber Tee wie auch *Space Cakes* sind schwer zu dosieren, wenn man vermeiden will, high zu werden.

Hanföl ist deshalb ideal, weil es durch die Verdünnung tropfenweise zu dosieren ist und man dem Highwerden aus dem Weg gehen kann. Die Wirkung ist nach 10 bis 15 Minuten spürbar und hält vier bis fünf Stunden an.

Warum Hanföl?

Synthetische Medikamente schlagen nur bei 50 Prozent der Bevölkerung gut an. Bei den übrigen 50 Prozent wirkt das Medikament weniger gut oder überhaupt nicht. Diese Medikamente haben vielerlei, mitunter schädliche Nebenwirkungen. Wenn diese Arzneimittel nicht wirken, leiden die Patienten dennoch unter den Nebenwirkungen, aber geholfen ist ihnen dadurch nicht. Für Cannabis gilt ungefähr das Gleiche: Bei 50 Prozent der Bevölkerung wirkt es gut, bei 25 Prozent weniger gut und bei den restlichen 25 Prozent überhaupt nicht. Vorteil dabei ist, dass die Nebenwirkung, das Highwerden, harmlos ist. Das Mittel ist unschädlich. In 10.000 Jahren ist noch nie jemand daran gestorben. Cannabis kann bei Krankheitsbildern helfen, für die die medizinische Schulwissenschaft noch keine Abhilfe schaffen kann, wie zum Beispiel bei Fibromyalgie, krankhaftem Muskelzittern, dem Spasmus der Parkinson-Krankheit und bei Warzen.

Cannabis hilft auch in Bereichen, für die synthetische Medikamente keine Lösung bieten. So unterstützt es einen guten und tiefen Schlaf, entspannt, fördert den Appetit, es macht zurückhaltend und sorgt bei den meisten Patienten für gute Laune. Ein Patient, der sich wohl fühlt, wird schneller gesund und reagiert besser auf Arzneimittel.

Hanföl kann helfen, verschiedenste Leiden und Übel im Zaum zu halten. Es kann den Gang zum Arzt oder ins Krankenhaus ersparen und ist eine ausgezeichnete Volksmedizin, die unsere Gesundheitsversorgung entlasten und die andauernden Kostenerhöhungen eindämmen kann.

Meiner Meinung nach liegt die Zukunft in einem sich überschneidenden Angebot von synthetischen und natürlichen Arzneimitteln. Hanföl könnte da zu den Wirkstoffen erster Wahl gehören.

CBD-Öl, der heilige Gral der medizinischen Cannabis-Welt?

CBD ist medizinisch wirksamer als THC

Eine Cannabispflanze kann bis zu 120 verschiedene Cannabinoide bilden. Das bekannteste davon ist THC (Tetrahydrocannabinol), das verantwortlich für den High-Effekt ist. Es kann bei Patienten dazu führen, dass sie sich geistig besser fühlen. Patienten, denen es gut geht, werden schneller gesund, und Medikamente wirken bei ihnen besser. THC sorgt für Ruhe und sediert, wenn nötig – eine in der Palliativpflege sehr gewünschte Wirkung.

CBD, oder auch Cannabidiol, ist ein anderes Cannabinoid. Es kontrolliert den High-Effekt und hält im Gleichgewicht, während es zur gleichen Zeit die medizinische Wirksamkeit von THC noch erhöht. Man behauptet, dass CBD, anders als THC, eine rein medizinisch wirkt, denn es schützt die Nerven, wirkt gut gegen Schmerzen, gegen Parkinson, Schizophrenie und Krämpfe. Es beruhigt, tötet Krebszellen, senkt den Augeninnendruck und noch vieles mehr.

THC-Öl

Moderne Cannabissorten werden vor allem mit dem Ziel angebaut, die Konsumenten möglichst high zu machen. Das ist ein Problem, denn die Energie der Pflanze, die für die Herstellung von mehr als 120 verschiedenen Cannabinoiden nötig ist, wird dann weitgehend für die Herstellung von THC verschwendet. Hunderte, wenn nicht Tausende Arten von Cannabis, die weltweit auf zahllosen Websites, Web-Souvenirläden und Headshops zum Verkauf angeboten werden, enthalten einen hohen THC-Anteil (15 Prozent oder höher) und nur sehr wenig CBD (0,1 - 0,3 Prozent). Das aus diesen Arten hergestellte Hanföl enthält in der Regel 50 Prozent THC und gewöhnlich nicht mehr als 0,1 - 0,3 Prozent CBD. Aber selbst dieses kleine Menge CBD hat, zusammen mit dem THC, eine bedeutende medizinische Wirkung.

CBD-Öl in Hülle und Fülle: Ist das der heilige Gral?

Eine großartige und relativ neue Entdeckung ist die Tatsache, dass industrieller Hanf mit einem gesetzlich erzwungenen niedrigen THC-Anteil von 0,2 Prozent gerade wegen dieser Restriktion einen hohen CBD-Anteil aufweisen kann. Mit industriellem Hanf kann man ohne weiteres Hanföl herstellen, das nur 2,5 Prozent THC und mehr als 35 Prozent CBD enthält.

Das ist natürlich eine gewaltige Entdeckung, denn durch die Mischung der beiden Typen, THC-reich und CBD-reich, kann ein Hanföl nach Maß kreiert werden! Will man Schlaflosigkeit bekämpfen, macht man eine Mischung mit wenig THC und viel CBD, während man bei einer Depression genau umgekehrt verfährt. Aus nur zwei Arten von Basisölen kann man so eine Vielzahl unterschiedlicher Öle mischen. Darin liegt ein großer Vorteil, denn jeder Mensch ist anders und reagiert auch anders. Ein maßgeschneidertes Hanföl zur medizinischen Verwendung ist die ideale Volksmedizin. Es ist billig und zielt darauf ab, das menschliche Cannabinoidsystem mit identischen pflanzlichen und damit harmlosen Cannabinoiden anzuregen.

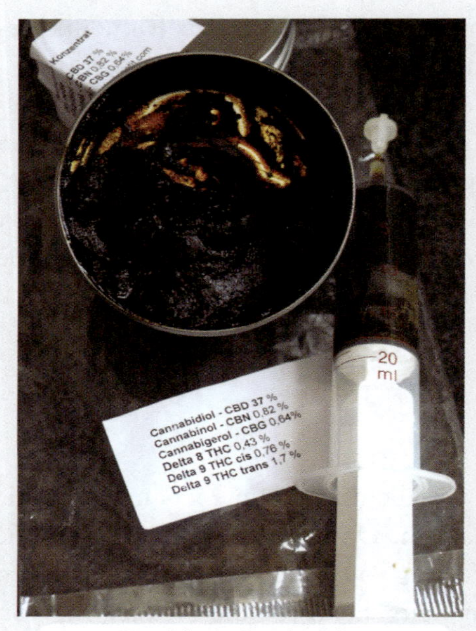

Hanföl, maßgeschneidert.

Zunächst einmal 120 x 120 Möglichkeiten

In Zukunft wird man den vermutlich mehr als 120 verschiedenen Cannabinoiden spezielle, eigene Wirkungen zuschreiben können. Man kann sich daher vorstellen, dass, in einer Apotheke, aus 120 verschiedenen Flaschen, die jeweils mit einem anderen, reinen Cannabinoid auf Ölbasis gefüllt sind, maßgeschneiderte Heilmittel hergestellt werden können. Dort könnten einer Mischung von beispielsweise 100 Tropfen Gesamtmenge jene 120 verschiedenen Cannabinoide in variablen Verhältnissen hinzugefügt werden. Aus 120 Cannabinoiden in 100 unterschiedlichen Stärken ergeben sich damit Tausende an Variationsmöglichkeiten.

So wie man heutzutage in modernen Baumärkten Farben in jedem gewünschten Ton mischen lässt, könnte ein Computer in der Zukunft auf Grundlage einer Blutprobe und einer ärztlichen Diagnose die genaue Zusammensetzung der Ölmischung ermitteln, die für den Patienten am besten funktioniert.

Auch die Saatgutzüchter weltweit, die derzeit vor allem Sorten mit hohem THC-Anteil produzieren und für viel Geld verkaufen, werden in Zukunft Hunderte von Sorten mit medizinischem Wert auf den Markt bringen – oftmals mit einem höheren CBD-Anteil oder vielleicht einem anderen interessanten Cannabinoid. CBD-Öl ist eine der ersten Varianten von medizinischem Cannabis, die wir in Zukunft nutzen werden.

Selbst die richtige Mischung festlegen

Mit einem einfachen Testverfahren kann jeder Patient selbst feststellen, mit welcher Ölmischung er die besten Ergebnisse erzielt. Man kann das mit dem Sehtest beim Optiker vergleichen, der jeweils ein anderes Glas vor die Augen hält und fragt: „So besser – oder doch besser so?" Man mischt ein paar Tropfen THC-Öl und CBD-Öl in einem kleinen Glas, nimmt die Mischung ein und beurteilt dann die Wirkung. Nach ein paar Tagen hat man dann sein maßgefertigtes Öl gefunden.

Eigenanbau als einfachste Lösung

Cannabisanbau, -selektion und -zucht zur Herstellung von verschiedenen Cannabinoiden ist einfach und man erhält schnell spezielle Sorten, die bestimmte Cannabinoide in größeren Mengen enthalten. Diese Sorten könnten ein Segen für die Menschheit sein, weil sie zu einer günstigen und sicheren Volksmedizin beitragen. Es entstünden nebenher auch viele Möglichkeiten für Unternehmen, die natürliche Medikamente in großem Stil auf der Basis von billigem, leicht anzubauendem Nutzhanf produzieren könnten. Wie wäre es zum Beispiel mit einem Mittel, basierend auf CBD, mit dem man das Bedürfnis nach Nikotin um 40 Prozent senken kann*?

Das ideale Verhältnis zwischen TCH und CBD

Neueste Untersuchungen** haben abermals bestätigt, dass Cannabis, besonders wenn es CBD enthält, gut gegen Krebs wirkt und in Krebszellen den programmierten Zelltod (die sogenannte Apoptose) einleitet. Es wurde auch gezeigt, dass ein Verhältnis von 25 Prozent CBD zu 75 Prozent THC dabei am effektivsten funktioniert.

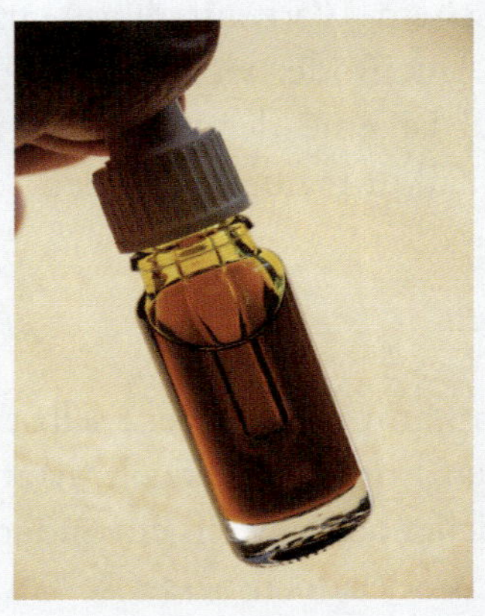

Golyoli ist ein Öl, das mit CBD-Öl hergestellt wird und von dem man absolut nicht high wird. Mit nur 0,17 Prozent THC-Anteil, aber 2,5 Prozent CBD-Anteil ist es ausreichend medizinisch wirksam. Dieses Öl ist durchsichtig und hat einen schönen, warmen und goldenen Schimmer.

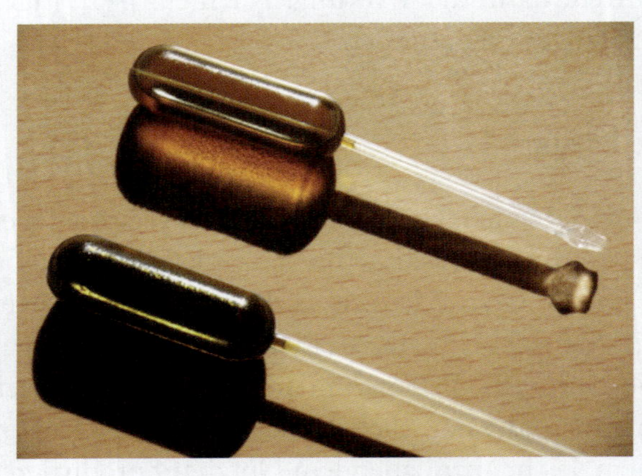

Die Pipette mit dem goldfarbenen Öl oben im Bild enthält CBD-Öl; die Pipette unten im Bild enthält THC-reiches Öl. Durch die Vermischung der beiden kann man ein maßgeschneidertes Öl in Dutzenden oder sogar Hunderten von verschiedenen Stärken herstellen.

Update:

Nach dem folgenden Interviewauszug zu urteilen, scheint ein Verhältnis von 1 zu 4 (CBD zu THC) optimal zu sein:

McAllister: Wir sind dabei, die Ergebnisse der Arbeit zu veröffentlichen, die wir in vitro [in einer kontrollierten künstlichen Umgebung] bei der Untersuchung der Kombination von THC und CBD gegen *Glioblastoma multiforme*, die aggressive Form eines Gehirntumors, erhalten haben. Wir fanden heraus, dass die Verbindung eine synergistische Zunahme der Fähigkeit hervorruft, den programmierten Zelltod [Apoptose] herbeizuführen. Diese Entdeckung wird beim Treffen der ICRS (International Cannabinoid Research Society) präsentiert werden. Ich war ziemlich überrascht, wie gut die Kombination wirkt. Jetzt versuchen wir, die Mittel zu bekommen, um das Experiment in vivo [im lebendigen Organismus] überprüfen zu können. Ich schlug vor, viele verschiedene Kombinationen zu betrachten. Wir begannen mit THC und CBD, weil die am häufigsten vorkommen und fanden heraus, dass in zwei von drei untersuchten aggressiven Gehirnkrebs-Zelllinien ein Synergismus auftrat hinsichtlich der Fähigkeit, Zelltod zu induzieren, wenn man CBD in einer niedrigeren Konzentration als THC hinzufügte.

O'S: Was war das effektivste Verhältnis von THC zu CBD?

* *Addiktive Behaviors,* Volume 38, Issue 9, September 2013, Pages 2433–2436 http://dx.doi.org/10.1016/j.addbeh.2013.03.011 Epub 2013 Apr 1. Cannabidiol reduces cigarette consumption in tobacco smokers: preliminary findings. [Cannabidiol reduziert Zigarettenkonsum bei Rauchern: vorläufige Ergebnisse] C.J. Morgan, R.K. Das, A. Joye, H.V. Curran, S.K. Kamboj. **Quelle:** Clinical Psychopharmacology Unit, University College London, London, UK. c.morgan@ucl.ac.uk

** Cannabidiol Enhances the Inhibitory Effekts of Δ^9-Tetrahydrocannabinol on Human Glioblastoma Cell Proliferation and Survival. [Cannabidiol verbessert die hemmende Wirkung von Δ^9-Tetrahydrocannabinol bei Zellvermehrung und -überleben im Glioblastom beim Menschen] J.P. Marcu, R.T. Christian, D. Lau, A.J. Zielinski, M.P. Horowitz, J. Lee, A. Pakdel, J. Allison, C. Limbad, D.H. Moore, G.L. Yount, P. Desprez, S.D. McAllister. **Quelle:** Molecular Cancer Therapeutics; 9 (1) January 2010

McAllister: Etwa ein Viertel so viel CBD wie THC. Dies war bei mehr als einer Zelllinie zu beobachten. Und wir haben einen molekularen Mechanismus entdeckt, der wahrscheinlich erklären kann, warum THC und CBD bei Kombination synergistisch wirken.

Teil 2

FALLSTUDIEN

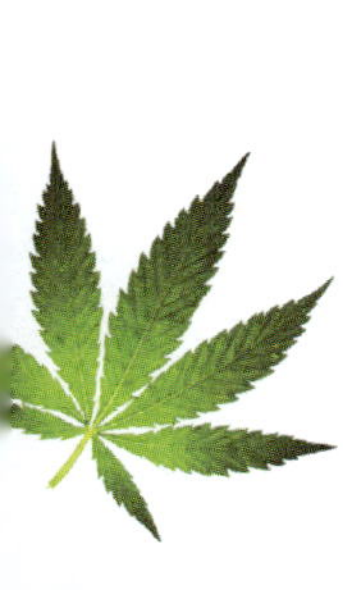

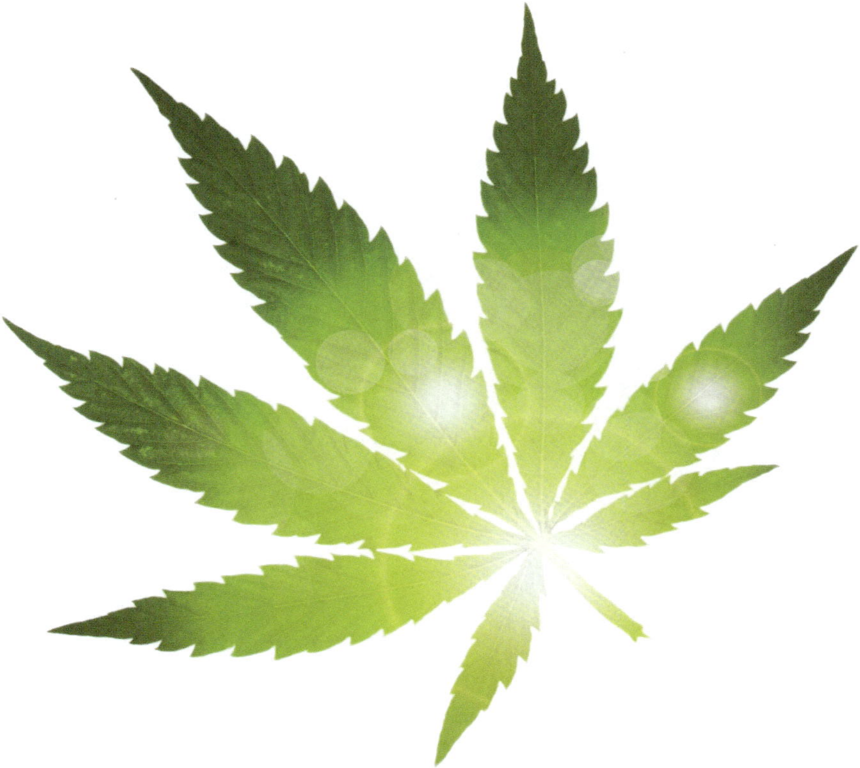

Neues Gesundheitskonzept basierend auf Selbsthilfe

Ich bin Holländer. Rund 25 Prozent des niederländischen Staatshaushalts werden für die Gesundheitsversorgung aufgewendet. Diese Kosten steigen jährlich um sieben Prozent. Wenn die Politik daran nichts ändert, werden sich die Kosten unseres Gesundheitssystems in 15 Jahren mehr als verdoppelt haben und die Hälfte des Staatshaushalts wird für medizinische Versorgung ausgegeben werden.

Das ist Wahnsinn, denn es würde den Bankrott der Niederlande bedeuten.

Man kann natürlich weniger Pflege leisten und das Sozialsystem allmählich abbauen, doch diese „Lösung“ trifft nicht das eigentliche Problem, sondern vor allem die Schwachen und die Armen, denn die Patienten werden so gezwungen, höhere Eigenleistungen zu bezahlen.

Was fehlt, ist ein neues, allumfassendes Konzept.

Die Lösung liegt in einer Zukunft, in der Menschen viel weniger dieser teuren Pflege benötigen. Man muss im Gesundheitswesen eine Situation schaffen, in der Menschen lernen, mehr und besser für sich selbst zu sorgen. Hanföl könnte die ideale Volksmedizin sein, die Menschen selbst herstellen können und die gegen verschiedene Krankheiten und Beschwerden eingesetzt werden kann. Dann bleiben die Menschen länger gesund, schlafen und essen besser, sind positiv und freundlich, verwenden weniger Medikamente und benötigen weniger teure Pflege.

Hanföl – Die ideale Volksmedizin

Cannabis findet als Medizin seit Tausenden von Jahren Verwendung. Aus Cannabis werden Salben und Öle hergestellt, aber in der Regel wird es geraucht, was den Nachteil hat, dass man davon high oder stoned wird.

Ich habe eine sichere Methode mit kleinen Babyflaschen entwickelt, mit der jeder bei sich zu Hause Hanföl selbst herstellen kann. Wenn man das Hanföl mit Olivenöl verdünnt, ist es tropfenweise zu dosieren. So kann man vermeiden, davon high oder stoned zu werden.

Nach dem ich das Konzept des verdünnten Hanföls fertig entwickelt hatte, veröffentlichte ich meine Erkenntnisse. Ich hatte ein Geheimnis entdeckt und nun wollte ich die Welt darüber informieren.

Medikamente wirken nur bei 50 Prozent der Bevölkerung, bei 25 Prozent wirken sie weniger gut. Zu mir kamen eine Menge Leute, die zu der letzten Gruppe der 25 Prozent gehören, bei denen reguläre Medikamente überhaupt keine Linderung bewirken. Mit Hanföl konnte ich 50 Prozent dieser Menschen direkt helfen, bei 25 Prozent war es eine Frage der Dosierung und spielte der Zeitpunkt der Einnahme eine Rolle und bei den letzten 25 Prozent half das Öl überhaupt nicht.

Die bemerkenswertesten Fälle habe ich in diesem Buch zusammengefasst, so dass wir aus den Erfahrungen dieser Menschen, die so mutig waren, ihre Erfahrungen mit der Öffentlichkeit zu teilen, lernen können. Hanföl ist schließlich noch immer illegal.

Diesen Menschen konnte mit herkömmlichen, synthetischen Medikamenten nicht geholfen werden. Für sie galt: Not kennt kein Gebot, und Hanföl ist ein Muss!

Wernard Bruining

ADHS, PDD-NOS

Hanföl statt Ritalin

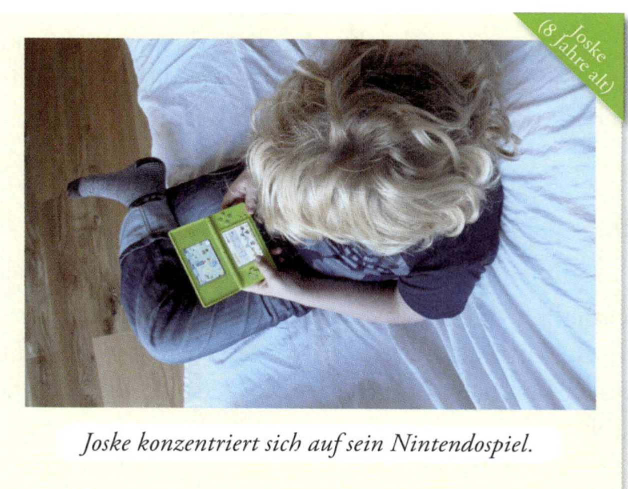

Joske konzentriert sich auf sein Nintendospiel.

Joske (8 Jahre alt) war schon immer ein zu lebhaftes Kind. In seinem ersten Schuljahr wurden seine Eltern bereits nach zwei Wochen vorgeladen, weil er den Lehrer geschlagen hatte. „Joske war körperlich sehr präsent, nicht bereit zur Zusammenarbeit, pflegte keinen Kontakt mit anderen Kindern und konnte auf dieser Schule einfach nicht mehr bleiben!"

Nach einigen Tests kam heraus, dass Joske einen niedrigen IQ (70-80) hatte, und er wurde mit PDD-NOS (*Pervasive Developmental Disorder – Not Otherwise Specified*) und ADHS (*Attention Deficit Syndrom mit Hyperaktivität*) diagnostiziert. PDD-NOS ist eine Art Oberbegriff für alle Arten von Symptomen, die in das Autismus-Spektrum fallen, aber nicht unter anderen Störungen einzuordnen sind. ADHS steht für Aufmerksamkeits-Defizit / Hyperaktivitäts-Störung.

Hyperaktivität kann sich durch körperliche Unruhe, aber auch durch innere Unruhe und Impulsivität ausdrücken. Joske wurde an einer anderen Schule angemeldet, in der in kleinen Gruppen von zwölf Kindern in einer strengen Struktur gearbeitet wurde. Das hat sofort viel besser funktioniert.

Hochsensibel

Joske bekam mehr Selbstvertrauen und konnte mit anderen Kindern viel besser spielen. Auch stieg sein IQ plötzlich auf 113-120. Seine Eltern waren deshalb nicht vollständig mit der Diagnose PDD-NOS und ADHS einverstanden. Sie sahen ihren Sohn eher als ein „hochsensibles" Kind. Heute werden diese Kinder auch als „Kinder einer Neuen Zeit" oder „Indigo-Kinder" bezeichnet. Indigo-Kinder sind normale Kinder, die aber noch eine besonders starke Verbindung zu ihrem Ursprung haben.

Speed-Pille

Die Individualität des Kindes anzukerkennen, ist ein erster Schritt; das Kind fühlt sich dann akzeptiert, so wie es eben ist. Der Hausarzt fand das aber alles zu kuschelig und meinte, Joske solle doch „einfach" Ritalin schlucken. „Nur ein paar Pillen jeden Tag und dann ist Joske ein normales Kind, wie alle anderen auch." Aber ihr Kind den Rest seines Lebens von einer „Speed-Pille" abhängig zu machen, um so zu werden wie alle anderen – das war nicht, was seine Eltern wollten. Sie hatten zu viele Schattenseiten in ihrem Umfeld gesehen, die der dauerhafte Gebrauch von Ritalin mit sich bringt und sie suchten nach Alternativen.

Cannabis ist besser

Im Internet entdeckten die Eltern das Phänomen Hanföl. Auf *mediwiet.nl* wurde erklärt, wie man es einfach selbst zu Hause mit etwas Blattabfall und kleinen Knospen herstellen konnte. Man organisierte also ein paar Blätter und stellte eine kleine Menge Öl her. Die ideale Anzahl Tropfen pro Tag ermittelte man während der Ferien. Mit drei Tropfen pro Tag wurde Joske deutlich high, das konnte man an seinen Augen sehen. Er sprach dann über Sterne und Raumschiffe, was zum Teil natürlich auch an seinem Wesen als Indigo-Kind liegen kann.

Weniger schnell wütend

Letztlich stellte sich heraus, dass ein Tropfen am Abend vor dem Schlafengehen die beste Dosierung war. Davon wurde er nicht high, konnte aber gut durchschlafen. Zuvor war das immer ein Problem gewesen. Am nächsten Tag wurde Joske klar und ausgeruht wach. Er war dann heiter und oft genauso lebhaft, war aber dennoch zur Zusammenarbeit bereit. Alles lief etwas reibungsloser. In der Schule bemerkte man den Unterschied nicht sofort, aber die Eltern dafür umso mehr. Joske war aufgeschlossener, erzählte viel freier über seinen Schultag und wurde nicht so schnell wütend. Auch Joske bemerkte die Veränderung an sich selbst und bat von sich aus um „seinen" Tropfen.

Ab jetzt Ruhe und Ausgeglichenheit

Während des Interviews spielt Joske ruhig mit seinem Nintendo, erklärt mir ein Spiel und geht gelegentlich nach draußen, um mit Freunden zu spielen. Seine kleine Schwester ist viel lebhafter, klettert mehrmals auf den Tisch, rollt hin und her. Dann soll sie sich mit Wasserfarben beschäftigen, wirft aber schnell den Becher mit Wasser um. Eigentlich stellt sie alles an, um Aufmerksamkeit zu bekommen, während Joske seiner Wege geht. Die Eltern denken, dass sie die Sache mit den Tropfen mitbekommen hat und sie die auch haben möchte! Ihre Eltern wollen damit aber lieber warten, denn obwohl das Hanföl bei Joske so gut funktioniert, ist es natürlich besser, überhaupt nichts einnehmen zu müssen.

Information zu dem Medikament Ritalin

Ritalin wird aus Methylphenidat hergestellt, einer Substanz, die Amphetamin ähnlich ist. Es wird unter verschiedenen Handelsnamen wie Concerta, Equasym, Medikinet und Ritalin verkauft. Bei gesunden Konsumenten wirkt es als Stimulans und wird deshalb als Droge in der Partyszene verwendet. Unter anderem deshalb fällt es unter das Betäubungsmittelgesetz. Die Wirkung von Methylphenidat setzt nach einer halben Stunde ein. Der Effekt von Ritalin hält drei bis vier Stunden an, der von Concerta acht bis zwölf Stunden. Wird es nicht rechtzeitig eingenommen, treten Entzugserscheinungen oder der sogenannte Rebound-Effekt auf. Dabei verstärken sich die zu bekämpfenden Symptome und werden noch viel intensiver. Weil man Ritalin pünktlich alle drei bis vier Stunden einnehmen muss, sorgt das bei Kindern häufig für Probleme. Sie sind unpünktlich, lassen eine Dosis aus oder nehmen zu viel ein, um die vergessene Portion zu kompensieren.

Unerwünschte Nebenwirkungen

Als unerwünschte Nebenwirkungen bei längerem Gebrauch von Ritalin hat man unter anderem verzögerte Pubertät, Wachstumsstörungen, Gewichtszunahme und Brustentwicklung bei Jungen festgestellt. In Amerika wird bei Kindern unter sechs Jahren von der Einnahme abgeraten, weil ein erhöhtes Krebs-Risiko besteht. Es gibt auch eine ellenlange Liste von möglichen negativen Nebenwirkungen. Unter anderem wird berichtet über: Fieber, Hautausschlag, Blutgefäßnekrose, Nervosität, Übelkeit, Schwindel, Schläfrigkeit, Appetitlosigkeit (die vereinzelt zu Magersucht führen kann), Kopfschmerzen, unregelmäßigen Herzschlag, variierenden Blutdruck, Bauchschmerzen, psychischer Abhängigkeit, Depressionen und Psychosen. In Kalifornien kommen genauso viele Kinder mit einer Überdosis Ritalin in die Notaufnahme der Krankenhäuser wie Erwachsene mit einer Überdosis Kokain.

Asperger-Syndrom

Von Boilies und Steckenpferden

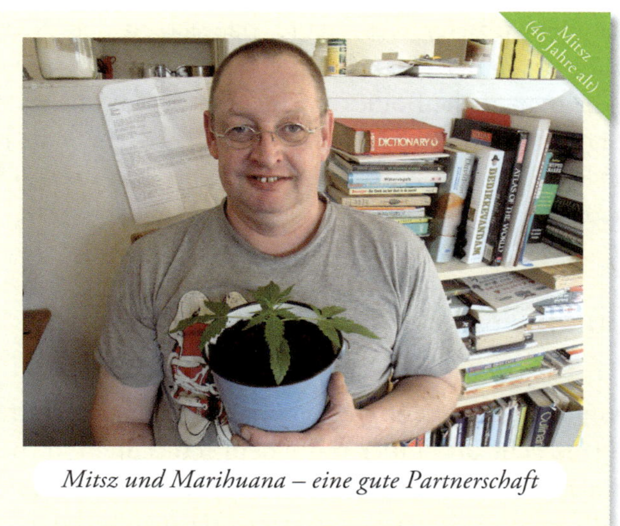

Mitsz und Marihuana – eine gute Partnerschaft

Mitsz (46 Jahre alt) hat das Asperger-Syndrom, eine autistische Störung, die nach dem Wiener Kinderarzt Hans Asperger benannt wurde, der das Krankheitsbild im Jahr 1944 zum ersten Mal beschrieben hatte.

Menschen mit dem Aspberger-Syndrom sind durch einen Mangel an Empathie gekennzeichnet. Sie haben nur geringe soziale Fähigkeiten und können deswegen nur schwierig Freundschaften schließen. Außerdem können Sie ihre Aufmerksamkeit extrem fokussieren. Sehr typisch ist ein enormes Interesse für bestimmte Themen, in denen Asperger-Autisten völlig aufgehen können, sozusagen ihr Steckenpferd. Anders als bei Menschen mit „normalen" autistischen Störungen, haben Asperger-Autisten eine normale und manchmal sogar eine hohe Intelligenz. Asperger nannte Kinder mit dieser Störung daher „kleine Professoren" und war überzeugt, dass sie ihre Fähigkeit zur Konzentration und ihre hohe Intelligenz im späteren Leben

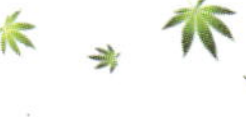
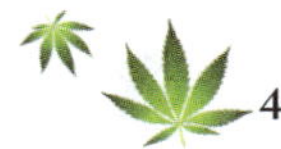

nutzen könnten, um sich zu hoch geschätzten Spezialisten zu entwickeln. Tatsächlich wurde einer seiner Patienten später Professor der Astronomie!

Boilies als Steckenpferd

Mitsz, der Held unserer Geschichte, hat sich in den Niederlanden zu einem Spezialisten in der Herstellung von Angelködern (mit Hanfsamen) entwickelt, die man auch „Boilies" nennt. Zu diesem Thema veröffentlicht er regelmäßig Artikel in Fisch- und Angelzeitschriften. Seine Boilies haben den Ruf, die besten in den Niederlanden zu sein. Mit ihnen fängt man die größten Karpfen.

Hochempfindlich

Mitsz nennt das Asperger-Syndrom eine Degenerationskrankheit. Die hohe Intelligenz geht oft einher mit einem schlechtem körperlichem Zustand. In seinem Fall sind das ein krummer Rücken und schlechte Zähne. Mitsz nahm Kontakt mit der Stiftung *Mediwiet* auf, weil er zu viel trank, seit 24 Jahren alle Arten von Medikamenten einnahm und davon eigentlich nur noch kränker wurde. Marihuana rauchte er als Medizin, aber es hatte den Nachteil, sehr teuer zu sein und die Wirkung war von kurzer Dauer. Ich schickte Mitsz zum Ausprobieren eine Flasche Hanföl. Er war begeistert von der Wirkungsweise des Öls und wir verabredeten uns für ein Interview.

Schikane

Mitsz war ein ruhiges und zurückgezogenes Kind, hochempfindlich und konnte mit Gleichaltrigen nichts anfangen. Man warf ihm vor, dass er sich immer so komisch „erwachsen" verhielt und deshalb wurde er immer gehänselt. Bei ihm wurde jedoch ein hoher IQ gemessen, 127 bis 134, wobei 100 der Standard ist für „normale, durchschnittlich intelligente" Menschen. Leider stecken wir in unserer Gesellschaft eine große Gruppe von Kindern zusammen in einen Klassenraum, unter minimaler Aufsicht von Erwachsenen. Dies hat zur Folge, dass die Kinder im Klassenzimmer eine Art Hackordnung entwickeln. Wer sich dort nicht an den Standard hält, wird untergebügelt.

Ideales Opfer

Für ein autistisches Kind ist die Welt eine Kakophonie aus Tönen, Farben, Gerüchen und Eindrücken. „Wenn man mich auf dem Leidseplein, dem Leidener Platz in Amsterdam absetzt, liege ich nach zehn Minuten zusammengekauert auf dem Boden, mit den Händen über Augen und Ohren. Ich werde dann total verrückt von allem um mich herum. Von Geräuschen mit einer bestimmten Frequenz kann ich sogar ohnmächtig werden“, erklärt Mitsz. Eine autistische Person kann oft schlecht die Mimik von anderen erkennen und deuten; alles scheint übertrieben und heftig. Du bist als Autist daher immer ein ideales Opfer für den „normalen, grausamen, beutemachenden Menschen“, wie er es ausdrückt.

Das war sein ganzes Leben lang so. Immer wurde er von den Gleichaltrigen gejagt. In so einer Situation ziehen sich Autisten nur noch mehr in sich selbst zurück Das weckt starke Gefühle von Angst, Wut und Suizidalität (Mitsz wollte wiederholt Selbstmord begehen). Autisten sind gefangen in einer Art Trance und warten ängstlich ab, bis sie etwas tun müssen. Sie sind durch ihre vielen Emotionen, Eindrücke, Überlegungen und Dilemmata wie gelähmt, und kommen oft so zu keiner Entscheidung. Wie Kaninchen, gebannt im Lichtbündel eines sich nähernden Autos, bleiben sie sitzen und werden letztendlich vom Leben überfahren.

Medikamentenentzug

Für Mitsz wurde alles zu viel und er brach zusammen. Sein ganzes Leben lang, seit 24 Jahren, hatten die Ärzte ihn vollgestopft mit allen Arten von Pillen und es wurden sogar immer noch mehr! Ritalin (Nebenwirkungen: Nervosität, Reizbarkeit, Schlafstörungen, Kopfschmerzen, Tics), Diazepam (Schläfrigkeit, Muskelschwäche und/oder Gedächtnisverlust, Kopfschmerzen und Übelkeit), Oxazepam (macht abhängig, Koordinationsschwierigkeiten beim Gehen, Depressionen, Schwindel, Gewichtszunahme, Reaktionen der Haut, Magen-Darm-Beschwerden, Müdigkeit und Verwirrung), Prozac (Magen-Darm-Beschwerden, Schlaflosigkeit, Kopfschmerzen, Benommenheit, Schwitzen, Zittern, Schüttelfrost, Mundtrockenheit, die schlecht ist für die Zähne) und noch eine ganze Reihe von Antidepressiva. Die Medikamente wirken manchmal nur für einige Monate, dann nimmt die Wirksamkeit ab und die Nebenwirkungen überwiegen. Mitsz wurde letztendlich nur kränker und deprimierter. Als er eines Tages Blut im Urin hatte, traf er schließlich eine Entscheidung: „Sofort aufhören mit allen Medikamenten!“ Weitermachen wie bisher hätte seinen Tod bedeutet. Mittlerweile hatte er gelernt, dass es viel besser für ihn war, ab und zu einen Joint zu rauchen. Allerdings dachte er auch immer, Gras sei eine schlechte und gefährliche Droge; zumindest erzählten seine Ärzte ihm das andauernd! Hanföl war eine gute Alternative. Er wurde davon nicht so high und es war viel billiger als das Rauchen. Der Medikamentenentzug war manchmal schwierig: Schüttelfrost, Schwitzen, Schlaflosigkeit. Eine Zeit lang war er davon überzeugt, die Schweinegrippe zu haben!

Durchschlafen

Mitsz kaufte ein Fahrrad, aß besser und gesünder, rauchte weniger Tabak, ließ das Trinken sein, und langsam ging es ihm besser. Das Öl, das ich ihm gegeben hatte, half ihm dabei. Er wurde ruhiger, hatte weniger Schmerzen in Muskeln und Rücken und spürte eine wohlige Wärme. Seine Dosierung war ziemlich hoch: fünf Tropfen, dreimal täglich („Mein Körper lässt sich nicht so schnell beeindrucken von Medikamenten.“). Damit konnte er endlich wieder vier Stunden am Stück schlafen, bevor er aufwachte. Ich gab ihm den Rat, kurz vor dem Schlafengehen seinen letzten Tropfen des Tages zu nehmen. Die Tropfen wirken ungefähr fünf Stunden lang. Ein Mensch schläft in Zyklen von drei bis vier Stunden, wird dann beinahe wach und fällt dann wieder in einen neuen Zyklus von tiefem Schlaf. Wenn er die Tropfen kurz vor dem Schlafengehen einnimmt, kann es sein, dass er nicht frühzeitig wach wird. Das will Mitsz jetzt versuchen. Er ist mit der Wirkung des Öls sehr zufrieden. Er empfindet ein warmes, entspanntes

Gefühl, tut die richtigen Dinge und trifft die richtigen Entscheidungen. Faktisch kann er nämlich seine Entscheidungen jetzt wieder selbst treffen!

Mitsz ist mit dem Hanföl zufrieden und will es in Zukunft auch selbst produzieren. Er hat sich schon dazu entschieden, selbst anzubauen („Dann habe ich noch ein Hobby mehr"). Er rief den zuständigen Beamten an, erzählte seine Geschichte und ihm wurde gesagt, dass er – solange er nicht mehr als fünf Pflanzen habe – von der Polizei in Ruhe gelassen werde. Ruhe ist genau das, was Mitsz will! Stolz zeigt er mir seine Pflanze, die er unter einer LED-Lampe hat wachsen lassen.

„Autoflowering" im Hinterhof

Wir schauen uns auch den völlig von stacheligen Brombeerbüschen überwucherten Hinterhof an („Junkies und Einbrecher werden hierdurch abgeschreckt", war immer eine Ausrede von Mitsz). Wir sprechen darüber, wie er dort im nächsten Sommer Gemüse anbauen will. Mitsz möchte auch einige Marihuana-Pflanzen im Garten ansäen. Allerdings ist das ein riskantes Unterfangen, da eine schmachtende Kiffermeute täglich Einblick in seinen schönen Garten hat! Ich empfehle ihm, einige sogenannte *auto-flowering* Pflanzen zu säen. Die fangen gleich zu blühen an, bleiben daher klein und fallen zwischen den anderen Gemüsepflanzen nicht auf. Man kann die *autoflowering* Marihuanaplanzen schon im Juli ernten, derweil die potentiellen Diebe noch auf die Ernte im September / Oktober warten. Wer nicht stark ist, muss intelligent sein und das ist Mitsz ganz bestimmt. denn das hat er seinem Asperger-Syndrom zu verdanken!

Das Paradies

Dann geschieht das Wunder: Plötzlich ist Mitsz in der Lage, Entscheidungen zu treffen. Er bestellt einen Abfallcontainer, entfernt alle Brombeerbüsche aus seinem Garten und schafft sich sein eigenes Paradies. Auf einem Teil baut er frisches Gemüse an und auf dem anderen Teil zieht er ein paar Marihuanapflanzen, aus denen er sein eigenes Hanföl herstellt. Mitsz hat endlich die Kontrolle über sein eigenes Leben in der Hand! Eine Krankheit zu haben, ist eine Sache. Letztendlich aber zählt, ob man die Auswirkungen beherrschen lernen und die Nebenwirkungen reduzieren kann!

Mitsz schreibt selbst

„Wernard bat mich, aufzuschreiben, wie ich mich nach einem Jahr Hanföl-Gebrauch jetzt fühle. Ich fand es schwierig, das zu artikulieren. Eine Reihe von Prozessen vollzog sich gleichzeitig. Zunächst war da der Entzug von den harten Drogen. All die Jahre Pillen zu schlucken, hatte offensichtlich großen Einfluss auf mein Wohlbefinden gehabt. Der Entzug war aber eigentlich gar nicht so schlimm und das habe ich vor allem dem Öl zu verdanken."

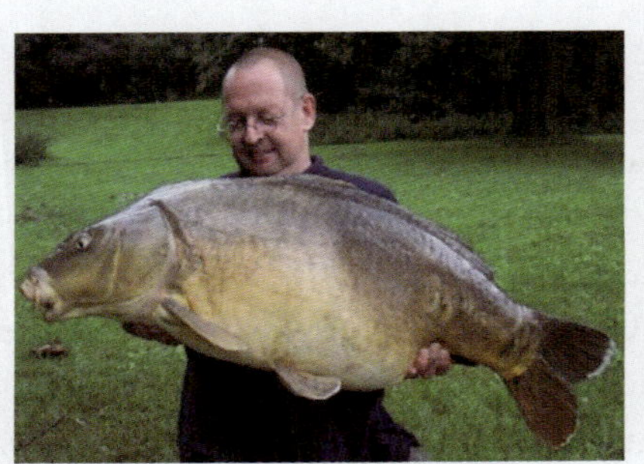

Mit den besten Boilies fängt man die schönsten Karpfen.

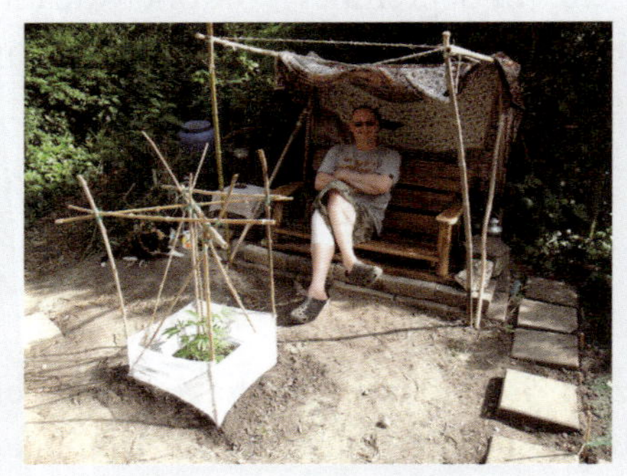

Mitsz in seinem Paradies. Es hat für Gleichmaß, gesundes Gemüse und ausgezeichnetes Gras gesorgt.

Schlafen

„In den ersten Wochen machte ich die Entzugserscheinungen mit einigen zusätzlichen Tropfen Öl wett. Ich nahm in diesem Zeitraum viel zu viel ein, aber das war wohl notwendig. Drei Mal pro Tag nahm ich fünf Tropfen. Ich bemerkte sofort, dass ich meinen Schlafmangel (ich schlief immer nur vier Stunden pro Nacht) mit einem Mittagsschlaf ausgleichen konnte. Zuvor hatte mir dazu die Ruhe gefehlt. Es ist offensichtlich, dass ich mich viel entspannter fühle und das hat viele positive Effekte. Aber mehr als sechs Stunden Schlaf hatte ich noch nie in meinem Leben nötig, außer wenn ich betrunken war (dazu später mehr). Mittlerweile schlafe ich jede Nacht wunderbar. Manchmal sogar sieben Stunden lang. Und wenn ich zwischendurch mal aufwache, kann ich mich gleich wieder umdrehen und weiterschlafen. Endlich, nach 43 Jahren auf dieser Erde ..."

Ängste

„Als Autist führt man ein aufregendes Leben. Viele alltägliche Dinge überfordern einen Autisten total. Das hat mit den täglichen eskalierenden Ängsten zu tun. In einer Umgebung mit zu vielen Reizen geht es in der Regel schief. Im Supermarkt, beim Arzt im Wartezimmer oder auf einem Fest kann es zu voll sein. Ein schreiendes Kind oder ein kläffender Hund? Wenn es einem Autisten zu viel wird, haut er ab. Ich habe das immer so gehalten. Dies hatte zur Folge, dass gesellschaftliche Aktivitäten in der Regel in einem Drama endeten. Letztendlich bleibt man dann zu Hause und das hilft natürlich auch nicht wirklich. Heute kann ich viel besser mit diesen Ängsten umgehen. Zunächst versuche ich sie zu vermeiden, und wenn es nicht mehr geht, teile ich dem Gastgeber mit, dass ich aus diesem Grund etwas früher nach Hause gehe. Das wird eigentlich immer akzeptiert und die Reaktionen sind jetzt viel besser als früher. Zuvor versuchte ich, die Ängste mit viel Wein zu zügeln. Und das ist, wie wir alle wissen, eine Sackgasse."

Alkoholismus vorbei

„Wie ich schon sagte, habe ich versucht meine Ängste und Depressionen mit Unmengen von Alkohol auszulöschen. Es war nie genug, und manchmal waren es drei Flaschen Wein am Tag. Aber das ist keine Lösung. Ich kann es kurz und bündig sagen: Weil

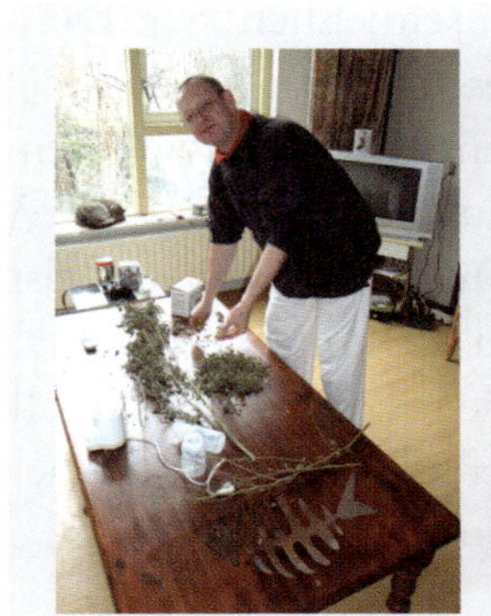
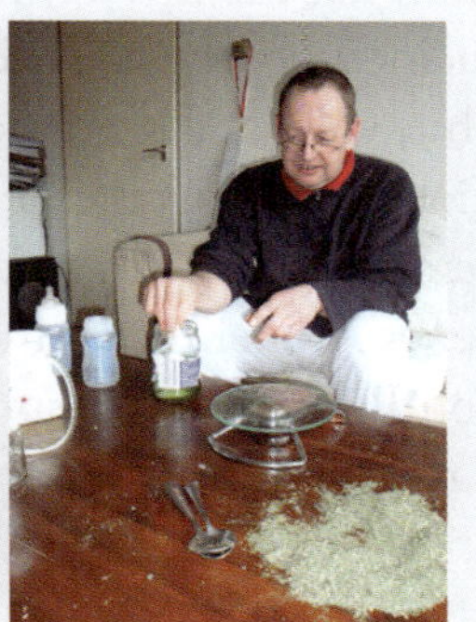

Mitsz stellt mittlerweile sein eigenes Hanföl her.

ich Hanföl einnehme, trinke ich automatisch weniger. Jetzt trinke ich am Freitagabend ein Glas Wein und genieße es. Die Flasche wird nicht in einem Zug ausgetrunken. Diese Zeiten sind vorbei …"

Abgenommen

„Ende 2008 wog ich 118 Kilo. Ohne Kleidung. Es musste etwas 'runter vom Gewicht, aber ich bin eben auch ein großer Feinschmecker. Als ehemaliger Koch weiß ich köstlichen Käse und Wurst zu schätzen. Deshalb aß ich zu viel davon. Es wurde ein bisschen langweilig, und plötzlich war es vorbei. Ich aß weniger und verließ ein Geschäft plötzlich mit geräucherter Forelle anstelle von Spareribs Um eine lange Geschichte kurz zu machen: Ich kann sagen, dass ich jetzt nur noch 82 Kilo wiege. Noch vier Kilo und dann bin ich am Ziel …"

Entspannung

„Ich fühle mich natürlich auch körperlich viel besser. Wenn man endlich mit dem Saufen, Fressen und Pillenschlucken aufhört, dann kann man sich nur besser fühlen. Das muss nicht unbedingt bedeuten, dass es am Gras liegt. Ich bin jedoch davon überzeugt, dass das Gras eine starke, heilende Wirkung auf meine Physis hat. Ob es sich um die Tatsache handelt, dass es den Geist entspannt oder dass es große Mengen an Antioxidantien enthält, weiß ich nicht. Ich bin schließlich kein Biologe. Allerdings weiß ich, dass meine Leber wieder geschrumpft ist, der Schmerz weg ist – und das alles, ohne vollständig mit dem Trinken aufzuhören. Das ist doch bemerkenswert, nicht wahr? Meine Haut ist glatter und alle Verspannungsschmerzen sind verschwunden. Es gibt noch viele weitere Beispiele für Marihuana als gediegenes Arzneimittel und nicht nur als bloßes Genussmittel. Die Geschichte von Rick Simpson spricht Bände. Alles in allem kann ich feststellen, dass das Öl mein Leben gerettet hat und dass ich, seit ich es benutze, wieder Spaß an meinem Dasein habe - und das zum ersten Mal in meinem Leben."

Mitsz van de Kamp, Amsterdam, 4. Januar 2011

Autismus

Jetzt will Jerry nicht mehr sterben

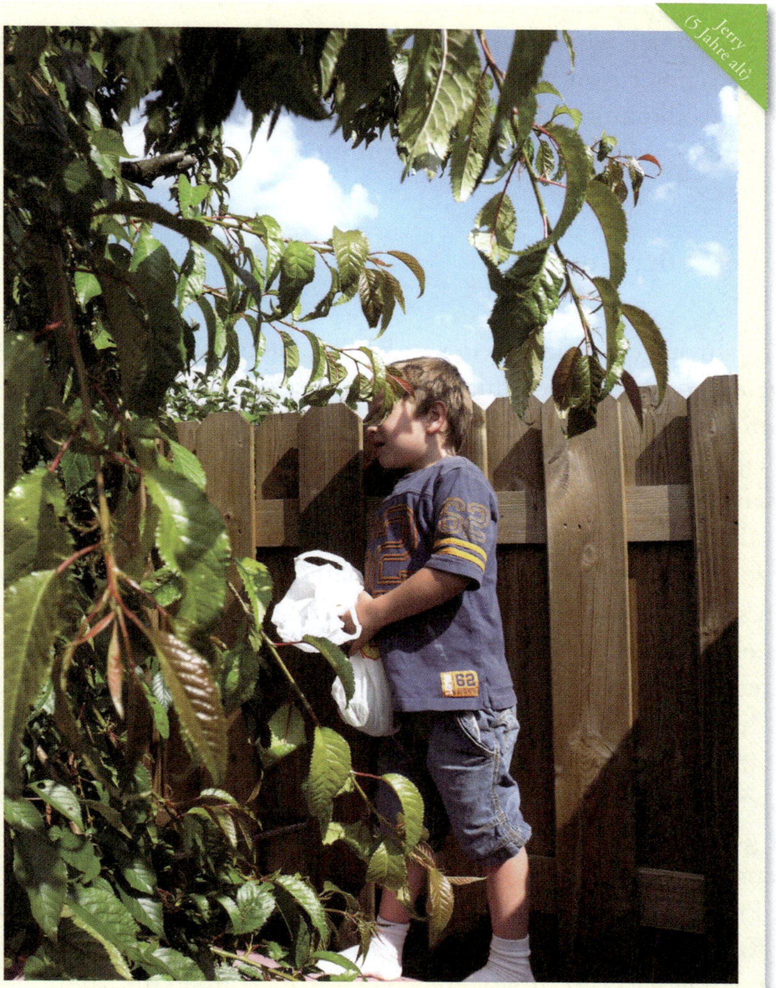

Jerry (5 Jahre alt)

Jerry

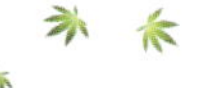
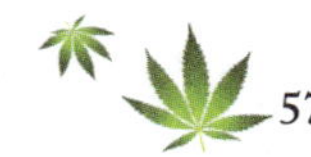

Ich habe Jerry vor einem Jahr kennengelernt, als ich bei seinen Eltern zu Besuch war. Der Vater war zu Hause und bezog Krankengeld, hatte eine Litanei an undefinierbaren Beschwerden und ich traf ihn, um ihm etwas über Hanföl zu erzählen. Jerry war vier Jahre alt, verhielt sich schüchtern und zurückhaltend, versteckte sich hinter dem Sofa, blieb im Flur oder in der Küche, war in seinem Zimmer und versuchte immer, außer Sicht zu bleiben. Seine Eltern hatten ihm einige Tage im Voraus erzählt, dass ich zu Besuch kommen würde. „Als Kernautist braucht Jerry Regelmäßigkeit und muss alles unter Kontrolle haben. Wenn du hier einfach hereinspaziertest, würde er vollkommen durchdrehen", wurde mir erklärt. Also ein Kind mit einer umfangreichen Gebrauchsanleitung.

Die Veränderung

Ein Jahr später bin ich wieder zu Besuch. Seine Eltern hatten telefonisch mitgeteilt, dass Jerry sich mit Hilfe des Hanföls total verändert habe. Zeit für ein Interview! Wir sitzen im Garten unter einem Vordach, denn es ist ein heißer Sommertag. Zu meiner Überraschung sehe ich einen fröhlichen, kleinen Fünfjährigen, mit dem man sehr gut ein Gespräch führen kann. Er gibt mir schön die Hand, sagt seinen Namen und wie alt er ist. Ich gratuliere ihm zu dem schönen Garten, in dem man gut spielen kann, und frage ihn, wann sein Geburtstag ist und was er sich dafür wünscht. Nun, das wird noch eine Weile dauern, er hatte ja gerade erst Geburtstag, Weihnachten kommt eher! Der kleine Mann will ein Skateboard und er kann prima noch eine Zeit lang darauf warten! Jerry kann sehr gut argumentieren, hat Zeitempfindung und verhält sich sozial. Zur Sicherheit frage ich seine Eltern, ob dies wirklich der gleiche Junge ist, den ich vor einem Jahr getroffen habe. Jerry geht im Garten spielen und ich spreche derweil mit seiner Mutter.

„Jerry hat Kernautismus. Bei ihm sieht man alle Symptome des Autismus. Sein Problem war die fehlende Kontaktaufnahme, insbesondere körperlicher Kontakt war ihm unerträglich. Außer mir, seiner Mutter, akzeptierte er niemanden. Es war ihm wohl bewusst, dass er mich für Mahlzeiten und alles andere brauchte. Auch seinen Vater akzeptierte er nicht und Fremde ganz und gar nicht. Wenn die ihn anfassten, konnte er sehr wütend werden. Wenn er mit Emotionen nicht klar kam, begann er zu schlagen, zu treten und zu stampfen und er konnte verbal sehr aggressiv sein. Lieb und süß wechselte sich mit sehr ungezogen ab. Er war oft sehr müde und sehr beschäftigt. Alles Extreme, absolut kein stabiles Verhalten. Das wurde uns allmählich klar. Sein extremes Verhalten bemerkten wir in seinem dritten Lebensjahr. Es glich Kleinkindverhalten, aber war noch extremer. Er fand es schwer, Dinge zu durchblicken, konnte nicht mit anderen zusammen spielen, sich nicht einleben in das, was ein anderer fühlt oder denkt. Eigentlich alles Symptome, die mit dem Autismus zusammenhängen, aber die man zunächst als Kleinkindverhalten interpretiert. Sein egozentrisches Denken machte es sehr schwierig zu erkennen, ob wirklich etwas los war oder nicht. Sein siebenjähriger Bruder hat auch eine Form von Autismus, und wir bemerkten etwas Ähnliches bei Jerry recht schnell, weil er keinen Blickkontakt aufnahm, wenn man ihn ansprach. Das war schon mit drei Jahren so, daran haben wir den Autismus erkannt. Ich habe zwölf Jahre mit Autisten als Gruppenbetreuerin gearbeitet, da kann man schon einige Dinge erkennen, aber ab und zu zweifelt man dennoch. Du hoffst, dass es vielleicht vorüber geht. Aber dann, als er fast vier Jahre alt war, bemerkten wir doch Dinge, die andere Kinder nicht hatten. Da sagte er zum Beispiel immer „Ich will sterben“, wenn er sich nicht wohl fühlte, wenn er wütend oder traurig war. Damals haben wir ihn testen lassen: Kern-Autismus lautete schließlich die Diagnose. Wir haben das bei Spezialisten machen lassen, als er vier war. Ab diesem Alter können sie testen. Das war alles sehr umfangreich. Man betrachtete seine Motorik, seine Sprachfähigkeiten, schaute auf sein Verhalten und auch auf seine Körperkonstitution. Sie machten einen IQ-Test und nach einem halben Jahr ausführlicher Tests kam man mit dieser Diagnose. Es war keine Überraschung für uns, nun waren wir immerhin sicher. An sich kann man sehr gut mit Autismus leben, aber man muss sein Leben um eine solche Person herum anpassen, um eine lebenswerte Situation zu schaffen und die Reizüberflutung zu reduzieren. Das haben wir hier zu Hause auch eingeführt. Wir haben überall Piktogramme aufgehängt, Bilder auf denen zu sehen ist, was man in welchen Räumen zu tun hat. Außerdem haben wir eine Pinnwand, auf der der Tagesablauf angezeigt wird. Aber es ist immer noch ein Kampf. Man kann nie wissen, in welche Richtung es geht, aber man muss in der Regel für irgendeine Form des betreuten Wohnens sorgen. Er hat keine geistige Behinderung, und sogar einen IQ von 117. Das ist ziemlich hoch für ein Kind, das zu diesem Zeitpunkt vier

Jahre alt war. Er löste Legepuzzles mit 100 Teilen. Man verschrieb ihm keine Medikamente, und uns Eltern wurde beigebracht, wie man mit dem Autismus umgeht. Jerry erhält Kommunikationstherapie und Logopädie. Wie man mit anderen spricht und solche Sachen."

Vorsichtiges Ausprobieren einer kleinen Dosis

„Wir hatten eine Menge über Hanföl gelesen: Mein Mann benutzt es seit einem Jahr für seine Fibromyalgie, und ist damit sehr zufrieden. Wir haben lange gezweifelt: Sollen wir es versuchen oder nicht? Wir begannen sehr langsam, und nach ein paar Tagen sahen wir schon große Verbesserungen. Jerry wurde ruhiger, war besser in der Lage, mit uns zu reden, akzeptierte plötzlich auch meinen Mann, obwohl er vorher allen Kontakt mit ihm vermieden hatte. Er wollte früher nur den Umgang mit mir, seiner Mutter, aber das war wirklich nur wegen der Versorgung und um an meinen Haaren reißen zu können, ha, ha! Ich war für ihn eher eine Notwendigkeit, um ihn schlafen zu legen. Wie ein Gebrauchsgegenstand, eine Art Teddybär, aber ohne innere Verbundenheit. Mehr war echt nicht drin. Seinen Vater ignorierte er. Seit der mit seiner Fibromyalgie, seinem Muskelschmerz, immer zu Hause ist, gab es natürlich mehr Kontakt, aber auch nicht wirklich. Jetzt ist viel besser."

Ein Dritteltropfen

„Wir geben ihm einen Dritteltropfen. Also einen Tropfen, wie sein Vater ihn herstellt und einnimmt, aber dann mit zwei Tropfen Olivenöl verdünnt. Ich gebe ihm die Tropfen auf einem Esslöffel und er kann dann entscheiden, was er danach haben möchte: ein Eis oder etwas Salat, einen Keks oder ein Sandwich oder etwas anderes. Er findet den Geschmack des Öls unappetitlich, also bieten wir ihm eine Süßigkeit an, um den schlechten Geschmack herunter zu spülen. Fast drei Monate lang nimmt er nun das Öl ein, und seither haben wir nichts mehr von sterben wollen oder anderem Zeug gehört. Am Anfang verabreichten wir ihm das Öl konsequent jeden Tag, aber jetzt auch manchmal zwei Tage gar nicht. Das Gute ist, dass er jetzt selbst fragt, wenn er wieder etwas Öl benötigt. Er bittet dann buchstäblich darum. Vor Kurzem musste er beim Zahnarzt unter Narkose, weil er in dem Behandlungsstuhl unmöglich ruhig sitzen bleiben kann. Deshalb hatte ich es einige Tage davor abgesetzt. Hanföl wird nicht wirklich akzeptiert, deshalb sollte man vorsichtig sein, wenn man in die Nähe von Ärzten kommt. Ohne das Öl merkt man bei ihm wirklich einen Unterschied. Aber er kann auch ein paar Tage ohne auskommen. Es ist nicht so, dass das Kind dann gleich einen Rückfall erleidet, es ist tatsächlich viel stabiler geworden. Er bekommt jetzt auch Melatonin und davon schläft er gut. Früher stand er oft aus seinem Bett auf, um mich zu suchen. Jetzt ruft er einmal ‚Mama', und wenn ich ‚ja' antworte, schläft er wieder ein. Das ist wirklich toll.

Plötzlich sauber

Früher wollte er nie auf die Toilette. Das fand er irgendwie unangenehm. Er hat immer in die Windel gekackt und in die Büsche gepinkelt, im äußersten Notfall ins Töpfchen. Jetzt ist er windelfrei, also auch das geht gut. Es kostet noch Mühe, ihn dabei zu begleiten, aber vorher war die Toilette eigentlich undenkbar."

Geheimhaltung vor anderen Eltern und Patienten

„Er ist jetzt durch die Tropfen zugänglicher und bereitwilliger zu lernen. Menschen in seiner Umgebung sehen auch, dass es ihm besser geht, aber wir sagen ihnen nichts vom Öl. Würde man ihnen davon erzählen, wäre man eine schlechte Mutter und hätte die Kinderfürsorge auf dem Hals. Das ist schade für all die anderen Kinder und ihre Eltern, denen mit Hanföl geholfen werden könnte. Ich hoffe, dass das Öl schnell akzeptiert wird und bald einfach verschrieben werden kann."

Der Vater tritt hinzu und sagt: „Ich habe viele Veränderungen an meinem Sohn gesehen. Am Anfang war er sehr schwierig und aggressiv, wollte manchmal nicht mehr leben und nicht berührt werden. Das war eine sehr schwierige Zeit. Seit ich aus der Reha zurück bin, stelle ich mein eigenes Öl her. Ich habe es jetzt etwas stärker gemacht und verwende selbst einen

Tropfen pro Tag. Vor zwei Jahren wurde ich krankgeschrieben und dann habe ich Hanföl entdeckt. Ich bin jetzt 100 Prozent arbeitsunfähig und die Diagnose lautet Fibromyalgie (Faser-Muskel-Schmerz) und PTSD (Posttraumatische Belastungsstörung). Ich habe weniger Probleme mit der Fibromyalgie und den Schmerzen. Das habe ich dem Öl zu verdanken. Als ich in das Reha-Programm aufgenommen wurde, erzählte ich von meinen guten Erfahrungen mit dem Hanföl, aber gleich wurde gesagt: „Behalte das mal besser für dich und erzähle das nicht in der Gruppe", vielleicht denken sie, dass sie sonst arbeitslos werden, ha, ha!"

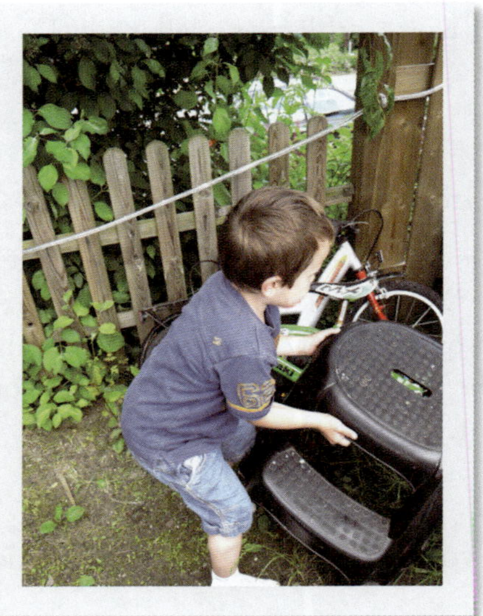

Zum Schluss

Autismus ist eine Entwicklungsstörung, die geprägt wird durch signifikante Beeinträchtigung der sozialen Interaktion, Kommunikation und zunehmend repetitiven Verhaltensweisen. Es wird geschätzt, dass mehr als ein Prozent der Bevölkerung an irgendeiner Form von Autismus leidet. Die Erkrankung kann nicht geheilt werden. Es wäre eine gute Sache, wenn erlaubt würde, schon in jungem Alter die beunruhigenden, persönlichkeitsverändernden Charakteristika der Erkrankung auf natürliche Weise mit etwas Hanföl zu reduzieren.

Mike kann zu Hause bleiben

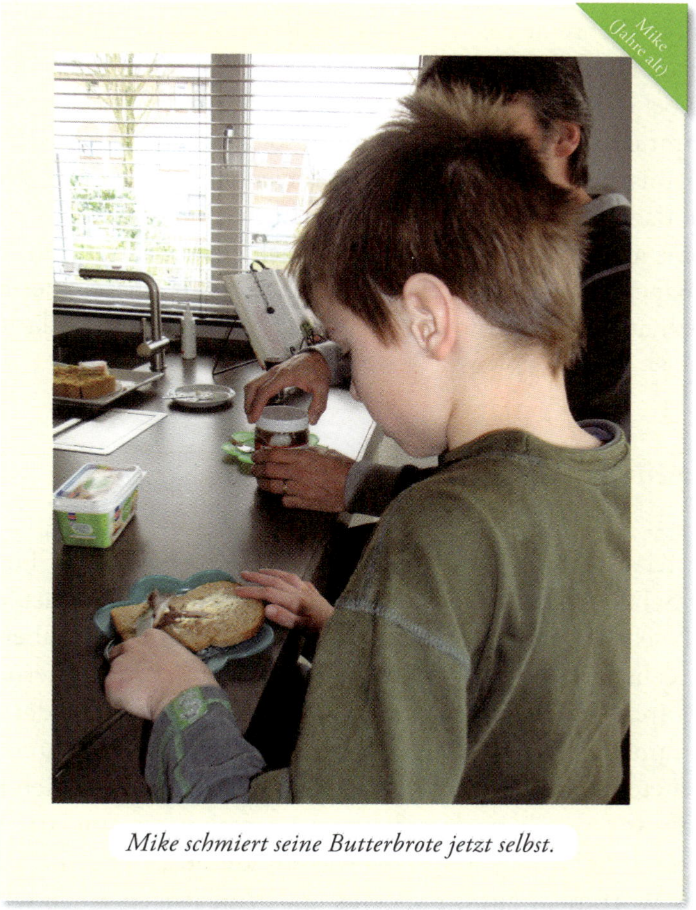

Mike
(Jahre alt)

Mike schmiert seine Butterbrote jetzt selbst.

Impfungen als Auslöser

Mike wurde als süßer kleiner Junge geboren und seine Eltern freuten sich sehr über ihn. Im ersten Jahr entwickelte er sich ganz erwartungsgemäß, sagte nach einem Jahr ordentlich „Mama" und „Papa", war kräftig, und konnte sich schon auf dem Wickeltisch aufrichten, um in die Welt zu schauen. Seine Eltern hatten eine gute Beziehung zu ihm, er konnte frech sein und war ein fröhliches Kerlchen. Als er ungefähr anderthalb Jahre alt war, stoppte aber seine Entwicklung abrupt: Plötzlich sprach er nicht mehr, lernte nicht Laufen, lernte keine Gegenstände aufzuheben – alles Dinge, die man bei einem Kind in diesem Alter erwartet. Seine Eltern äußerten sich besorgt darüber bei einem Beratungsbüro und landeten schließlich in der medizinischen Tretmühle. Mikes Zungenbändchen wurde durchtrennt, weil man dachte, dass es die sprachliche Entwicklung hindern würde, aber das half nicht. Die Eltern hatten den Verdacht, es könnte an den Impfungen gelegen haben. Im Alter von drei Jahren kam er in eine Kindertagesstätte, in der sich auch viele Kinder mit einer Störung befanden, darunter viele Autisten.

Trauma in der Kita

In der Kita lief alles gut – mit dem Ergebnis, dass er als Fünfjähriger an einer Schule für Kinder mit Lernschwierigkeiten angemeldet werden konnte. Nach den großen Ferien sollte Mike dort hingehen, aber die kommenden sechs Wochen Ferien waren ein Problem für seine Eltern, die beide sehr mit ihren Jobs beschäftigt waren. Daher wurde die Kindertagesstätte gebeten, ihm ein paar Wochen Ganztagsbetreuung zu gewähren. In dieser Zeit arbeiteten dort auch mehrere Urlaubsvertretungen. Gleich nach dem ersten Tag war aber klar, dass dort etwas passiert sein musste. Mike war sehr unruhig, lief durch das Haus wie ein kopfloses Huhn. Es kam kein gescheites Wort mehr aus ihm heraus und seine Augen sahen sehr verstört aus. Er war eindeutig traumatisiert! Seine Eltern riefen die Kita an, um zu fragen, ob etwas passiert sei, aber die antworteten, dass nichts vorgefallen sei. Das Ganze dauerte eine Woche. Dann beschlossen die Eltern, gemeinsam doch eine Woche Urlaub zu nehmen, weil es wirklich nicht anders ging.

Im Folgenden wurde es mit Mike immer schlimmer: Er wurde zunehmend ängstlicher und wollte nicht mehr mit dem Bus fahren, der ihn jeden Tag abholte und zurückbrachte. Deshalb wurde der Übergang zur Schule abgebrochen; Mike musste in der Kita bleiben. Jetzt war er sehr ängstlich und wehrte sich mit aggressivem Verhalten: Beißen, Treten und

Schlagen. Es richtete sich sowohl gegen seine Eltern als auch gegen seine kleine Schwester und die Betreuer der Kindertagesstätte, die er doch schon drei Jahre besucht hatte. Vor allem und jedem hatte er Angst und wurde sogleich aggressiv, ob nun ein Hund vorbeilief oder ein Vogel vorbeiflog: Er fing immer gleich an zu beißen, egal, wer sich gerade in der Nähe befand. Er zog Anderen an den Haaren, riss sich zweimal die eigenen Haare aus dem Kopf und wurde deshalb immer mit einer Haarschneidemachine kurz geschoren. Langsam entwickelte sich Mike zu einem Kind, das Eins-zu-Eins-Betreuung brauchte. Immer musste jemand für ihn da sein und sich exklusiv mit ihm beschäftigen. In der Kita musste eigens ein Raum eingerichtet werden, in dem man Mike mehrere Stunden am Tag „parkte". Es drohte die permanente Unterbringung in einem Heim. Man prognostizierte, dass Mike als erwachsener Mann ohne Weiteres jemanden ermorden könnte. In Einrichtungen werden aggressive Patienten manchmal gefesselt und mit Medikamenten ruhiggestellt, die letztlich auch dafür sorgen, dass diese Menschen in der Regel nicht viel älter als 35 Jahre werden.

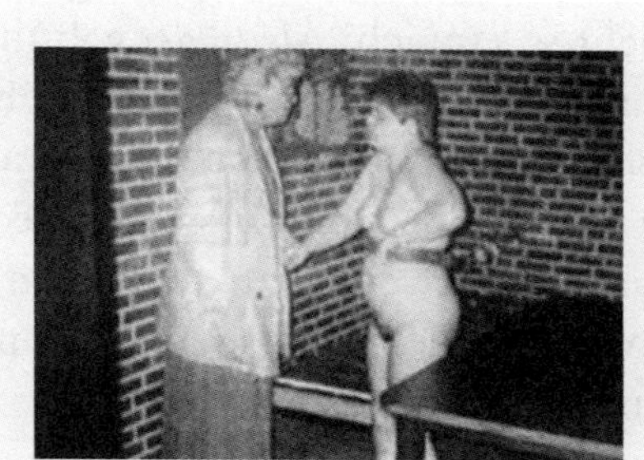

Yolanda Venema (1965-1999) wurde in einer Einrichtung nackt an die Wand angekettet.

Mit Mike war nicht mehr zu leben; für seine Schwester war er ein Desaster. Niemand konnte die Familie mehr besuchen, die Eltern konnten mit ihm nicht mehr über die Straße gehen, außer wenn sie ihn – jeder an einer Hand – gut festhielten. Daher versuchte man es mit Ritalin, aber darauf wurde er noch viel anstrengender. Dann bekam er Risperdal, ein Antidepressivum, aber die Nebenwirkungen machten aus ihm eine Art gedoptes Roboterkind mit großen Augen, das alles verschwommen und nebelhaft wahrnahm. Und was noch schlimmer war: Die negativen Auswirkungen von seinem Trauma, nämlich Angst und Aggression, blieben. Auf der Straße fiel Mike zufällig vorbeilaufende Passanten an, biss, schlug um sich und kratzte, und die Hände des Personals der Kita färbten sich gelb vom vielen Jod.

Und dann kam das Hanföl

Und dann fanden die Eltern die Website der Stiftung *Mediwiet*. Sie hatten schon eine Weile im Hinterkopf gehabt, dass Cannabis ihm vielleicht etwas Ruhe bringen könnte. Mike war immer sehr angespannt, fühlte sich hart an, seine Muskeln waren immer straff gespannt. Er konnte daher nicht normal laufen, und ging buchstäblich auf den Zehenspitzen. Seine Eltern waren sehr überrascht, auf der Website von *Mediwiet* eine neue Methode für die Einnahme von medizinischem Marihuana zu finden: Hanföl! Das erschien ihnen als die Lösung, denn einem Autisten Gras anzubieten, ist nicht so einfach. *Mediwiet* gab ihnen eine Flasche Hanföl. Sie versuchten zunächst, es ihm mit einem Löffel zu verabreichen, aber das spuckte er sofort wieder aus. Nach Rücksprache erhielten sie die Empfehlung, das Öl in einem süßen Getränk zu verstecken und das funktionierte! Zunächst bekam Mike zweimal am Tag einen Tropfen. Das half noch nicht besonders, und so wurde die Dosis auf zweimal zwei Tropfen erhöht. Man gab sie ihm einmal morgens und ein weiteres Mal, wenn er aus der Schule kam – und das war offensichtlich das richtige Programm.

Feinabstimmung

Am Anfang zeigte Mike ein gemischtes Verhalten: zwei Tage gut, zwei Tage schlecht. Es wurde zwar eine Veränderung sichtbar, aber es ging langsam voran und seine Eltern blieben skeptisch. Die ersten zwei Monate gingen für die Feinabstimmung der Dosierung und des Einnahmezeitpunkts ins Land. Allmählich gewannen die guten Tage aber die Oberhand: Mike wurde fröhlicher, sprach wieder mehr und gelegentlich fing er sogar wieder an zu singen. Endlich entstand Raum für Entwicklung, und vor allem war zu sehen, dass er weniger ängstlich geworden war! Seine Eltern hatten so viele Enttäuschungen durchlebt, dass sie die ersten positiven Veränderungen noch kaum wahrnahmen. Es war die Außenwelt, die sie auf die Verbesserungen aufmerksam machte. Das Berichtsheft, das er jeden Tag mit nach Hause brachte, enthielt positive Töne: „Mike hatte einen guten Tag, er hat super gespielt, man musste ihn nur an einer Hand festhalten", gefolgt von der Bemerkung, „Mike ist heute kurz frei herumgelaufen". Da fiel den Eltern auch auf, dass es zu Hause wesentlich besser ging: Gelegentlich wagten sie es sogar, ihn allein mit seiner Schwester im Zimmer zu lassen, manchmal gab er seinen Eltern ein Kuss oder sagte spontan: „Mama, ich habe dich lieb." Mit Opa und Oma saß er jetzt gemeinsam auf der Couch vor dem Fernseher. Auch der Busfahrer berichtete, dass es besser ging. Mike saß nun regelmäßig singend im Bus, wo er ein paar Monate zuvor wie ein wildes Tier angebunden werden musste, während seine Mutter, geschützt von einem dicken Mantel und mit dicken Handschuhen, daneben saß.

Hanföl, selbstgemacht

Zweimal beschaffte *Mediwiet* eine Flasche Hanföl. Danach half man beim Kauf von Cannabispflanzen und die Eltern machten sich an die Arbeit, um ihr eigenes Hanföl herzustellen. Ein befreundeter Bekannter, der oft nach Belgien fuhr, brachte von dort aus dem Supermarkt 95-prozentigen Alkohol mit. Dann, an einem Samstagnachmittag, machten sich beide Eltern an die Arbeit. Schritt für Schritt durchlief man das Programm, so wie man es auf der Website studiert hatte. Das hausgemachte Hanföl funktioniert sehr gut, und jetzt bekommt Mike täglich sein Öl. Das war ein gutes Gefühl für die Familie. Jetzt können sie ihre eigene Heilmittel herstellen, ohne Angst, dass sie ihnen einmal ausgehen könnte. Und der größte Erfolg: Mike kann zu Hause bleiben!

Alkoholsucht, chronische Schmerzen

Der Weg aus dem Sumpf

Bei Familienfeiern war Alkohol ganz normal. Um elf Uhr war es Zeit für einen „Schluck vor dem Mittagessen", das erste Glas des Tages. Niemand machte deswegen Schwierigkeiten. Tineke trank bereits im Alter von zehn Jahren und war regelmäßig betrunken. Erst viel später erkannte sie, dass dies nicht normal war, aber diese „Familientradition" hat sie in eine 40-jährige Alkoholkarriere verstrickt. Ihre Familie war streng calvinistisch und man las die Bibel bis sie auseinander fiel, aber gleichzeitig soffen sie wie die Ketzer, um es deutlich auszudrücken. Als ich Tineke kennenlernte, war sie gerade ein Jahr trocken. Als ihr Sohn zwölf Jahre alt war, erkannte sie, dass wenn sie sich nicht änderte, er vielleicht auch dem Alkohol verfallen würde. Dieser Gedanke führte zu der Entscheidung, mit dem Trinken aufzuhören. Der Entzug war schwierig, aber schließlich gelang es ihr. Das brachte allerdings chronische Schmerzen mit sich. Die Ärzte konnten keine offensichtliche physische Ursache finden und stellten fest, dass sich bei ihr wohl etwas „zwischen den Ohren" abspielen musste. Medikamente waren keine Lösung, denn Tineke hat eine Arzneiphobie. Letztendlich schob das medizinische Establishment sie beiseite und stempelte ihre Situation als hoffnungslos ab. Und was macht man dann? Man begibt sich auf die Suche nach Alternativen, und so fand sie schließlich die Stiftung *Mediwiet*. Sie hatte zwar schon einmal einen Joint geraucht, aber high oder stoned zu werden war nicht wirklich ihr Ding. Von Hanföl aber erwartete sie, dass es ihre Schmerzen lindern sollte. Ich organisierte ihr etwas Öl und auch ein paar Samen *Double Fun*, sodass sie ihre eigenen Pflanzen ziehen konnte. Im Sommer baute sie ein paar Pflanzen in ihrem Hinterhof an. Im darauffolgenden Winter bekam ich von ihr ein Foto, das zeigte, wie sie bei sich zu Hause ihr eigenes Hanföl herstellte. Den Alkohol kondensierte sie in einer zweiten Flasche in einem Weinkühler, der mit Schnee gefüllt war. Das sah wunderschön aus, und ich verabredete mit ihr einen Termin für ein Interview bei ihr zu Hause.

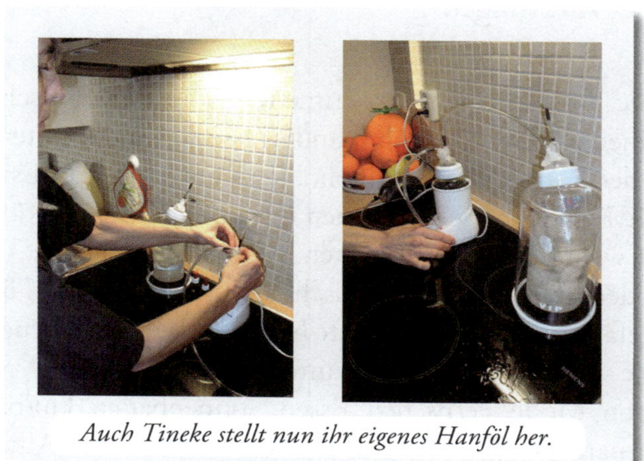

Auch Tineke stellt nun ihr eigenes Hanföl her.

Eingeredete Angst

Tineke erzählt, dass das Öl ihr sicherlich gut tut, aber sie psychische Probleme mit der regelmäßigen Anwendung hat. Sie hat Angst, dass sie tatsächlich schwach sein könnte und ihre Alkoholsucht gegen eine Cannabissucht eintauscht. Sie nutzt das Öl für eine Weile, und wenn es ihr wieder besser geht, setzt sie es wieder ab, weil sie sich schuldig fühlt und unsicher wird. Ihr Hausarzt ist absolut gegen die Verwendung von Hanföl: „Das ist gefährlich und macht süchtig, Fräulein!" Ich erkläre ihr, dass Cannabis nicht körperlich, sondern geistig leicht süchtig machen kann, weil Highsein einfach ein schönes Gefühl ist. Jeder möchte ein angenehmes Gefühl am nächsten Tag wieder erleben. High wird man vom Rauchen oder wenn man *Space Cakes* (Hanfkuchen oder -kekse) im Ofen erhitzt. Durch diese Hitze entsteht neues THC, das für eine angenehme Euphorie sorgt. Hanföl wird nie wärmer als 80°C. Das ist die Temperatur, bei der der Alkohol verdampft. Hanföl wird nie den Rausch verursachen, den man vom Rauchen bekommt. Daher wird Hanföl auch nie psychisch süchtig machen.

Genetische Veranlagung

Ich erzähle ihr von einem Experiment mit Ratten. Forscher schlossen Ratten in einen Käfig mit Alkohol und Wasser ein und zeigten, dass 10 bis 20 Prozent der Ratten sich zu Alkoholikern entwickelten. Es spielte keine Rolle, ob die Ratten in einem kleinen oder einem großen Käfig saßen, ob sie viel oder wenig Nahrung erhielten. Man schloss daraus, dass zehn bis 10 Prozent der Bevölkerung genetisch suchtanfällig sind. Für Menschen gilt das ungefähr auch, aber die Leute haben viele verschiedene Suchtarten, aus denen sie wählen können, wie zum Beispiel Glücksspiel, Sex, Jogging, Geld, Religion, Mode, Fernsehen, Essen, Sonnenbaden, Fußballverein, ein Hobby und natürlich Drogen. In ihrem Fall war es der Alkohol. Tineke bestätigt, dass ihr Vater und Großvater schwere Trinker gewesen waren und ihre Familie auch süchtig nach Religion war. Außerdem sagt sie, dass sie jetzt im Begriff sei, süchtig nach Jogging zu werden. Ich sage ihr, dass ihre Alkoholsucht eine genetische Seite hat, für die sie nicht verantwortlich ist. Das ist keine Frage der Schwäche und dafür braucht sie sich nicht zu schämen. „Highwerden ist angenehm und kann leicht süchtig machen. Du aber verwendest Hanföl nicht zum Spaß, also um high zu werden. Im Gegenteil, du versuchst es zu vermeiden. Deshalb solltest du dir keine Sorgen darüber machen, vom Hanföl-Konsum abhängig zu werden. Wenn du zu viel Hanföl einnimmst, wirst du eine Art High erleben, aber von Hanföl wird man nicht so schnell psychisch abhängig. Verwende das Öl ohne Schuldgefühle, gegen deine Schmerzen, gönne es dir. Du hast das Familienproblem Alkohol schon besiegt, gönne dir eine Belohnung! Die Bibel sagt, dass Gott den Menschen nach seinem Ebenbild geschaffen hat. Ich denke, das bedeutet auch, dass der Mensch, wie Gott, etwas erschaffen kann. Erschaffe dir ein schönes Leben, für dich und deinen Sohn!“

Zum Abschied fragt Tineke: „Könntest du all die schönen Dinge, die du gesagt hast, für mich aufschreiben? Weil ich früher so viel getrunken habe, kann ich mir nichts mehr merken.“

Arthritis

Ein Sieg über die Krankheit?

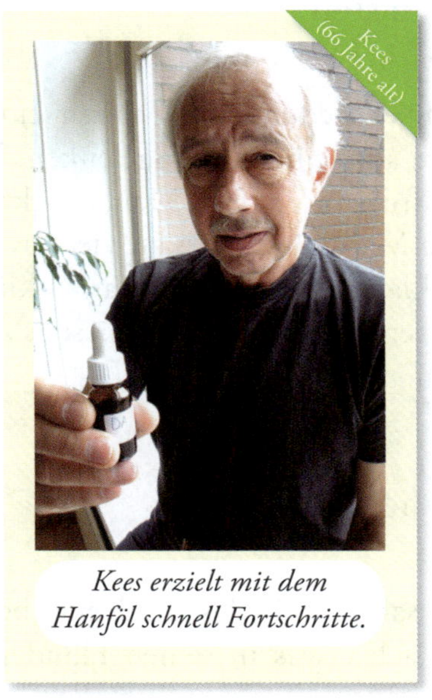
Kees (66 Jahre alt)

Kees erzielt mit dem Hanföl schnell Fortschritte.

Kees Hoogland (66 Jahre alt) war zu Hause bei der Arbeit, als er einen kleinen Schnitt an der Hand bemerkte, der sich dann entzündete.

Der Arzt verschrieb ihm eine Antibiotika-Kur, die ein wenig half und den Wulst auf seiner Hand verschwinden ließ.

Einige Zeit später war der seltsame Wulst jedoch wieder da – aber jetzt auf der anderen Hand. Kees besuchte mehrere Ärzte, bis er eine endgültige Diagnose erhielt: Arthritis. Bei Arthritis handelt es sich um eine entzündliche Gelenkerkrankung, die durch Rheuma, Verletzungen oder eine bakterielle Infektion verursacht werden kann. Zunächst verschrieb man Kees Diclofenac, ein Schmerzmittel, das auch entzündungshemmend wirkt. Danach bekam er Methotrexat und Prednisolon, beide ebenfalls entzündungshemmend. Diese Mittel halfen ein wenig, aber Kees litt an einer ganzen Reihe von Nebenwirkungen: Ihm war übel, schwindelig, er hatte brennende Augen, wurde depressiv und fing wieder an zu rauchen. Dem Verlust von Bindegewebe, der Abnahme von Muskelgewebe und „seiner Hautalterung zuzusehen, während man daneben steht", wie er es nennt, fand er sehr beängstigend. Seine Haut sah aus wie trockener Lehm.

Vorsichtiges Herantasten

Ein Jahr verging. Die Medikamente halfen ein wenig, aber er hatte plötzlich dicke Wülste auf seinen Handgelenken. Nach einigem Suchen entdeckte Kees die Stiftung *Mediwiet*. Man schickte ihm eine Testpipette mit Hanföl. Das erste Mal nahm Kees zu viel davon ein und fühlte sich benommen, bekam schlaffe Muskeln und war wirklich *sehr* entspannt. Das ließ ihn vorsichtiger werden, sodass er ab diesem Zeitpunkt allabendlich zwei Tropfen einnahm.

Wieder warme Hände und Füße

Nach drei Wochen sah er, wie das Bindegewebe zurückkehrte und er spürte deutlich, dass sich etwas in seinen Händen veränderte. Er hatte immer kalte Hände und kalte brennende Füße gehabt, die jetzt langsam warm wurden. Er spürte mehr Kraft in seinen Händen und ließ viel weniger Dinge fallen. Auch die Übelkeit ging schnell vorbei. Allmählich verschwanden auch die Wülste auf seinen Händen. Wohl wurde er bei der abendlichen Einnahme der Tropfen high, aber das empfand er nicht wirklich als ein angenehmes Gefühl. In seiner Jugend hatte er ab und zu libanesisches Haschisch konsumiert, aber dieses neblige Gefühl, als ob ihm ein wenig schwindelig sei, konnte er jetzt nicht mehr gebrauchen. Das gab ihm wirklich keinen Kick mehr. Also verteilte er die Tropfen über den ganzen Tag. Dreimal täglich, den ersten Tropfen nahm er früh am Morgen. Das ging besser.

Grüner Daumen vom Grasanbau

Er zeigt mir seine Hände und sagt, dass seine Haut in letzter Zeit viel besser geworden sei. Die Wülste sind weitgehend verschwunden. Er geht regelmäßig zu einem Physiotherapeuten und besucht jetzt eine Fitness-Studio, um seine neuen Muskeln zu trainieren. Ich erkläre ihm, dass er sich in Zukunft selbst um sein eigenes Öl kümmern muss, denn die Stiftung kann ihm nur eine Art Starthilfe geben. Wir diskutieren mögliche Wege, in seinem Garten ein paar Pflanzen anzubauen. Ich weise ihn auf die Zuchtschränke hin, in denen Hanf zu Hause angebaut werden kann. Er braucht auch keine Angst davor zu haben, von einer Wohnungsbaugesellschaft aus dem Haus geworfen zu werden, denn das Haus ist sein Eigentum und ein gutes Hobby kann nie schaden! Er sträubt sich und sagt, er habe keinen grünen Daumen. Die entblätterte Pflanze neben der Couch scheint das zu belegen. Ich versichere ihm aber, dass die Hanfkultivierung dieses Problem lösen wird. Kopfsalat zu züchten, ist nicht wirklich interessant. Aber wenn man Gras anbaut, kommt ein natürliches Interesse an allem auf, was wächst und gedeiht. „Auch deine Beziehung zu der Natur wird so geheilt."

Ein paar Wochen nach dem Interview erhielt ich diese E-Mail von Kees:

Lieber Wernard,

die Rheumatologin war erfreut und teilte mir mit, dass ich keine Entzündungen mehr habe! Sie zeigte mir auf ihrem Bildschirm meine Blutwerte. Beim vorletzten Mal lag der Wert bei 44; beim letzten Mal war der Wert sieben. Das ist der Wert eines gesunden Menschen. Das Hanföl zeigt also seine Wirkung. Ich nehme jetzt drei Mal über den Tag verteilt zwei Tropfen. Habe in der letzten Zeit etwas Muskelschmerzen, aber ich denke, dass das durch den Regenerationsprozess kommt. Am 4. November habe ich den nächsten Termin. Ich bin gespannt. Davor werde ich neue Tropfen brauchen, aber dann melde ich mich wieder bei dir. Bis dahin werde ich mich auch nach einem Zuchtschrank umgesehen haben.

Liebe Grüße
Kees

Rheumatoide Arthritis

Hilfe zur Selbsthilfe

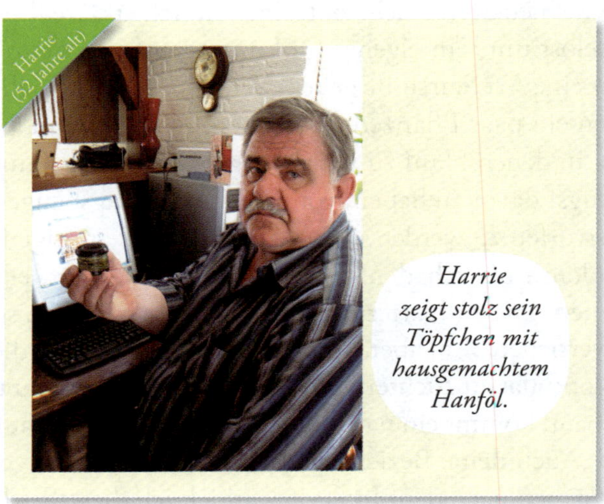

Harrie zeigt stolz sein Töpfchen mit hausgemachtem Hanföl.

Harrie Pouwel ist nun 52 Jahre alt. An einem Nachmittag vor acht Jahren wurde seine Hand plötzlich dick. Er spürte, dass seine Gelenke entzündet waren. Der Arzt konnte zunächst nichts über die Ursache sagen und meinte, man solle erst einmal abwarten.

Mehrere Schmerzmittel wurden verschrieben. Es fing an mit Paracetamol und darauf folgte alles mögliche andere. Die ersten anderthalb Jahre wurde wenig erreicht, bis dann die endgültige Diagnose gestellt wurde: Rheumatoide Arthritis. Verschiedenste Medikamente wurden verschrieben, aber wirkten kaum, bis im vergangenen Jahr das Medikament Humira bei ihm eingesetzt wurde. Humira bekommt man alle zwei Wochen in Form einer Injektion. Die Spritze muss im Kühlschrank aufbewahrt werden und die Behandlung kostet 15.000 Euro pro Jahr. Das Medikament wirkt sehr gut. Harrie hat, nach eigenem Gefühl, keine Entzündung mehr und ist auch nicht mehr so steif wie früher. Das Rheuma ist damit allerdings nicht heilbar, es wird nur verlangsamt, und bei Harrie wird es daher allmählich immer schlimmer werden. Er meint, dass eine Nebenwirkung von Humira ein geschwächtes Immunsystem sei. Er bekommt jetzt viel schneller eine Grippe und ist jetzt schon seit fünf Monaten erkältet.

„Man hört hier und da etwas, surft dann im Internet und so bin ich auf die *Mediwiet*-Seiten geraten und auf die Idee, mal einen Blick auf Cannabis als Medizin zu werfen. Zunächst habe ich alles im Internet über Cannabis gelesen. Dann habe ich es geraucht. Das Gefühl kannte ich noch nicht. Da sitzt man dann auf seinem Stuhl und fühlt sich plötzlich leicht und vage – eine ganz eigenartige Erfahrung! Ich ging zu einer bekannten Adresse in der Stadt und habe als erstes gefragt, welche Sorte die beste für mich sei. Man gab mir eine sehr gute Anleitung, die Leute da taten wirklich ihr Bestes für mich! Schließlich kaufte ich mir eine bestimmte Grasmischung und nahm den im Laden vorgerollten Joint mit. Zu Hause habe ich ihn dann gemütlich aufgeraucht. Es linderte den Schmerz sofort – das ging sehr schnell, dauerte ungefähr fünf Minuten. Dann erlosch der Krampf und alle Muskeln entspannten sich."

Harrie erzählt jedem davon!

„Heute leide ich nicht mehr unter diesen brennenden Schmerzen wie noch vor einem Jahr. Hanföl verwende ich seit ungefähr drei Monaten, denn es hat gegenüber dem Rauchen sicherlich viele Vorteile. Auf der Website der Stiftung *Mediwiet* wird erklärt, wie man es selbst herstellen kann und das habe ich dann auch so gemacht. Da standen bei mir schon einige Cannabispflanzen. Übers Internet hatte ich Samen gekauft und darüber gelesen, was man alles beachten muss. Aus allen fünf weiblichen *White-Widow*-Samen sprossen schöne Pflanzen. Anderthalb Meter hoch wurden die! Alles in allem war es ein echtes Abenteuer. Ich züchte jetzt seit fünf Jahren und es wird immer besser. Alles wurde immer komplett aufgebraucht, haha! Mit dem Öl ist man zunächst eine ganze Weile gut beschäftigt. Beim ersten Mal denkt man: ‚Mache ich das wohl richtig? Dauert das wirklich so lange?' Der Alkohol stammt aus Österreich. Ich bekomme ihn als Ein-Liter-Flasche, die man dort verwendet, um Likör herzustellen. Ich benutzte eine Babyflasche, wie man sie auch auf der Website der Stiftung sehen kann. Das erste Mal hatte ich ein oder zwei Tropfen eingenommen und es funktionierte. Ich war sehr stolz auf mich! Ich erzähle jedem davon, Freunden und Familie. Jeder hier weiß inzwischen, dass ich ‚Stoff' konsumiere. Die meisten freuen sich für mich und darüber, dass es mir hilft. Aber es hat auch Leute gegeben, die einfach sagten: ‚Ich kann es nicht glauben'. Aber gut, das müssen die selbst wissen."

Schön ruhig geworden

„Ich schlafe jetzt sehr gut, vor allem in den vergangenen Jahren war das ein Problem gewesen. Ich verwende jetzt zwei bis drei Tropfen pro Tag; davon werde ich so schön ruhig. Mein Zustand verschlechtert sich jetzt auch viel langsamer als zuvor, damit bin ich sehr zufrieden! Würde ich kein Öl mehr verwenden, hätte ich sicher auch wieder mehr Probleme mit Depressionen. Die hatte ich vorher schon etwa vier Jahre lang gehabt. Man weiß, man ist krank, und die Tatsache, dass es nicht besser werden wird, macht einen nicht glücklicher! Aber zum Teil waren auch die Medikamente daran schuld. Die MTX-(Methotrexat)-Injektionen, die ich früher bekam, machten mich auf jeden Fall depressiv. Seit ich das Hanföl verwende, ist das total anders. Jetzt ist alles gut!"

Tatsächlich läuft alles so gut, dass Harrie sogar einen Überschuss an Gras produziert. Ich habe ihm noch ein paar Ratschläge gegeben und erwarte jetzt, dass er im nächsten Jahr noch größere Erträge erzielen wird. Direkte Aussaat in das Erdreich anstatt in die Töpfe und schon Anfang April starten – durch den Klimawandel ist das heutzutage kein Problem.

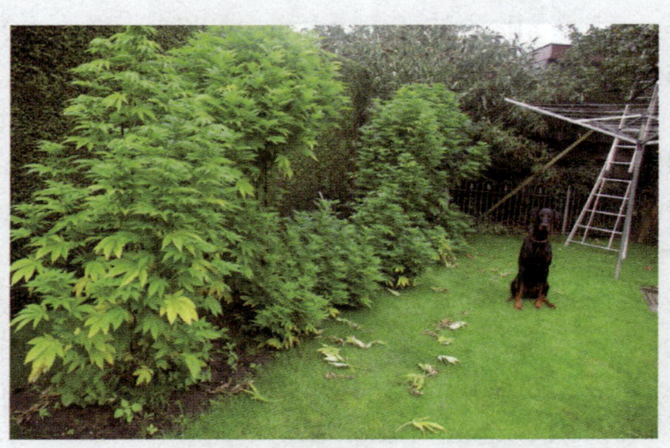

Eine Cannabispflanze direkt im Erdreich liefert gut und gerne zwei bis dreimal so viel Ertrag wie eine Topfpflanze.

Arthrose

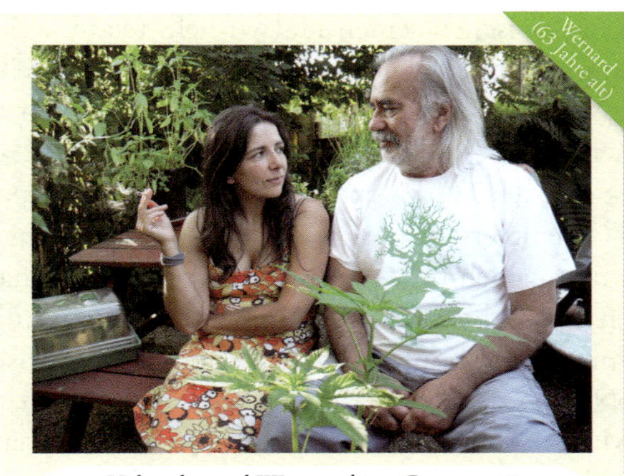

Yolanda und Wernard im Garten mit Joint und Pflänzchen.

Wernard Bruining (63): "Obwohl ich selbst seit über 40 Jahren dem freizeitlichen Cannabiskonsum frönte, hatte ich noch nie die medizinische Wirkung von Cannabis bemerkt. Was auch immer ich versuchte: Selbst die dicksten, reinsten Joints halfen nicht gegen Kopf- oder Muskelschmerzen.

Seit mehreren Jahren war ich ungefähr zwischen vier und fünf Uhr in der Nacht mit Kopfschmerzen aufgewacht. Ich stand dann auf, weil andernfalls die Kopfschmerzen den ganzen Tag anhielten. Und was macht man dann? Man setzt sich an den Computer, erledigt für ein paar Stunden seine Arbeit, unterstützt Frau und Kinder, wenn sie das Haus verlassen, geht mit dem Hund spazieren und legt sich dann wieder ins Bett. Eine Stunde schlafen, ein paar Stunden herumlaufen und arbeiten, um zwölf Uhr mittags ein Nickerchen, weil ich ja trotzdem acht Stunden Schlaf pro Tag brauche, um mich gut zu fühlen. Und dann fing mein Tag eigentlich erst richtig an. Dieses Leben war auszuhalten, aber es hatte sicherlich einen seltsamen Rhythmus. Und woher kamen die Kopfschmerzen? Ein Röntgenbild brachte die Erklärung: Arthrose!

Ab jetzt schlucken Sie das bitte.

Ein Mensch hat zwischen seinen Halswirbeln relativ weichen Knorpel, der die Bewegung geschmeidig hält. Dieser Knorpel verschleißt, und wächst dann auch wieder nach, aber bei älteren Menschen eben in geringerem Maße. Zwischen den Wirbeln befinden sich Nerven, die von der Halswirbelsäule aus und der Wirbelsäule in den Rest des Körpers abzweigen. Aufgrund des Gelenkverschleißes werden die Nerven eingeklemmt und das ist ein sehr unangenehmes Gefühl – etwa so, als ob jemand Chili oder Pfeffer zwischen die Wirbel gestreut hätte. Die Körpermuskulatur versucht, das unangenehme Gefühl durch Anspannung zu kompensieren und den Druck auf die Nerven zu verringern. Das wiederum führt zu Kopfschmerzen, weil die Muskelspannung viel zu hoch ist. Deshalb hatte ich immer eine verhärtete Nacken- und Schultermuskulatur. Die Hausarztvertretung schob mir ein Rezept für Schmerzmittel zu, „Diclofenac-Natrium, drei Mal täglich einnehmen", murmelte der Arzt, während er seinen Bildschirm anstarrte und Daten eingab.

„Und wie lange soll ich die Pillen nehmen?", fragte ich zögernd.

„Na ja, für den Rest Ihres Lebens", sagte er ohne aufzublicken und tippte gelassen weiter. Nun, der Rest meines Lebens schien mir ein bisschen zu lang! Nachdem ich mich über die Nebenwirkungen im Internet informiert hatte, stellte ich fest, dass Diclofenac-Natrium mich Jahre meines Lebens kosten würde! Hinzu kam noch die Tatsache, dass an der Ursache der Kopfschmerzen nichts geändert werden würde. Mein Nervensystem, das Schmerzsignale übertragen musste, wurde einfach vorübergehend betäubt. Der Alarm wurde ausgeschaltet, aber das Feuer nicht gelöscht!

Keine Kopfschmerzen mehr!

Ich erinnerte mich an die muskelentspannenden Eigenschaften von Hanftee. Nun hatte ich Hanftee nie wirklich ernst genommen: Das war eher etwas für Anfänger. Aber einen Versuch war es wert. Ich brühte mir also einen Liter Hanftee auf, trank eine Tasse davon – und voilà: Am nächsten Morgen, zum ersten Mal seit Jahren, hatte ich keine Kopfschmerzen! Ich trank ab da jeden Tag brav eine Tasse Tee und hatte keine Probleme mehr.

Manchmal, wenn ich stattdessen Hanföl verwendete, nahm ich auch ein paar Tage keinen Tee zu mir.

Medizinisches Cannabis muss es sein!

Damals erkannte ich, wie furchtbar schwer es für chronisch kranke Menschen sein muss, niemals schmerzfrei zu sein. Im Jahre 1995 wachte ich mit dem Satz „Medizinisches Cannabis muss es sein!“ in meinem Kopf auf. Ich führte das neue Wort „Medizinisches Cannabis“ in die niederländischen Sprache ein. Nach ein paar Wochen des Verhandelns waren mehr als 50 Coffeeshops bereit, Haschisch an medizinische Patienten für die Hälfte des Preises zu verkaufen und ich dachte, meine Mission sei beendet. Das war ein Fehler. Alles, was ich in den 10 bis 15 Jahren danach unternahm, sollte nicht von Erfolg gekrönt. Es fühlte sich einfach nicht gut an. Ich hatte ständig das Gefühl, Menschen im Stich gelassen zu haben. Schließlich war es die Arthrose, die mich meinen Fehler einsehen ließ. 2009 sagte ich zu meiner Frau Yolanda, dass ich mich nur noch mit medizinischem Marihuana befassen wolle. Das fand sie nicht nur gut – sie ermutigte mich auch noch dazu! Im Internet entdeckte ich Rick Simpsons Film „Run From The Cure“, in dem er Menschen zeigt, die durch Hanföl von verschiedensten Krankheiten, darunter auch Krebs, geheilt wurden.

Die Entdeckung des Hanföls

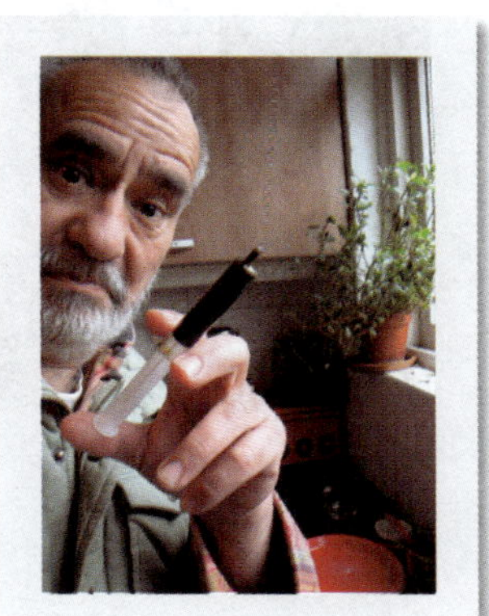

Ich probierte die Rick-Simpson-Methode, fand aber, dass die Ölproduktion, so wie man sie im Film sah, gefährlich und das Öl schwierig zu dosieren war. Ich stellte eine kleine Menge reinstes Hanföl her und zog es mit sehr viel Mühe in eine Spritze auf. Ich wollte einen kleinen Tropfen Öl ausprobieren und dabei tropfte etwas Öl aus der Spritze und fiel auf die Anrichte. Schade drum! In einem Reflex wischte ich den Klecks Öl mit meinem Finger auf und steckte ihn in meinen Mund. So hatte ich es auch im Film „Run From The Cure“ gesehen. 15 Minuten später war ich sehr, sehr stoned und wusste: „Ich muss mir etwas anderes ausdenken.“

Daher entwickelte ich dann ein sicheres, kleiner angelegtes Herstellungsverfahren mit Babyflaschen und verdünnte das Hanföl fünffach mit Olivenöl. Das dickflüssige Hanföl war jetzt so fließfähig, dass es tropfenweise perfekt zu dosieren war und das Highwerden in der medizinischen Verwendung von Cannabis fortan vermieden werden konnte. Wie von alleine kamen plötzlich Menschen mit allen möglichen medizinischen Problemen zu mir und wollten Hanföl ausprobieren. Die interessantesten Fälle dokumentierte ich in Form von Interviews.

Hanfsamenöl Plus

Derzeit verwende ich Hanfsamenöl Plus. Das ist gewöhnliches Hanfsamenöl, angereichert mit etwas THC-haltigem Hanföl. Davon nehme ich einen Esslöffel täglich. Hanfsamenöl enthält selbst sehr wenig THC, aber es ist die gesündeste Substanz auf der Erde. Es enthält Substanzen, die ein Mensch sonst nur durch den Verzehr von Fleisch oder Fisch einnehmen kann. Hanfsamenöl unterstützt die Herstellung von neuem Gewebe und ich füge etwas THC hinzu. Ich habe derzeit den Eindruck, dass die Kombination von Hanfsamenöl mit ein wenig THC meinen Knorpel wieder wachsen lässt. Wenn ich sechs bis acht Wochen kein Hanfsamenöl Plus verwende, kommt das alte, schmerzhafte Gefühl in meinem Hals zurück und das sehe ich als Beweis dafür, dass es funktioniert. So werde ich praktisch gezwungen, immer ein wenig THC hinzuzufügen. Ich schlafe damit sehr gut und denke: ein bisschen THC täglich und keine Krankheit quält dich!“

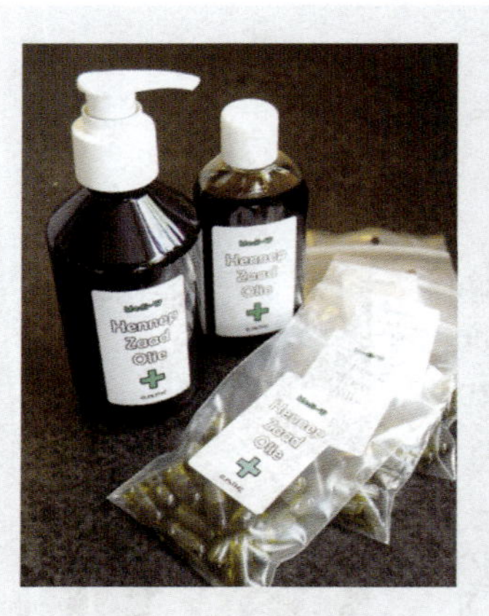

Borderline-Persönlichkeitsstörung

Marcel wagt wieder zu sprechen

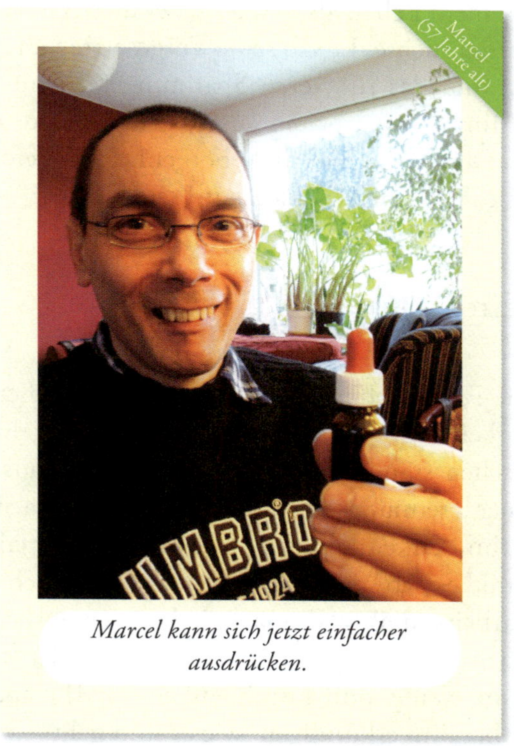

Marcel kann sich jetzt einfacher ausdrücken.

Marcel Zohland (57 Jahre alt) merkte mit 16 Jahren, als er aus dem Internat kam, dass er Probleme hatte.

In das katholische Internat war er mit zwei Jahren gekommen. Der Vater verließ die Familie und die Mutter konnte das nicht verarbeiten. Acht Kinder waren auch ein bisschen zu viel, vor allem für eine alleinerziehende Mutter. Marcel weiß inzwischen, dass seine Mutter außerdem auch eine Borderline-Veranlagung hatte: Sie wurde mehrfach in verschiedene Kliniken eingewiesen. Das katholische Internat, in dem Marcel war, hieß *Leo Stiftung* und wurde auch „Klein Borculo“ genannt. Ab seinem zwölften

Lebensjahr begann für Marcel etwas, das wir heute als sexuellen Missbrauch bezeichnen würden, aber Marcel selbst nahm das nicht so wahr. Für ihn war es eher wie etwas, das einfach dazu gehörte. Es kam seinem Bedürfnis nach Geborgenheit entgegen und nach irgendeiner Form von Aufmerksamkeit. Es geschah mit einem bestimmten Mann, aber auch mit den anderen Jungs und war ein Teil ihres Lebens, 24 Stunden am Tag. Später führte es dazu, dass Marcel in seinem Leben als Erwachsener diese Geborgenheit auch bei seinen Vorgesetzten suchte. Er sah seine Vorgesetzten eher als Vaterfiguren denn als Chefs, und das führte zu Spannungen, denn man verstand es nicht. Marcel führte Büroarbeiten aus und das endete mehrere Male in einer Sackgasse. Der Wunsch nach Geborgenheit richtete sich, was Marcel betrifft, sowohl auf Männer als auch auf Frauen.

Falsche Etiketten

Die Borderline-Persönlichkeitsstörung von Marcel äußert sich hauptsächlich in Schwierigkeiten mit zwischenmenschlichen Beziehungen. Er hat die Neigung, Menschen ständig mit falschen Etiketten auszustatten. Er litt lange an extremer Trennungsangst und war ständig darüber besorgt, was die Leute über ihn denken könnten. Im Alter von 16 Jahren fing Marcel an zu arbeiten, und es gab ständige Probleme. Schließlich erklärte man ihn für vollständig arbeitsunfähig. Er macht jetzt ehrenamtliche Arbeit in einer geschützten Arbeitsumgebung und arbeitet dort an der Rezeption. Das ist sehr sicher für ihn, weil er nun ausschließlich mit Therapeuten zu tun hat, die sich ständig bei ihm erkundigen, wie es ihm geht.

Ausgeglichener geworden

Er hat in seinem Leben, so sagt er, alle synthetischen Drogen schon einmal ausprobiert. Dazu muss man bemerken, dass er sehr empfindlich auf Medikamente reagiert und sie gleich absetzt, wenn etwas schief geht oder sich seltsam anfühlt. Er nahm Seroquel, aber nach einer Tablette am Morgen musste er sich gleich hinsetzen, denn er fühlte sich damit komplett ruhiggestellt. Die meisten Leute haben wenige Probleme mit Oxazepam, aber Marcel litt nach der Einnahme auch am Folgetag noch immer unter den Nebenwirkungen. Er hatte noch nie Cannabis konsumiert und will auch definitiv nicht high werden, kam aber dennoch über die Website von *Mediwiet* mit uns in Kontakt. Ich organisierte etwas Hanföl für ihn, und es wirkt gut. Es macht ihn, wie er sagt, „ausgeglichener". Er nimmt zwei Tropfen am Abend vor dem Schlafengehen und fühlt sich am nächsten Tag viel besser. Eine Flasche enthält 260 Tropfen, sodass es für ihn ein preiswertes Heilmittel darstellt.

„Damit kannst du mehr als vier Monate auskommen", sage ich lächelnd. Marcel wird gleich misstrauisch und fürchtet, dass das, was er eingenommen hat, einfach klares Wasser gewesen sei, also ein Placebo! Ich beruhige ihn.

Im Rahmen seiner Therapie soll Marcel häufig vor einer Gruppe sprechen und das ist ihm immer schwer gefallen. „Dann ist man in einer solchen Gruppe an der Reihe, soll etwas sagen, und dann, eh … dann schauen dich sieben Leute an und man bringt kein Wort mehr heraus! Nachdem ich jetzt zwei Tropfen Öl vor dem Schlafengehen einnehme, kann ich am nächsten Tag ganz leicht reden und mich verständlicher ausdrücken. Und über ein Problem sprechen zu können, ist die halbe Lösung. Auch meine Muskelspannung hat abgenommen, das ist auch sehr gut!"

Chronische Schmerzen durch Chemotherapie und Bestrahlung

Trauma durch Therapie

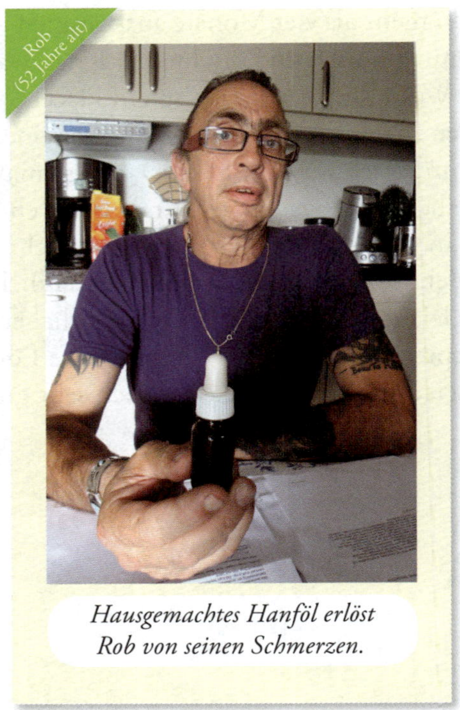

Hausgemachtes Hanföl erlöst Rob von seinen Schmerzen.

Rob van Haren ist französischer Herkunft und von Beruf Maler. Rob hatte seinen eigenen Betrieb, einige Angestellte und führte ein glückliches Leben – bis im Alter von vierzig Jahren die Schwierigkeiten begannen.

Er bekam ein grippeähnliches Gefühl und dachte zuerst, er käme wohl in die Wechseljahre. Der Arzt verschrieb ihm dann ein Rezept für Schmerzmittel, und so kränkelte er über Jahre dahin. Eines Tages, Rob war jetzt 52, fiel ihm am Tisch bei einer Besprechung mit einem Kunden auf, dass er seinen Arm nicht mehr unter Kontrolle hatte. Der Arm ging andauernd wie von selbst in die Höhe! Später bekam Rob schreckliche Schmerzen und suchte daher ein Krankenhaus auf. Dort dachte man, er habe Lungenkrebs, weil der Verlust seiner Armkontrolle darauf hinzuweisen schien. Seine Lunge wurde bis unter seinen Hals geröntgt. Auf dem Foto war aber nichts zu sehen.

Knoten

Dann, zwei Jahre später, beim Besuch des Physiotherapeuten, wurde ein Knoten in seinem Hals entdeckt und er machte einen Termin bei seinem Hausarzt. Der ging von einer Halsentzündung aus und verordnete Antibiotika. Diese Situation dauerte zwei Monate an und bei einem Besuch des Hals-Nasen-Ohren-Arztes (HNO) entdeckte dieser eine vollkommen andere Ursache. Er wollte zunächst nichts sagen, rückte aber nach einigem Drängen damit heraus, dass Robs Kehlkopf voll mit Tumoren war und verwies ihn in ein Krankenhaus.

Dort sagte man ihm sehr deutlich: „Wir klassifizieren Krebs von eins bis vier, abhängig vom Ausmaß der Erkrankung, und Sie haben Krebs der Kategorie vier! Ihre Zunge ist befallen, ihr Kehlkopf auch und der Krebs hat in die Lymphknoten metastasiert. Der Krebs ist bei ihnen so weit fortgeschritten, dass sie nicht mehr operiert werden können. Normalerweise würden wir einen Patienten eine bis drei Minute(n) pro Woche bestrahlen und eine Chemo-Therapie durchführen, aber Sie würden das nicht überleben. Wir können Sie 15 Minuten lang bestrahlen, verteilt über den ganzen Tag, und zusätzlich eine Chemotherapie anbieten. Aber ihre Überlebenschancen sind sehr gering."

Rob blieb kaum eine andere Wahl und so stimmte er der Behandlung zu.

Klaustrophobisch

Was dann geschah, war ziemlich bizarr. Rob wurde in kürzester Zeit umringt von sieben Spezialisten: einem Radiologen, einem Kieferchirurgen, einem Internisten, einem HNO-Arzt und mehreren Krankenschwestern. Der Kieferchirurg entfernte sofort sieben Backenzähne, weil die während der Bestrahlung ohnehin platzen würden und die Wurzeln unzugänglich und sich entzünden würden. Rob stand also auf einmal ohne Zähne da, und das ausgerechnet an Weihnachten! Man fertigte eine Maske nach Maß für ihn, um den Rest seines Gesichts gegen die Strahlung zu schützen. Diese Maßanfertigung ist eine traumatische Erfahrung. Man bekommt zwei Strohhalme in die Nase, so dass man atmen kann, während die noch flüssige Maske auf das Gesicht aufgebracht wird. Dann muss man still halten, bis die Maske ausgehärtet ist. Die Maske wird dann zu jeder Bestrahlung aufgesetzt und auf dem Behandlungstisch festgeklickt, um sicherzustellen, dass man sich nicht mehr bewegen kann. Rob erzählte, diese klaustrophobische Erfahrung sei so heftig, dass manche Menschen lieber aufgeben und sterben. Dann folgte ein schwerer Monat mit täglichen Bestrahlungen und Chemotherapie. Er wurde sechsundzwanzigmal je 15 Minuten lang bestrahlt und zehnmal eine halbe Stunde lang. Zuhause nahm Rob nach jeder Bestrahlung ein Dampfbad, was wahrscheinlich die üblichen Verbrennungssymptome der Haut im Nacken vermeiden half. Weil seine Kehle durch die Behandlung dennoch zerstört wurde, bekam Rob sieben Monate lang eine Magensonde. Das ist nicht angenehm, es ist nicht sehr nahrhaft und man sackt schließlich körperlich zusammen wie ein englischer Plumpudding.

Wahnvorstellungen als Nebenwirkung

Nach sieben Monaten funktionierte die Sonde nicht mehr, weil das umliegende Gewebe durch die Bestrahlungen völlig verwüstet war. Rob war darüber nicht traurig.

Ausdauer war also auch hier das Gebot der Stunde! Gelegentlich passieren aber medizinische Wunder – und Rob ist so ein Wunder, weil er den Krebs und die medizinische Behandlung überlebt hat. Allerdings setzten ihm danach einige unangenehme Folgeerscheinungen zu: Schwere neuropathische Schmerzen in Armen, Beinen und Brust und eine Rückenmarkserkrankung. Auch hatte er einen dauerhaft schmerzenden und trockenen Mund, weil seine Speicheldrüsen beschädigt waren. Die Ärzte verschrieben Morphium gegen die Schmerzen: neun Tabletten pro Tag. Opiate haben aber Verstopfung als Nebenwirkung. Auch nimmt die

Wirksamkeit allmählich ab und sie machen süchtig. Rob erhielt außerdem Pregabalin gegen die neuropathischen Schmerzen. Das Medikament hatte unangenehme Nebenwirkungen für ihn: Er verflachte emotional und litt unter Wahnvorstellungen. Irgendwann war er fest davon überzeugt, dass seine Frau Flügel hätte. Als sie zusammen im Bett lagen und sie schlief, tastete er sie vorsichtig ab – und ja: Sie hatte tatsächlich Flügel! Langsam wurde ihm klar, dass er schnell ein anderes Medikament finden musste.

Verbesserung der Sinne

Man verschrieb ihm dann ganz offiziell medizinisches Cannabis aus der Apotheke. Aber der Tee, den er davon aufbrühte, war nicht ausreichend. Das Gras aus dem Coffeeshop wirkte besser, aber das Rauchen war mit seiner rauen Kehle natürlich nicht ideal. Deshalb kaufte sich Rob einen *Vaporizer.* Der Apparat funktionierte allerdings nicht wirklich gut, und nach ein paar Anwendungen bot er ihn im Internet zum Verkauf an. Der Käufer erzählte ihm, dass er selbst auch Hanföl verwendete und wies ihn auf die Website *mediwiet.nl* hin. Ich gab ihm dann eine kleine Menge in einer Pipette, um zu testen, ob das Öl für ihn das richtige sei.

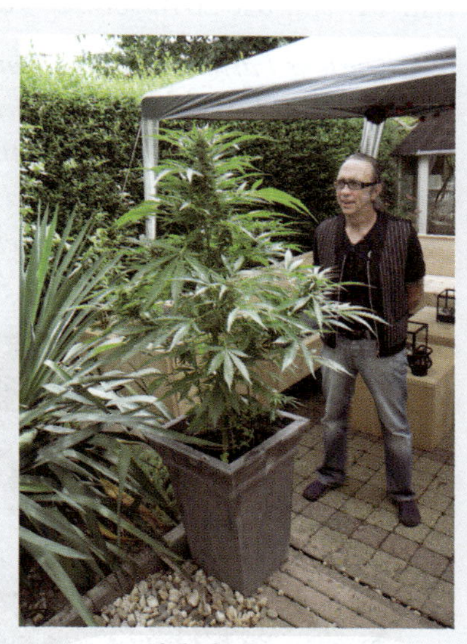

Rob kultiviert seine eigenen Pflanzen, um daraus Hanföl herzustellen. Positronics Mayday Express, nach 56 Tagen erntereif.

Das Hanföl befreite ihn von den Schmerzen und damit auch von den Pillen. Dann organisierte ich für ihn eine Flasche mit zehn Millilitern, also ungefähr 260 Tropfen. Rob konnte nun wieder gut schlafen und hatte normalen Stuhlgang. Der Hanftee hatte ihn müde gemacht; das Öl tat das nicht.

Inzwischen nimmt er fünf Tropfen pro Tag, aus Angst, dass seine Flasche sonst zu schnell zur Neige gehen könnte. Er nimmt die Tropfen am Abend, so dass er im Laufe des Tages in der Lage ist, Auto zu fahren. Seine Frau bemerkt sofort, wenn es wieder an der Zeit ist, eine Dosis Hanföl einzunehmen. Er wird dann mürrisch und verdrossen. Also sorgt das Öl auch für eine bessere Stimmung. Seltsamerweise führt es auch zur Verbesserung seiner Sinne. Er hört und sieht dann besser. Er fühlt sich erlöst, weil das Öl ihn von den Pillen und Medikamenten befreit hat.

Weiter hinten im Garten baut Rob einige Pflanzen an, damit er am Ende des Jahres daraus seine eigene Medizin herstellen kann. Ich erkläre, dass er sein Öl auch herstellen kann, wenn seine Pflanzen nicht zu voller Blüte kommen, denn man verwendet dabei nicht nur die Knospen, sondern die ganze Pflanze. Der Alkohol entzieht den Pflanzen alle aktiven Substanzen.

Robs E-Mail

Am 12. August 2010 schrieb Rob uns per E-Mail:

> *„Letztens hatte ich keinen Vorrat mehr und musste drei Tage ohne Hanföl auskommen. Das tat ich absichtlich, um zu sehen, wie es ohne geht. Nun, das habe ich dann zu spüren bekommen! Ich sah zehn Jahre älter aus, verkrampft durch den Schmerz. Ich konnte nichts mehr tun! Meine Frau war sehr schockiert."*

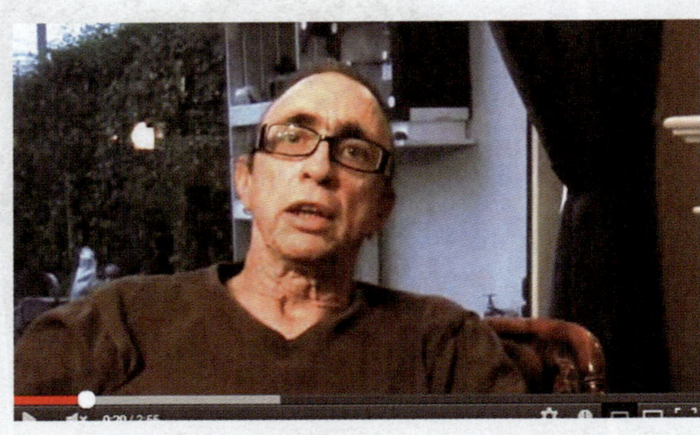

Geben Sie auf YouTube „Rob van Haren" ins Suchfenster ein, um sich sein Interview anzuschauen. [Das Interview ist in niederländischer Sprache.]

Rückenschmerzen, Appetitlosigkeit, Depressionen

Erzähl' es nicht deinem Vater

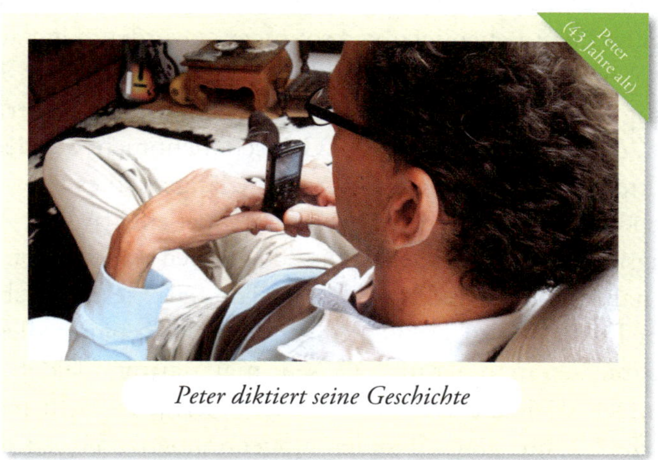

Peter diktiert seine Geschichte

Peter ist 43 und seinem Rücken geht es schlecht. Er bekam einen Bandscheibenvorfall und wurde daran operiert, aber es bleibt eine sehr schwache Stelle.

„Seit meinem achtzehnten Lebensjahr leide ich unter den Schmerzen. Der Schmerz kommt und geht, aber im Laufe der Jahre ist er immer schlimmer geworden. Der Zeitraum, in dem ich keine Schmerzen habe, wird auch immer kürzer, und die Schmerzen werden immer heftiger. Ich habe ganze Kisten voll mit Pillen, die ich gegen den Schmerz schlucken muss. Das sind alle möglichen Arten von Medikamenten, vom Zäpfchen bis zu Morphium. Vom Morphium werde ich unglaublich stumpf und schläfrig, es wirkt bei mir nicht richtig und ich habe dann immer noch Schmerzen. Eigentlich nützen mir die Schmerzmittel alle nicht, aber irgendetwas muss man ja tun. Also schlucken und viel Zeit auf dem Sofa verbringen. Das ist nicht wirklich gut für die Produktivität und die Stimmung!"

Weniger Schmerzen durch Hanföl

„Durch meinen Bruder kam ich auf das Hanföl. Er hat so ziemlich das gleiche Problem wie ich, es ist ein Familienproblem. Er ist etwas älter als ich und wurde depressiv. Also er bekam noch viel mehr Pillen als ich, und seit er das Hanföl verwendet, lässt er fast all seine Medikamente stehen. Er nimmt es nun seit sechs oder sieben Wochen. Er erzählte mir davon, wie das Öl bei ihm wirkt, und ich dachte: ‚Das muss ich auch versuchen!' Vom ersten Tropfen an ist mein Leben jetzt viel sonniger geworden. Unglaublich, mir fehlen die Worte! Ich war tatsächlich sehr skeptisch gewesen. Aber wenn man ständig Schmerzen hat und dann plötzlich ohne Schmerzen durchs Leben geht, dann bekommt man das Grinsen nicht mehr aus dem Gesicht! Ich bemerkte den Unterschied sofort, und je länger ich es verwende, desto weniger benötige ich. Für mich ist es einfach super effektiv. Der Anfang war gewöhnungsbedürftig, aber nach 15 bis 20 Minuten war es schon viel besser. Zunächst nahm ich dreimal täglich drei Tropfen. Gestern habe ich über den ganzen Tag nur einen Tropfen eingenommen. Es hängt alles davon ab, wie viel Schmerzen man hat und wie sehr man darunter leidet. Man kann es ganz einfach dosieren. Die Pillen brauche ich jetzt nicht mehr. Heute Morgen habe ich nur einen Tropfen eingenommen, weil ich den ganzen Tag im Auto sitzen muss."

Zu viel eingenommen

„Einmal habe ich zu viel eingenommen, aber das passiert mir kein zweites Mal! Ich finde dieses ganze Stoned-sein, wie man es nennt, nicht interessant. Für mich ist das kein angenehmes Gefühl. Aber man kann mit der Dosierung eben auch mal danebenliegen. Ich hatte mich damals wohl nicht genug konzentriert und nicht auf die Menge geachtet, die ich einnahm. Stattdessen steckte ich die Pipette in den Mund und drückte drauf. Ich dachte, es sei ohnehin nicht mehr viel drin, haha! Stoned zu sein finde ich nicht angenehm. Andererseits passiert aber auch nichts weiter Schlimmes. Man muss dann einfach abwarten und sich auf die Couch legen."

Gleichgewicht, Distanz, besserer Schlaf

„Ich habe eine ziemlich harte Zeit mit Beziehungsstress hinter mir. Da macht man sich viele Gedanken, grübelt und schläft schlecht. Aber das ist jetzt vorbei. Es ist jetzt viel ruhiger, man relativiert einfach mehr. Es ist alles nicht mehr so hektisch wie früher. Die Schmerzen waren schneller weg als der täglische Stress. Mein Bruder hat einen Vorsprung an Erfahrung mit dem Öl, und wenn ich ihn nach seiner Depression frage, fragt er: ‚Welche Depression?' Er geht wieder vor die Tür, kann wieder lange Autofahrten machen und ist damit sehr zufrieden."

Hanföl für die Mutter

„Meine Mutter ist 76 und hat eine sehr schmerzanfällige Wirbelsäule. Die Ärzte haben für einen solchen Fall phantastische Mittelchen: eine ständig wachsende Anzahl von Medikamenten wie Morphium und Ähnliches. Sie spricht jetzt nicht mehr von ihrer Handtasche mit Medikamenten, sondern von ihrem ‚Giftkoffer'. Wir machen zu Hause immer Scherze darüber: ‚Mutter, wenn du irgendwann mal stirbst, dann müssen wir dich zum chemischen Sondermüll bringen. Einäschern ist total unmöglich und begraben dürfen wir dich bestimmt auch nicht mehr!'

Es ist unbeschreiblich, was diese Frau an einem Tag schluckt! Wegen all dieser Mittel, insbesondere dem Morphium, ist ihr gesamter Magen-Darm-Trakt in Mitleidenschaft gezogen. Als sie mit dem Morphium begann, wog sie 75 Kilo – und vor drei Wochen waren es noch 51. Ihr Appetit war weg und geistig litt sie auch unter der Situation. Ab diesem Zeitpunkt kann alles sehr schnell abwärts gehen. Also sagte ich zu ihr: ‚Mund auf, nimm einen Tropfen!' Und dann sah ich, wie sie sich vor meinen Augen erholte! Sie wurde viel lebhafter, und man sah einen großen Teil der Spannung aus ihrem Gesicht verschwinden. Als sie eine Mahlzeit zubereitet hatte sagte: sie ‚Ich bin nach dem Essenkochen normalerweise total kaputt und jetzt fühle ich mich eigentlich ganz gut!' Damit war sie sehr glücklich.

Sie sagte: ‚Erzähle es aber nicht deinem Vater', und dann fuhr sie mit ihm für eine Woche in Urlaub, auf einem Schiff. Das ist so ein großes Boot einer Stiftung, die Fahrten für Patienten auf dem Rhein organisiert, die sonst nie rauskommen.

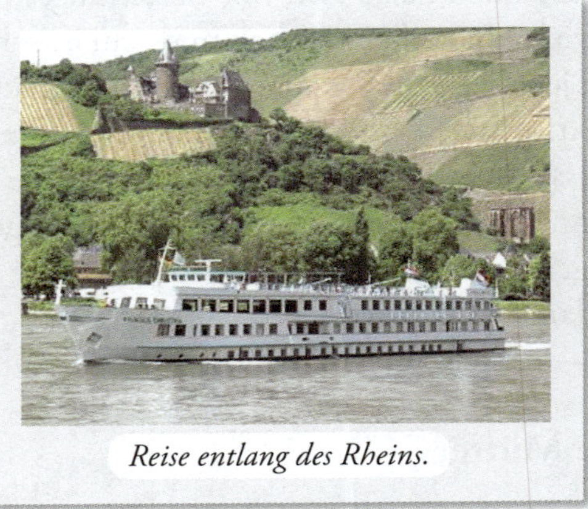

Reise entlang des Rheins.

Am Freitag musste ich sie dann wieder abholen. Mutter kann eigentlich kaum noch laufen, das hat mit ihrem kaputten Rücken zu tun. Sie stand aber schon oben an der Gangway und ich rief: ‚Und? Wie geht‘s dir?‘ Sie zeigte mit beiden Daumen nach oben: ‚Unglaublich gut!‘ Sie hatte die ganze Woche keine Schmerzen gehabt und vier Kilo zugenommen! Ich hatte später noch eine Unterhaltung mit meinem Vater. Der sagte: ‚Ich verstehe überhaupt nichts mehr. Sie hat die ganze Woche nicht geklagt und gegessen wie ein Scheunendrescher. Und statt um zehn Uhr nur mit Mühe aus dem Bett zu kommen, stand sie schon um sieben Uhr auf! Ich hatte nur immer den Eindruck, dass sie bei allem ein wenig abwesend war.‘ Später erzählte ich das meiner Mutter und sie sagte: ‚Oh ja, einmal habe ich mich mit der Dosis ein bisschen vertan und war super stoned. An dem Tag habe ich sehr gut geschlafen!‘“

Schleudertrauma

Aus gutem Haus

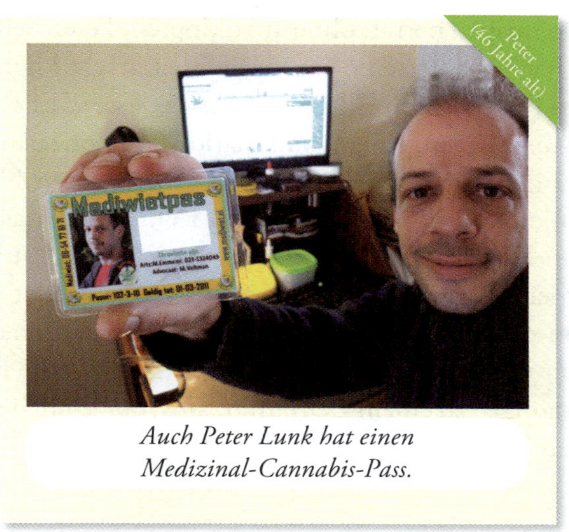

Auch Peter Lunk hat einen Medizinal-Cannabis-Pass.

Peter Lunk, (46) wurde in Haarlem bei Amsterdam in eine wohlhabende Familie geboren. Der Vater war Bankdirektor und die Mutter machte, nachdem ihre Kinder geboren waren, ihren Abschluss in Psychologie. Beide Eltern waren tagsüber auf Arbeit und so lernten die Kinder sehr schnell unabhängig zu sein.

Gutes Niederländisch zu sprechen, hat er mit der Muttermilch eingesogen, ebenso wie seinen zivilisierten, intellektuellen Lebensstil. Mit beiden Eltern hatte Peter immer einen guten und offenen Kontakt, über alles konnte man reden. Aber als Peter älter wurde, traten dennoch Probleme auf. Er konnte es absolut nicht vertragen, wenn man ihm etwas aufzwang. Es wurde auch deutlich, dass er etwas zu lebhaft war, und man diagnostizierte bei ihm eine milde Form von ADHS. Mit ADHS reagiert man schnell impulsiv oder handelt unüberlegt. Ein solcher Tatendrang erwies sich für Peter aber als sehr praktisch in seinen Erkundungen in der Welt der Computer.

Jugend und Ausbildung

Mit zehn Jahren bekam er seinen ersten Commodore 64, mit dem er sich das Programmieren selbst beibrachte. Das machte ihm Spaß, denn er konnte endlos herumprobieren. Diese Impulsivität spielte allerdings auch eine Rolle in einem unerwarteten Streit mit seinem Vater, der das Schlafzimmer des 18-jährigen betrat, ohne anzuklopfen. Peter stellte seinen Vater zur Rede, und nachdem er keine befriedigende Entschuldigung bekommen hatte, beschloss er, sofort sein Elternhaus zu verlassen. Er schloss sich dem *Willie Wortel Workshop* an, einer Kombination aus Coffeeshop und Jugendzentrum, unter der Leitung des in Haarlem berühmten Nol van Schaik. Hier lernte er nicht nur kiffen, sondern entdeckte auch, dass Cannabis für Ruhe in seinem Kopf sorgte. Nachdem er eine kurze Zeit im Coffeeshop *Lost Boys* gearbeitet hatte, kehrte Peter aber doch wieder zurück in sein Elternhaus, um eine Aubildung machen zu können. Danach arbeitete er als Webdesigner und Webmaster bei *Yellow*, einer Website für Jugendliche und bei *Lycos*, damals, zu einem Zeitpunkt, als Google noch nicht existierte, eine der größten Suchmaschinen.

Zwei Unfälle

Allzulange hielt es Peter aber in der Regel bei diesen Firmen nicht aus. Solange die Arbeit noch neu und herausfordernd war, ging es noch, aber bald wurde ihm der Trott dann regelmäßig zu viel. Daher entschied er sich wieder für ein freies Leben mit wechselnden Jobs. Schließlich landete er beim berühmten Strandlokal *Woodstock*. Hier hatte er einen Unfall, bei dem ein schwerer Eichentisch, der auf dem Dach des Strandlokals stand, auf seinen Rücken fiel. Danach hatte er ständig Schmerzen, die er zunächst mit vielen Schmerztabletten bekämpfte. Aber die Schmerzen nahmen nur teilweise ab und verschwanden eigentlich nie vollständig. Manchmal zwingt uns das Universum in eine bestimmte Richtung, und von Zeit zu Zeit geschieht dies mehrmals mit scheinbar zufälligen Ereignissen oder Unfällen.

Ein paar Jahre nach seinem ersten Unfall spielte Peter eine Partie Beachvolleyball. Dabei stolperte er und fiel mit dem Rücken auf die Umrandung, genau auf die Schwachstelle seines Rückens! Beim Abendessen begann er zu zittern. Seine Schulter verzog sich, er schwitzte stark und hatte enorme Schmerzen. Seine Freundin fuhr ihn im Schritttempo nach Hause; jede Unebenheit auf der Straße sorgte für schreckliche Schmerzen.

Schmerzmittel sind keine Lösung

Als die Schmerzen auch am nächsten Tag nicht nachließen, ging er ins Krankenhaus. Anhand von Röntgenaufnahmen wurde beschlossen, eine Operation zur Stabilisierung seines Halses durchzuführen. Danach hatte Peter dauerhaft einen scharfen Schmerz, der in seine linke Schulter, seinen Arm und in die linke Gesichtshälfte ausstrahlte. Die daraus resultierenden Muskelverspannungen bereiteten ihm zusätzliche Schmerzen.

Dann entdeckte er, dass die Muskelverspannungen durch Kiffen verschwanden. Ohne Gras zieht sich sein Körper zusammen und verspannt sich. Über sechs Monate lang pfuschte Peter noch mit allerlei Arten von synthetischen Arzneimitteln herum, wie er es selbst beschreibt, doch die Nebenwirkungen wurden immer belastender für ihn. So entschied er sich schließlich, nur noch natürliche Medikamente zu verwenden und daher auch Cannabis zu gebrauchen. Schmerzmittel sind eine schöne Sache, wenn man sie nur kurzfristig verwenden muss, doch bei längerem Gebrauch treten Schäden an Magen und Nieren auf. Peter sah ein, dass er später garantiert Probleme bekommen würde, wenn er dauerhaft Schmerzmittel einnähme. Auch die anderen Nebenwirkungen von Diclofenac-Natrium und Oxazepam gefielen ihm gar nicht.

Dicke Pfeife = keine Schmerzen

Um die Wahl von Cannabis als Heilmittel zu feiern, kaufte er ein großes Stück afghanisches Haschisch, rauchte eine dicke Pfeife voll und hatte einen halben Tag keine Schmerzen mehr! Aber jedes Mal so viel zu rauchen, macht einen natürlich fertig. Nach einer Weile änderte Peter seine Taktik und hält bis heute daran fest: Ein paar kleine Pfeifen pro Tag und einige Joints – zusammen ungefähr drei bis vier Gramm. Peter kochte sich jede Woche einen großen Pott mit Hanftee und trank jeden Tag ein paar Tassen davon. Er lernte auch, dass er jeden Tag eine Siesta halten musste. Dann rauchte er eine Pfeife, um schlafen zu können. Abends dann das gleiche Ritual nochmal – er musste lernen, als Schmerzpatient zu leben.

Um seinen Cannabisbedarf zu befriedigen, wurden einige Pflanzen in den Garten gesetzt. Aber Peter hatte Pech, denn der Nachbar, durch Politik und Medien aufgehetzt, sprühte ein paar Liter Diesel über die blühenden Pflanzen.

Notgedrungen kaufte Peter einen gebrauchten *I-Grow senior*, den einzigen Zuchtschrank in den Niederlanden, der absolut brandsicher genannt werden kann. Er ist mit einem automatischen Feuerlöscher ausgestattet und damit sicherer als eine Klapperkiste ungwisser Herkunft.

Ärger mit der Polizei

Als die zweite Ernte nahte, marschierte ihm die Polizei ins Haus. Peter erklärte den Beamten, dass er nicht aus Profitgier kultivierte, sondern es für ihn als Patienten lebenswichtig sei. Die Beamten telefonierten mit dem Staatsanwalt und sagten ihm nach einer halben Stunde, dass er seine Pflanzen behalten dürfe, allerdings nicht mehr als fünf Stück. Die anderen vier müsse er vernichten. Glücklich über so viel Verständnis und Anstand dankte er den Beamten und erntete vier Pflanzen ab. Die geernteten Pflanzen hingen gerade beim Trocknen, als die Beamten vier Tage später wieder an seiner Haustür auftauchten. Die Staatsanwaltschaft hatte ihre Meinung geändert. Jetzt wurden die Pflanzen und die gesamte Zuchtinstallation sofort beschlagnahmt. Peter musste tatenlos und schockiert zusehen, wie seine Ernte und Apparate in einen großen Lkw verfrachtet wurden. Nol van Schaik schickte Peter zu seinem Anwalt Maurice Veldman.

Öl als Alternative

Jetzt, ein paar Wochen später, ist ihm die Anzeige noch immer nicht zugegangen und der Anwalt hat Schadensersatzforderungen gestellt. Diesen Fall würde Peter wahrscheinlich gewinnen, aber vorläufig hatte er kein Geld mehr und was noch schlimmer war: kein Gras! Die Schmerzen waren unerträglich. So kam er zu der Stiftung *Mediwiet*. Ich gab Peter einen Medizinal-Cannabis-Ausweis, damit er sich beim nächsten Mal direkt als Patient ausweisen kann und als Züchter von medizinischem Marihuana eine größere Chance hat, in Ruhe gelassen zu werden. Auf dem Ausweis stehen sein Name und seine Adresse, seine Krankheit (chronischer Schmerzpatient), Name und Adresse seines Arztes und seines Anwalts. Ebenso gab ich ihm eine Flasche Hanföl zum Ausprobieren. Peter experimentierte damit und entdeckte, dass er mit zwei bis drei Tropfen sehr gut schlafen konnte und weniger Schmerzen hatte. Mit sechs Tropfen war die Muskelverspannung größtenteils verschwunden und die stechenden Schmerzen wurden für ein bis drei Stunden in den Hintergrund gedrängt. Peter wurde wieder aktiver und konnte schließlich sogar wieder einfache Dinge wie Staubsaugen selber erledigen. Dazu war er lange nicht in der Lage gewesen.

Weniger Anlass zu rauchen

Ich riet Peter, seine Öldosis zu reduzieren, so dass er eine Grundmenge THC bekommt und dadurch weniger Bedarf zu kiffen hat. Immerhin konsumierte er bisher fast 100 Gramm Gras pro Monat und wenn er das reduzieren könnte, zum Beispiel mit vier Tropfen Öl pro Tag, wäre schon viel gewonnen. Ein weiterer Vorteil sei, Peter zufolge, dass er dann auch weniger Tabak rauche. Er sagt: „Nach ein paar Tropfen habe ich auf Tabak einfach keine Lust mehr", und Tabak ist nun wirklich eine schmutzige und gefährliche Droge.

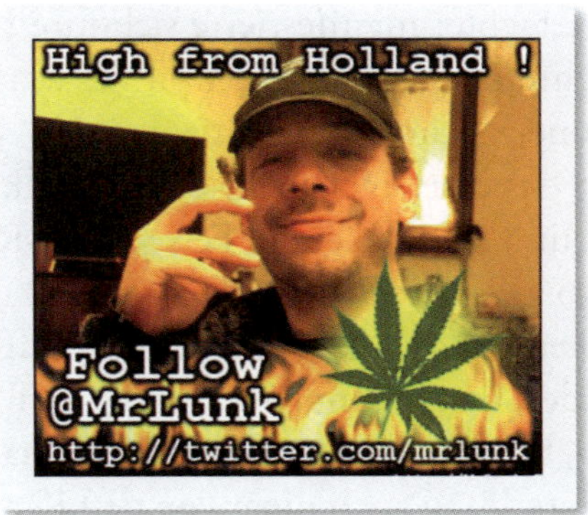

Morbus-Dercum-Krankheit (Fettgewebs-Rheumatismus)

Die Krankheit zurückdrängen

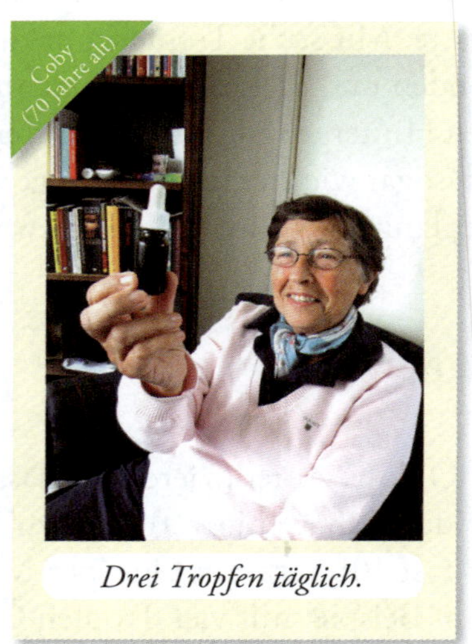
Coby (70 Jahre alt)

Drei Tropfen täglich.

Coby Veltman Kuijt (81 Jahre alt) ist Physiotherapeutin und Psychologin in Rente. Sie empfing mich in ihrem gepflegten Reihenhaus im waldreichen Laag Soeren, wo sie mit ihren zwei Jack-Russell-Terriern lebt.

Im Nachhinein betrachtet manifestierte sich ihre Krankheit zum ersten Mal vor rund 40 Jahren. Zu diesem Zeitpunkt war sie 38 Jahre alt und spürte plötzlich Schmerzen in ihrem Schienbein.

Für Schmerzen ist das eine eigenartige Körperstelle. Im Schienbein gibt es es keine Muskeln und kaum Fleisch. Fettgewebs-Rheumatismus äußert sich im Wachstum von Lipomen (Fettablagerungen) unter der Haut. Diese Wucherungen drücken auf die Nerven und Blutgefäße – und das tut weh. Die Krankheit wurde erstmals im Jahre 1888 von dem Schweizer Arzt Dercum beschrieben, hat aber noch keine internationale Klassifikation, und deshalb wird die Behandlung auch nicht von den Krankenkassen erstattet.

Die Krankheit tritt am häufigsten bei Frauen auf und wird genetisch durch die Mutter übertragen.

Schmerzen und Steifheit

Coby lebte zu jener Zeit in Frankreich und spürte mit zunehmendem Alter immer mehr unerklärliche Schmerzen und Steifheit in ihren Gelenken. Sie recherchierte dann im Internet und fand die Morbus-Dercum-Krankheit. Sie berichtete ihrem französischen Hausarzt darüber, aber der wollte davon nichts wissen. Die französischen Ärzte waren ohne nicht sehr glücklich über Patienten aus den Niederlanden, die immer Recht haben wollten und darüber hinaus auch noch in Eigeninitiative ihre Diagnosen stellten. Also wurde sie mit immer mehr Schmerzmitteln, einschließlich Morphium, abgespeist.

Medikamentenvergiftung

Mittlerweile war Coby fast 70 Jahre alt und wurde fast verrückt von dem ganzen Morphium. Sie litt unter Übelkeit, Schwindel und Schüttelanfällen. Ihr Physiotherapeut und Akupunkteur sagte ihr, sie leide unter Medikamentenvergiftung und sei süchtig nach Schmerzmitteln. Sie solle sofort mit der Einnahme aufhören, weil sie sonst innerhalb von zwei Jahren sterben würde. Ihre Leber und Nieren waren in einem schlechten Zustand. Der Entzug nahm alles in allem zwei Jahre in Anspruch. Die ersten vier Monate waren die schlimmsten. Coby hatte schreckliche Kopfschmerzen, war ständig krank, schwach und ihr war übel.

Coby ist Physiotherapeutin für Kleinkinder und kennt daher viele relativ junge Eltern. Mit einigen davon ist sie befreundet. Ihre Freunde rieten ihr daher, Cannabis gegen die Schmerzen und die Übelkeit einzusetzen. Sie kauften sogar das Gras für sie, und Coby backte daraus ihren eigenen Space Cake. Der half tatsächlich, aber schließlich war es ihr zuwider, ständig Kuchen zu essen. Auch war es schwierig, ihn zu dosieren.

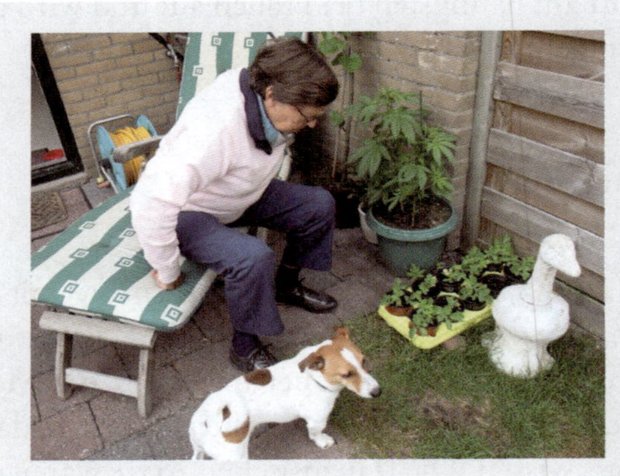

Coby kann jetzt wieder mit den Hunden spazieren gehen.

Eine Probierpipette

Eines Tages, landete sie in Begleitung ihrer Freunde in einem Smartshop, wo man ihr den Rat gab, im Internet die Website *Mediwiet.nl* aufzusuchen. Coby experimentierte dann eine Weile mit verschiedenen Öldosierungen und fand heraus, dass sie mit drei Tropfen pro Tag viel weniger Schmerzen hatte, nicht high wurde und endlich gut schlafen konnte. Früher konnte sie vor Schmerzen nicht mehr einschlafen, wenn sie in der Nacht aufgestanden war, um auf die Toilette zu gehen. Jetzt konnte sie einfach durchschlafen. Bei der Verwendung von drei Tropfen täglich kann sie mit einer Flasche mehr als 80 Tage lang auskommen. Die Krankheit wird als progressiv bezeichnet, aber dennoch fühlt Coby sich jetzt viel besser als vor fünf Jahren und eigentlich auch viel besser als noch vor fünf Monaten. Sollte Cannabis die Krankheit tatsächlich zurückdrängen? Coby hat eine Liste mit 20 Punkten erstellt, unter denen sie infolge ihrer Krankheit litt – davon sind jetzt nur noch zwei Punkte übrig!

Besserung auch für den Hund

Im Gespräch erzählte sie über das Problem mit Jaap, einem ihrer Hunde. Das Tier sei furchtbar aufgeregt, wenn es Katzen sieht. In ihrer Straße leben mindestens ein Dutzend Katzen, die alle mehrmals am Tag am Haus vorbeilaufen. Wenn er sich auf die Bank stellt, kann der Hund die Katzen draußen vorbeilaufen sehen und rennt dann aufgeregt bellend mindestens zehnmal hin und her: von der Bank zur Vordertür und wieder zurück. Coby hat daher ein Tuch vors Fenster gehängt, aber es behindert natürlich auch ihren eigenen Ausblick. Ich empfehle ihr, dem Hund einige Wochen lang täglich einen halben Tropfen Hanföl zu geben. Das sorgt für Ruhe, und die Erfahrung mit meinem eigenen Hund ist, dass die Ruhe wie eine Art Gewohnheit bleibt, auch wenn man später kein Öl mehr gibt.

Spazieren

Ein paar Monate später erhalte ich eine E-Mail von Coby. Ihr und dem Hund geht es gut. Jaap bekommt jetzt zwei Tropfen täglich und ist viel ruhiger geworden. Die Katzen interessieren ihn nun viel weniger. Es ist auch viel besser für seine Hüften, wenn er nicht mehr den ganzen Tag zur Haustür rennt.

Depression, ADD, Asperger-Syndrom

Willem kann wieder leben

Willem (54 Jahre alt)
„Es ist tatsächlich, als ob ich Striche jetzt auch von der Seite anmalen kann.“

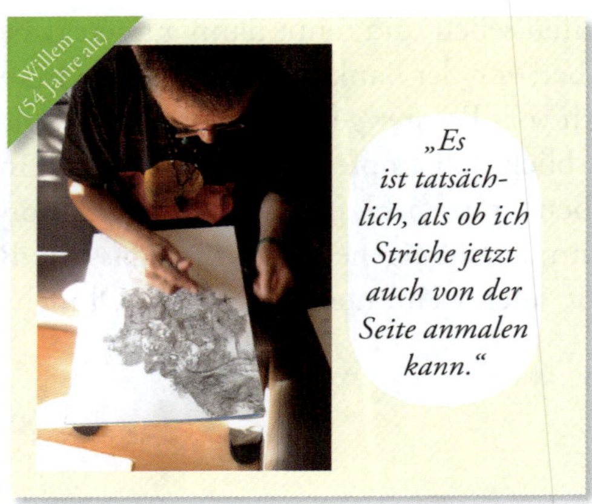

Willem (54 Jahre) war vier Jahre alt, als sein Vater starb. Der ältere Bruder war von seinem der Vater immer sehr eingenommen gewesen, und als der Vater starb, versuchte er auf heimtückische Art, die Rolle als Familienoberhaupt zu übernehmen und seinen jüngeren Bruder Willem zu unterdrücken. Von dieser Zeit an war Willem davon überzeugt, dass er nichts wert sei.

Um dieses Gefühl zu kompensieren, gab Willem immer sein Bestes, um es anderen Menschen recht zu machen, erwartete aber keine Gegenleistung. Wenn er dann auch tatsächlich nichts zurückbekam, sah er das als Bestätigung seiner eigenen Überzeugung und wurde von einem Gefühl der Wertlosigkeit überrollt. Willem hatte auch eine Form von ADS (Attenion Deficit Disorder, Aufmerksamkeitsdefizit-Syndrom) und das Asperberger-Syndrom, war also überdurchschnittlich intelligent. Sein Geist jedoch wurde im Laufe der Zeit immer depressiver, weil er sich als Mensch nicht anerkannt fühlte. Sein IQ ist relativ hoch, sein EQ (emotionale Intelligenz) aber war das damals sicher nicht! Er arbeitete als Gabelstaplerfahrer und raste den ganzen Tag durch die Hallen seines Unternehmens, um pünktlich alles an Ort und Stelle zu befördern und es jedem recht zu machen. Aber für seine Kollegen war er nie gut genug, weil man die innere Überzeugung, die man ausstrahlt, natürlich genauso wieder zurückbekommt! Als man Willem dann auch noch vorwarf, dass er zu lange Kaffeepause machen würde, was natürlich nicht stimmte, explodierte er, weil er das Unrecht, das ihm angetan wurde, nicht mehr ertragen konnte.

Krank durch Arbeitsstress

Willem wurde krankgeschrieben und nach Hause geschickt. Wieder bei der Arbeit, wurde er ins Büro zitiert. Ihm wurde gesagt, dass er eine sehr negative Ausstrahlung habe. Er betone immer die dunkle Seite der Dinge, sei düster und nie wirklich glücklich oder heiter. Bei diesen Kommentaren gingen Willem die Augen auf. Nie zuvor hatte er so darüber nachgedacht. Er erkannte, dass er tatsächlich eigentlich ziemlich deprimiert war. Also besuchte er seinen Hausarzt! Der verschrieb ihm dann im Laufe der Jahre unterschiedliche Routinemedikamente: Seroxat, Paroxetin, Citalopram und Amitriptylin. Willem bekam die verrücktesten Nebenwirkungen von diesen Medikamenten: einen trockenen Mund, der Entzündungen an den Zähnen nach sich zog, aber auch Schwindel, Übelkeit, Verstopfung und insgesamt ein schier übermächtiges Gefühl von Dumpfheit und Leere. Wenn seine Frau von der Arbeit nach Hause kam und sah, dass die Vorhänge noch geschlossen waren, wusste sie, was die Uhr geschlagen hatte. Willem hatte dann wieder den ganzen Tag mit zugezogenen Vorhängen auf der Couch oder im Bett zugebracht. Man konnte nicht mit ihm reden, es war ein Leben mit einer Art Zombie auf dem Sofa.

Zwist mit dem Umfeld

Das Einzige, das ihm etwas zu helfen schien, war einen Joint zu rauchen. Aber sein Umfeld, sein Arzt und seine Familie fanden das gar nicht gut. Cannabis war immerhin eine sehr gefährliche Droge! Der Hausarzt selbst verschrieb stattdessen Medikamente wie Seroxat und Paroxetin, selektive Serotonin-Wiederaufnahmehemmer oder SSRI (*Selective Serotonin Reuptake Inhibitor*). Diese Medikamente beeinflussen die Menge von Serotonin im

Gehirn, die eine Rolle bei Emotionen und Stimmungen spielt. Eine nicht sehr bekannte Nebenwirkung von SSRI ist plötzliche Aggression. Als Willem dann einmal zu Hause alles kurz und klein schlug, entschied seine Frau sich in ihrer Verzweiflung dazu, den älteren Bruder anzurufen und ihn um Hilfe zu bitten. Statt selber zu kommen, rief der die Polizei, weil er nichts mit diesem Verlierer und schmutzigen Drogenkonsumenten zu tun haben wollte. Toll, so einen Bruder zu haben!

Wie neu geboren

Logisch, dass all diese Erfahrungen Willem weiter in die Depression abtauchen ließen. In seiner Verzweiflung suchte er im Internet nach Naturheilmethoden und fand schließlich *Mediwiet*. Ich erzählte ihm über Hanföl, wie er es selbst herstellen könne und organisierte, dass er es mal ausprobieren konnte. Das Öl erwies sich für ihn als ein Wundermittel! Gleich bei den ersten Tropfen hatte er das Gefühl, dass dies der Anfang vom Ende der Finsternis war. Er dachte: „Was geschieht mit mir?“ und innerlich empfand er ein funkelndes, neues Gefühl.

Bereits am zweiten Tag, als seine Frau nach Hause kam, hatte er Kartoffeln geschält. Diese Initiative hätte er früher nie selbst ergriffen, das musste im Kalender angestrichen werden! Willem fühlte sich wie neu geboren und begann alle möglichen kreativen Tätigkeiten, die er immer hatte tun wollen, aber für die er nie Energie gehabt hatte, wie zum Beispiel Zeichnen und Bildhauen. Das Gras wirkte bei ihm wie ein Wundermittel. Es gab ihm die Möglichkeit, sich aus anderen Blickwinkeln und Dimensionen zu betrachten.

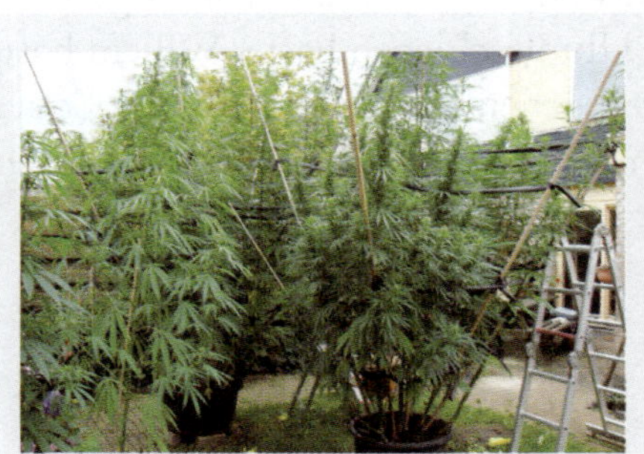

Einige Pflanzen im Garten, die für einen Jahrvorrat Hanföl ausreichend sind.

Zum Bildhauer geworden

Im Garten platzierte man zwei große Zementkübel mit einigen Cannabispflanzen, um in der Zukunft die Ölproduktion gewährleisten zu können. Zum ersten Mal in seinem Leben konnte er sich eine Zukunft vorstellen. Früher pflegte er die Welt von unten zu betrachten und sah über sich nur dunkle Wolken aufziehen. Jetzt zeichnete er sich schlängelnde Fantasie-Kreaturen, Blumen und Symbole. Cannabis bewirkt bei ihm, so versucht er zu erklären, dass er „jedem Federstrich Tiefe zu geben vermag". „Es ist tatsächlich, als ob ich Striche jetzt auch von der Seite anmalen kann." Auch hat er wieder mit der Bildhauerei angefangen. Bei unserem Gespräch zeigt er mir eine Art Würfel: Wie man den auch dreht und wendet, die Figuren nehmen auf dem Stein kein Ende. Beide Söhne sind ausgezeichnet im Gymnasium und sehr gut auf ihren „neuen" Vater zu sprechen: „Er ist jetzt viel ruhiger und man kann mit ihm reden, er ist ein richtig normaler Mensch geworden", sagen sie. Beim Abschied fasst seine Frau meine Hand und sagt: „Danke, dass Sie mir meinen Mann zurückgegeben haben." Eine solche Geste rührt mich zutiefst!

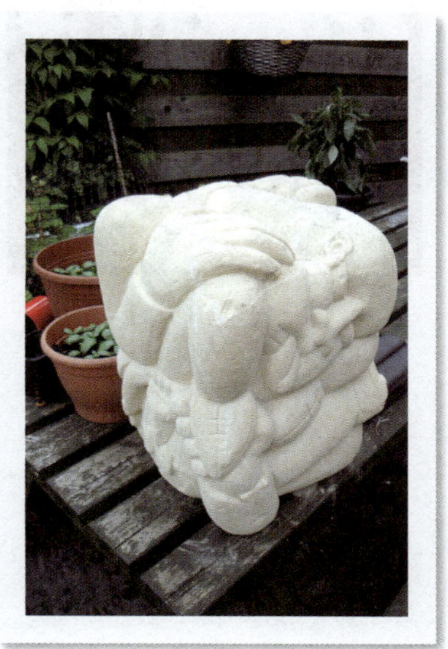

Nebenwirkungen von SSRI

SSRI, selektive Serotonin-Wiederaufnahmehemmer wie Prozac, Citalopram, Seroxat, Fluoxetin, Cipralex, und Paroxetin werden gegen Depressionen verschrieben, rufen jedoch bei zehn Prozent der Konsumenten die wenig bekannten Nebenwirkungen Aggression, Mordlust und Suizidgedanken hervor. Es wird geschätzt, dass 25.000 Selbstmorde allein in der Zeitspanne von 1987-1995 auf das Konto von Prozac gehen. In Amerika wird zunehmend ein Kausalzusammenhang zwischen diesen Drogen und unerklärlichen Ausbrüchen von sinnloser Gewalt, wie Schießereien in Schulen, hergestellt. Oft hört man, dass Gefangene auf Ausgang plötzlich jemanden umbringen. Könnte das mit der Tatsache zusammenhängen, dass sie vor dem Ausgang zuerst gehorsam ihre Pillen eingenommen haben?

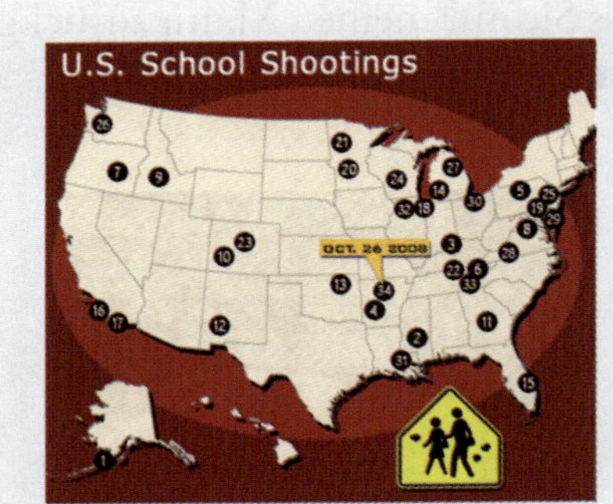

Schießereien an amerikanischen Schulen: Zusammenhang mit SSRI? Bild: cbsnews.com

Ehlers-Danlos-Syndrom, EDS

Eine durchaus positive Geschichte

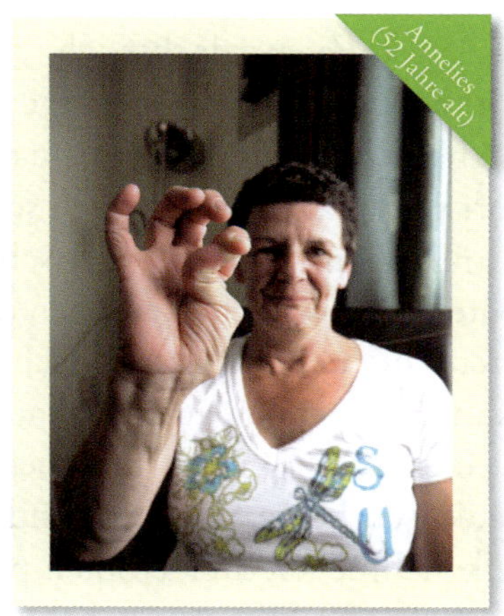

Das Ehlers-Danlos-Syndrom (EDS)* ist eine Ansammlung von Krankheitsbildern, bei denen der Patient in der Regel unter Überdehnbarkeit der Haut und hyperbeweglichen Gelenken leidet. Dies bei Geburtstagsfeiern als Trick vorzuführen, mag vielleicht witzig sein, aber für Annelies (52) bedeutet es vor allem ein Leben mit Schmerzen. Mit 35 Jahren wurde bei ihr Ehlers-Danlos diagnostiziert und plötzlich verstand sie, warum sie ihr ganzes Leben lang jeden Tag Schmerzen gehabt hatte. Gegen Ehlers-Danlos gibt es keine Medikamente; Schmerzmittel sind die einzige Hilfe. Annelies nahm Ibuprofen 600, zusammen mit einem Magenschutzmittel. Aber plötzlich wollte die Versicherung auch dafür nicht mehr aufkommen.

---

* EDS kommt etwa bei einer von 5.000 bis 10.000 Personen vor. EDS ist durch eine Reihe von Symptomen gekennzeichnet, wie:

- eine hyper-elastische, überdehnbare Haut mit breiten und tiefen Narben;
- Hypermobilität der Gelenke (Überbeweglichkeit) – die Gelenke können sehr leicht ausgerenkt werden;
- durchscheinende Haut, schwache Blutgefäße und Eingeweidebrüche;
- Erschlaffung der Gelenke und Muskelverspannungen, die zu krummem Wachstum der Wirbelsäule führen.

Diese Symptome verursachen chronische Schmerzen.

Die Kosten selbst zu tragen, wäre für Annelies in Zukunft eine teure Angelegenheit geworden.

„Eine asoziale Maßnahme ist das. Man kann doch nicht denken, dass Menschen, die krank sind, plötzlich ihre Medikamente nicht mehr benötigen. Die Schmerzen werden doch nicht weniger! Also haben wir auf Google recherchiert und landeten schließlich bei der Stiftung *Mediwiet.* Ich hatte ziemlich viel Angst. Zuerst dachte ich: ‚Oh je, da fange ich mit meinen 52 Jahren noch mit Drogen an!' Aber irgendwie muss man sehen, wie es weitergeht. Dann besuchten wir eine Informationsveranstaltung über Hanföl in Utrecht. Dort waren alle Anwesenden so positiv gestimmt, dass ich mir dachte: ‚Da kann eigentlich nicht viel schiefgehen'. Die meisten Leute dort waren Patienten. Es gab auch Menschen darunter, die manchmal kifften. Aber die meisten rauchten kein Haschisch. Da dachte ich: ‚Wenn die das wagen, dann kann ich es doch auch mal ausprobieren.'

Dann bestellte ich eine Probierpipette und begann mit einem Tropfen. Der zeigte aber praktisch keine Wirkung und ich hatte noch immer Schmerzen. Mittlerweile nehme ich drei Tropfen pro Tag und damit habe ich keine Beschwerden mehr. Die Tropfen nehme ich am Abend vor dem Abendessen, aber ich schlafe schon im Sessel vor dem Fernseher ein und dann schlafe ich immer noch bis zum nächsten Morgen durch. Früher konnte ich durch die Schmerzen ziemlich schlecht schlafen. Jetzt bin ich morgens ausgeruht.

Mein Umfeld reagiert positiv auf meinen Hanfölkonsum. Meine Familie war sehr überrascht, als ich plötzlich keine Schmerzen mehr hatte. Auch mein Hausarzt sieht das positiv. Alles in allem ist es eine sehr positive Geschichte."

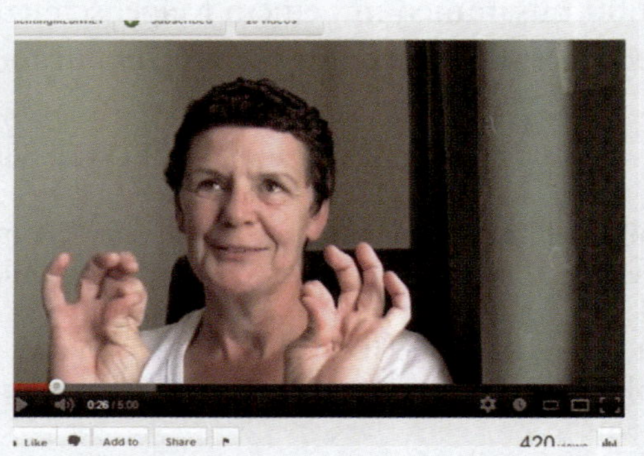

Geben Sie auf YouTube Annelies Voermans ins Suchfenster ein, um sich ihr Interview anzusehen. [Das Interview ist in niederländischer Sprache.]

Epilepsie

Nelleke hat keine epileptischen Anfälle mehr

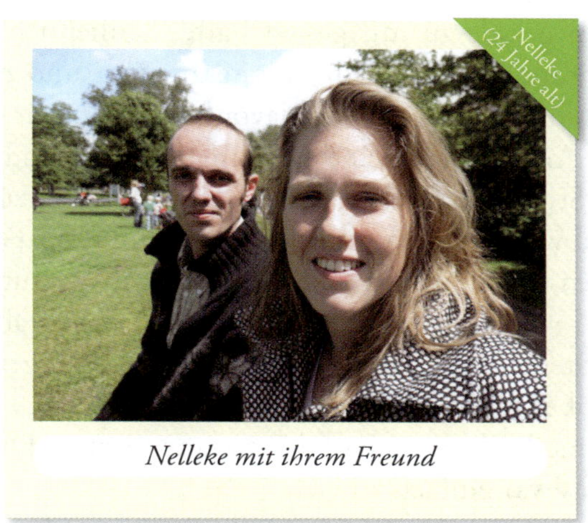

Nelleke mit ihrem Freund

Ignorierte Symptome

Nelleke (24): „Ich hatte im vergangenen Jahr einen schweren epileptischen Anfall gehabt, ging zu meinem Hausarzt und erhielt die Diagnose Epilepsie. Plötzlich konnte ich mir viele Dinge erklären, die mich seit meiner Jugend begleiteten. Im Alter von zwölf Jahren hatte ich einen schweren Anfall gehabt, aber damals haben wir nicht weiter untersucht, was es wirklich war. Es spielten sich verrückte Sachen in meinem Kopf ab, Déjà-Vus und so … also, dass ich Dinge zweimal sah. Ich wusch ab und dann erinnerte ich mich an Dinge vom Tag zuvor, als ich dastand und abwusch, und dann war es, als wäre jetzt gestern. Das war ziemlich beängstigend. Alles um mich herum wurde dann komplett schwarz, mir war schwindelig und danach war ich sehr müde. Meine Eltern haben darüber nie groß nachgedacht, und als ich meinen Freund kennenlernte, traten diese Eigenarten seltener auf. Das hatte sicher mit der Liebe zu tun!

Der schwere Anfall

Dann passierte es, dass mir Dinge abhandenkamen. Wenn ich mit jemandem redete, trat eine Art Blinklicht-Effekt auf und ich verlor Teile des Gesprächs. Dann konnte ich mich nicht erinnern, worüber wir gesprochen hatten. Bei Prüfungen ist das so eine Sache, ich musste dann immer fragen, was man gerade zu mir gesagt hatte. Schließlich hatte ich dann einen sehr schlimmen Anfall. Ich musste arbeiten und hatte davor eine schreckliche Nacht gehabt. Am Tag davor hatte man mir erklärt, dass ich jetzt auf meiner Arbeit alles alleine aufräumen musste und deswegen hatte ich ziemlichen Stress. Nach diesem Anfall hat mein Freund im Internet recherchiert und wir haben angefangen, mit Cannabis zu experimentieren … Joints rauchen und so weiter. Der erste war nicht so gut, das ging völlig daneben, viel zu viel, aber das hat mich nicht wirklich abgeschreckt. Ich habe einfach weitergemacht. Mein Freund sagte eines Tages: ‚Schau, es gibt auch ein Buch über medizinisches Hanföl. Sollen wir das mal versuchen?' Wir bekamen eine Probepipette und experimentierten: Drei Tropfen, vier Tropfen, aber das war einfach zu viel.

Alles an seinem Platz

Aber auf einmal wurde alles ruhiger. Ich vergleiche meinen Kopf mit einem umgestürzten Bücherschrank, wo alles übereinander und durcheinander liegt, und mein Kopf scheint nun etwas aufgeräumter. Also ich denke nun zuerst nach und laufe nicht mehr hysterisch im Haus herum. Ich war immer sehr rege, wusste nicht, was ich tun sollte, lief unstrukturiert durch das Haus: ‚Oh, ich muss dies noch tun. Oh, ich muss das noch tun.' Eigentlich brachte ich aber nicht viel zu Stande, nur das Herumlaufen eben. Ich bin jetzt viel ruhiger, kann wirklich gut über Dinge nachdenken. Wenn ich in der Schule bin und ich fühle mich schlecht oder bin müde, dann nehme ich einen Tropfen und dann überfällt mich der Schulstoff nicht mehr so. Das Öl hat wirklich einen positiven Effekt auf mich. Ich verwende es jetzt seit anderthalb Monaten, also kann ich gut beurteilen, wie es mir hilft. Ich nehme einen Tropfen ein, wenn ich morgens aufstehe, dann ist es ungefähr halb sieben. Einmal war die Pipette fast leer, ich wollte sparsam mit dem restlichen Vorrat sein, dachte, naja, ich nehme es einfach für eine Weile nicht mehr. Da merkte ich dann wirklich, wie sehr es mir geholfen hatte. Also, es begann mit einem Kribbeln; ich fing wieder an, verrückte Sachen zu sehen: Blinklichter und Auren. Das Kribbeln ist wie eine Migräne; man fängt an, Leuchtwürmer zu sehen. Ich war überzeugt: Das will ich wirklich nicht mehr, nahm zwei Tropfen ein und nach 15 Minuten war es wieder weg!“

Medikamente, Aggression, Mord und Selbstmord

Ihr Freund fügt hinzu: „Es beginnt damit, dass dem Anfall das Kribbeln vorausgeht. Der Hausarzt konnte damit nichts anfangen und sah keinen Grund, etwas zu unternehmen. Er sagte: ‚Was soll ich damit, soll ich dich jetzt schon ins Krankenhaus einweisen lassen?‘ Da hatte sie schon diese Stroboskop-Anfälle, konnte sich an nichts mehr erinnern und sagte dann: ‚Wo bin ich, wo sind wir, womit waren wir gerade beschäftigt?‘ Und dann war sie wieder da, kam wieder zu sich. Dann bekam sie diesen schweren Anfall, musste sofort ins Krankenhaus und erhielt die Diagnose Epilepsie. Die Ärzte sagten, es sei chronisch, ginge nie mehr weg und dass die noch relativ kleinen Anfälle mit Medikamenten zu unterdrücken seien. Sie bekam dann alle möglichen Arten von Medikamenten, einschließlich Keppra. Davon wurde sie sehr in sich gekehrt, depressiv, aber auch aggressiv und hektisch. Die Ärzte sagten zu mir: ‚Nimm dir zwei Wochen Urlaub, weil sie Mord- und Selbstmord-Tendenzen bekommen könnte‘, aber man kann doch nicht einfach mal so zwei Wochen von der Arbeit weg bleiben! Und dann habe ich auf Google recherchiert. Früher habe ich Cannabis geraucht und ich war mir sicher, dass mehr hinter dieser Pflanze steckt! Ich gab auf Google ‚Epilepsie und Cannabis‘ ein und hatte gleich alle relevanten Seiten vor mir. Dann habe ich mich weiter in das Thema vertieft und ein bisschen Gras gekauft. Kiffen war keine gute Lösung. Das war viel zu stark. Davon bekam sie einen Schwächeanfall und ich war froh, dass ich nüchtern war. Ich konnte mich deshalb gut um sie kümmern. Ich habe dann Hanftee für sie gekocht und Kekse mit Gras gebacken. Schließlich habe ich am Ende selbst ein paar Pflanzen angebaut, denn wenn man das Gras kaufen muss, wird die Sache schnell unbezahlbar. Jetzt ist die Epilepsie weg. Wenn wir zusammen auf der Couch saßen, war sie manchmal völlig abwesend. Autofahren geht jetzt wieder durch, in der Schule läuft es besser, sie ist wieder mit ihrem Kopf dabei, sieht besser aus. Sie hat sich erholt und hat mehr Ruhe im Kopf. Menschen um sie herum machen ihr Komplimente und finden, dass sie in den letzten Wochen sehr gut aussieht! Und dann fängt man an, mit den Menschen über medizinisches Hanföl zu sprechen. Ich fand dann auch heraus, dass einer meiner Nachbarn damit seine Multiple Sklerose behandelt. Menschen reagieren positiv, weil man nicht nur über den Erholungswert spricht, sondern über ein Arzneimittel, das hilft, Beschwerden zu reduzieren."

Sparsamer Verbrauch

Nelleke: „Wir haben ausprobiert, was passiert, wenn ich eine Überdosis nehme, was meine Obergrenze ist. Nachdem ich fünf Tropfen eingenommen hatte, fühlte ich mich extrem stoned. Es war nicht unangenehm oder so. Im Gegenteil, es hat Spaß gemacht! Wenn ich frei habe, nehme ich einen Tropfen am Morgen und wenn es ein anstrengender Tag wird oder wenn ich mich konzentrieren muss, dann nehme ich noch einen Tropfen. In einer Flasche sind 260 Tropfen, also kann ich damit fünf Monate auskommen."

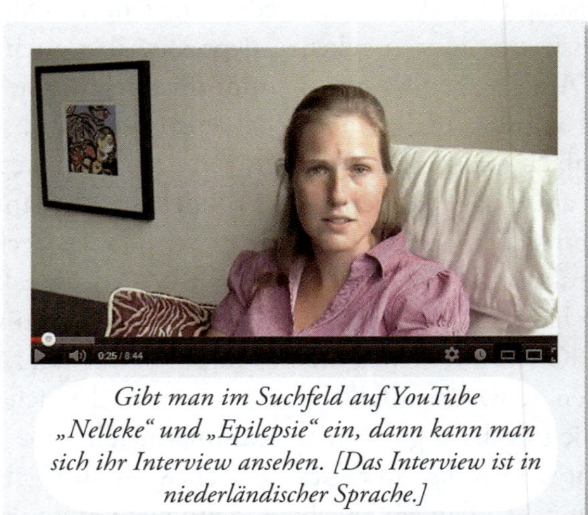

Gibt man im Suchfeld auf YouTube „Nelleke" und „Epilepsie" ein, dann kann man sich ihr Interview ansehen. [Das Interview ist in niederländischer Sprache.]

Fibromyalgie

Aufstieg einer Volkskrankheit unter Frauen

Fibromyalgie (Muskel-Faser-Schmerz) entwickelt sich zu einer echten Volkskrankheit, die vor allem Frauen zwischen 20 und 60 Jahren befällt. Statistisch leiden 2 von 100 Menschen darunter, und weil das zumeist Frauen sind, muss man die Zahlen lesen als 4 von 100 Frauen. In den Niederlanden sind es fast 200.000! Diese Frauen sind in der Regel vom Typ „Nicht Motzen, sondern Klotzen". Das bisschen Schmerz wird mit einer Pille weggeschluckt.

Schmerz ist ein Alarmsignal des Körpers und Schmerzmittel tun nichts anderes, als den Alarm auszuschalten. Weibliche Patienten sind oft gewissenhafte, fleißige Arbeiterinnen. Ohne weiteres waschen sie noch ab oder saugen Staub, nachdem sie von einem Fest zurückkommen oder wenn der Besuch weg ist. Das Besteck ist buchstäblich nach dem Alphabet in der Schublade sortiert und die Kleidung hängt farblich geordnet im Schrank. Weil sie ständig weiter arbeiten, wird diese Krankheit immer schlimmer. Dann treten sie etwas kürzer, arbeiten weniger Stunden und brechen dann irgendwann zusammen. Nach einigem Tauziehen mit den Behörden werden sie dann für arbeitsuntauglich erklärt. Die Frauen erhalten dann einen Betrag, der 70 Prozent des letzten Gehalts beträgt und werden damit zu einem Leben mit ständigen Schmerzen, unzähligen Pillen und niedrigem Einkommen verurteilt.

Kisten voll mit Medikamenten

Ich habe schon ziemlich viele Frauen mit dieser Krankheit getroffen, daher weiß ich: Es gibt kein heilendes Medikament für Fibromyalgie. Nun ja, es wird eine Menge verschrieben, um die Nebenwirkungen zu bekämpfen. Viele Patienten haben oft einen Karton oder eine Kiste, um darin alle ihre verschiedenen Medikamente und Nahrungsergänzungsmittel aufzubewahren. Viele dieser Medikamente haben aber spezifische Nebenwirkungen. Wenn man verschiedene Arzneimittel durcheinander einnimmt, interagieren sie miteinander, was zu noch mehr (meist nicht beschriebenen) Nebenwirkungen führt. Die Patienten sind oft todkrank. Zum Teil kommt das durch die Fibromyalgie, zum Teil aber auch von den Nebenwirkungen der Medikamente, und niemand weiß mehr, was eigentlich wodurch ausgelöst wurde. Weil Fibromyalgie eine Ansammlung von Phänomenen darstellt, ist es schwierig, eine Diagnose zu stellen. Deshalb misstrauen Ärzte und das Umfeld häufig den Fibromyalgie-Patienten. „Das wird wohl zwischen den Ohren liegen" ist dann oft die Schlussfolgerung. Der psychosomatische Stempel ist eine soziale und psychologische Katastrophe für die Patienten.

Schmerzhafte Körperstellen

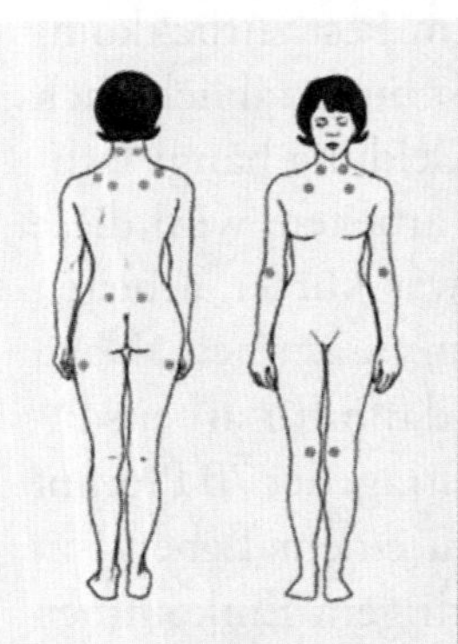

Das Bindegewebe wird steif und angespannt. Die Ursache dafür ist die schlechte Zu- und Abfuhr von körpereigenen Flüssigkeiten. Diese Gebiete mit erhöhter Spannung und reduzierter Zirkulation schmerzen, wenn man sie berührt oder Druck auf sie ausübt. Deshalb nennt man sie *Tender Points* (empfindliche Stellen). Diese Punkte müssen dann auch wirklich weh tun und nicht nur berührungsempfindlich sein. Wenn elf oder mehr von 18 *Tender Points* schmerzempfindlich sind, wird die Diagnose Fibromyalgie gestellt. Es ist wichtig, dass Menschen, die möglicherweise Fibromyalgie haben, dies wissen. Doch da viele Ärzte den *Tender-Points-Test* nicht kennen, gehen viele Patienten mit einer unerklärten Krankheit durch die Welt.

Wenn man Leute fragt, wie sie schlafen, sagen sie oft „gut". Aber man sollte sie auch fragen, wie sie sich fühlen, wenn sie aufwachen: wohlauf oder so, als seien sie gerade von einem Bus überrollt worden.

Wenn Fibromyalgie-Patienten regelmäßig gut schlafen, verschwinden die meisten ihrer Beschwerden recht schnell.

Tiefschlaf

Fibromyalgie wird auch als „Weichteilrheumatismus" bezeichnet, aber die Krankheit beginnt mit einem Ungleichgewicht im endogenen (körpereigenen) Cannabinoidsystem. Endocannabinoide finden sich in allen Lebewesen: in Menschen, Säugetieren, Vögeln, Fischen und sogar in Seeigeln. Endocannabinoide sind verantwortlich für die Steuerung aller wichtigen Lebensprozesse, also für die Produktion von Proteinen und Hormonen, das Funktionieren von Organen, aber auch des Immunsystems. Patienten, bei denen das Endocannabinoid-System durcheinander geraten ist, schlafen schlecht – sie erleben keinen Tiefschlaf mehr. Während des Tiefschlafs schüttet der Körper normalerweise ein Hormon aus, das unter anderem für die Produktion von neuem Bindegewebe verantwortlich ist. Das Bindegewebe ist im Kampf gegen Bakterien und Entzündungen wichtig. Gleichzeitig führt das Immunsystem kleinere Reparaturen durch. Weil Fibromyalgie-Patienten schlechter schlafen, haben sie mehr Entzündungen, Muskelschmerzen, sind extrem müde, leiden unter Kopfschmerzen und Depressionen. Wenn ihre Probleme als „psychisch" abgetan werden, macht dies die Beschwerden nur noch schlimmer, wie bei Autos, die man lange nicht mehr in der Werkstatt auf dem Prüfstand hatte: Das Auto fängt an zu quietschen und zu knarzen und alles frisst sich fest.

Von Hanföl schläft man gut

Endocannabinoide gleichen, wie ein Ei dem anderen, dem Cannabinoid, so wie wir es in der Cannabispflanze vorfinden. Deshalb wirkt Cannabis bei Fibromyalgie-Patienten auch so schnell. Meist sind sie nach ein paar Wochen Hanfölkonsum von den meisten ihrer Symptome erlöst, und immer beginnt dieser Prozess mit einem besseren und tieferen Schlaf. Von Hanföl schläft fast jeder gut und tief!

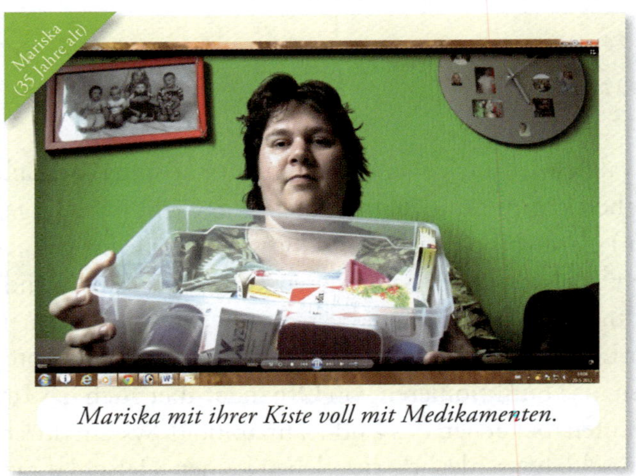

Mariska mit ihrer Kiste voll mit Medikamenten.

Sozialer Druck

Mariska Teske ist zum Zeitpunkt des Interviews 35 Jahre alt. Zusammen mit ihrem Freund und sechs Kindern wohnt sie in einem kleinen Häuschen, und eigentlich hat sie bisher ihr ganzes Leben unter lästigen Beschwerden gelitten. Erst im Alter von 28 Jahren wurde bei ihr Fibromyalgie diagnostiziert. Endlich Anerkennung, endlich Klarheit! Ihr Arzt meinte bis dahin alles, was er an Krankheitssymptomen nicht verstand, „psychisch" nennen zu müssen und wimmelte Mariska mit immer wieder neuen Pillen ab. Schlimmer aber war, dass er ihre Beschwerden nicht ernst nahm. Dieses Misstrauen vermittelte er wohl auch an die Behörden, die ihre Krankheit als einen Versuch sahen, „bequem von Sozialleistungen zu leben". Statt ihr zu helfen, wurde Mariska zunehmend unter Druck gesetzt. Als sie sich nicht mehr gut um die Kinder und den Haushalt kümmern konnte, drohte man ihr, die Kinder wegzunehmen. „Etwas sozialer Druck und Angst wird die Simulantin wohl auf andere Gedanken bringen", war wahrscheinlich die Überlegung der Behörden. Mariska musste zum Psychiater, der ihr noch mehr Pillen verschrieb und berichtete, dass er eigentlich nichts finden konnte. Charakteristisch für Fibromyalgie ist, dass die Krankheit immer schlimmer wird, wenn man die Ursache der Symptome nicht kennt. Mariska hatte Schwierigkeiten beim Treppensteigen, bei der Hausarbeit, beim Kochen, bei der Betreuung der Kinder. Wenn sie aufstehen wollte, musste ihr Freund oder eines der Kinder ihr vom Stuhl aufhelfen. Während sie sich duschte, saß sie auf einem Stuhl, und zum Gehen benutzte sie Krücken. Ein Rollstuhl wäre der nächste Schritt gewesen. Sie hatte eine Plastikkiste voll mit Medikamenten, aus der sie täglich 26 Pillen schluckte.

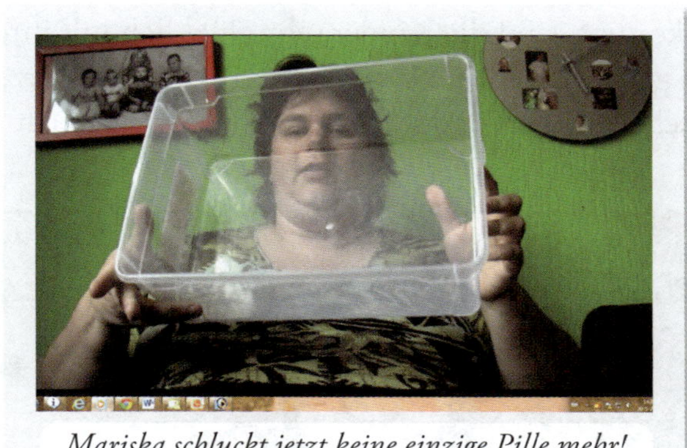

Mariska schluckt jetzt keine einzige Pille mehr!

Ohne Krücken

Glücklicherweise wusste ihr Freund einen guten Kiff zu schätzen und kannte die medizinische Wirksamkeit von Cannabis. Nach einigem Suchen im Internet, fand er die Homepage von *Mediwiet*. Man organisierte ein Fläschchen und Mariska startete ihre Kur. In der ersten Woche passierte wenig, aber sie konnte gleich viel besser schlafen. Sie entdeckte, dass ihr die Tropfen tagsüber nicht bekamen. Alles fühlte sich verschwommen und neblig an. Es stellte sich heraus, dass es am besten für sie war, wenn sie erst kurz vor dem Schlafengehen sechs Tropfen einnahm.

Schon nach der ersten Woche schob sie die Pillenkiste beiseite und hat sie seither nie wieder angefasst. Nach einigen Wochen konnte sie normal laufen. Sie zeigt mir ihre Krücken, die in einer Ecke stehen: „Die sind nicht mehr notwendig." Sie macht eine Reihe tiefer Kniebeugen und sogar einen kleinen Freudentanz durch den Raum: „Ich kann wieder alles machen, habe keine Schmerzen mehr und kann wieder mit den Kindern spielen!"

Hanföl verleiht eine gewisse Distanz, Ruhe, Ausgeglichenheit und Gleichgewicht. Mariska ist nach eigener Aussage nicht mehr so schnell wütend oder aufgeregt, lässt sich nicht mehr alles gefallen und weiß jetzt, was sie will. Sie trifft ihre eigenen Entscheidungen und lässt sich durch ihre Umgebung nicht mehr aufstacheln oder herum dirigieren. Eigentlich hat ihr Leben noch einmal neu angefangen! Wenn sie jetzt auf dem Spielplatz der Schule ankommt, sind die Kinder sehr glücklich mit ihrer netten Mutter. Nur allzu gerne schiebt sie jetzt das Karussell mit kurzem Anlauf an. Denn ein bisschen rennen kann Mariska mittlerweile auch schon wieder!

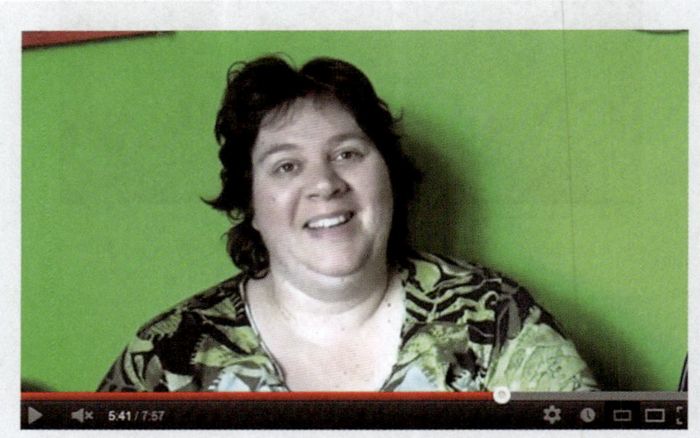

Geben Sie auf YouTube Mariska Teske ins Suchfenster ein und schauen Sie sich ihr Interview an. [Das Interview ist in niederländischer Sprache.]

Auf den Körper hören lernen

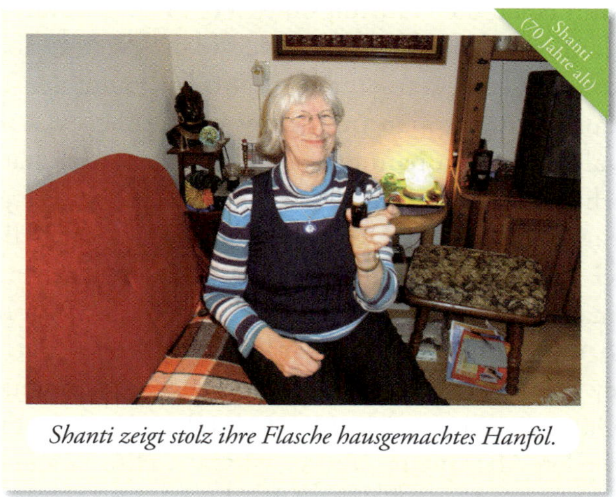

Shanti zeigt stolz ihre Flasche hausgemachtes Hanföl.

Shanti ist 70 Jahre lang eigentlich immer eine Außenseiterin gewesen. Heute arbeitet sie als Fußpflegerin und Therapeutin für Fußreflexzonenmassage, aber sie war auch in der Krankenpflege tätig und hat sogar schon in einer KFZ-Aufbereitungswerkstatt als Putzerin malocht. Mit 60 Jahren arbeitete sie noch im Dreischichtbetrieb in einer Fabrik. Das ging zwei Jahre gut, doch dann wurde sie erwerbsunfähig. „Mit Fibromyalgie ist nicht zu spaßen", sagt sie. „Ich war neun Jahre alt, als ich begann, es zu bemerken. Ich war immer sehr gut im Turnen gewesen, nahm mit Spaß teil, aber zwei Tage danach bekam ich stets Muskelschmerzen. Ich fragte mich, wie das um Himmelswillen sein konnte, und meine Mutter sagte dann immer, es seien gewöhnliche Wachstumsschmerzen. Also habe ich mein ganzes Leben lang Wachstumsschmerzen gehabt! Meine Mutter litt auch unter Fibromyalgie, weil es tatsächlich erblich ist, auch wenn heutzutage gesagt wird, dass das nicht so sei. Früher litt ich auch viel unter Kopfschmerzen und Migräne. Unter solchem Umständen läuft man jede Woche für ein paar Tage auf dem Zahnfleisch! Aber ich weiß jetzt, was ich tun kann, um es zu überleben."

Auf der Suche nach Ausgeglichenheit

„Da sind zum einen die Nahrungsmittelergänzungen und zum anderen ist da das Hanföl. Es hängt auch teilweise vom Wetter ab. Nach einer kalten Nacht wacht man starr und steif auf. Im Laufe des Tages wird es besser und dann humpelt man fröhlich weiter. Früher wusste man nicht, was Fibromyalgie ist, man nannte es Nervenrheuma. Ich hatte alle Arten von Untersuchungen über mich ergehen lassen und daraus ergab sich, dass es kein Rheumatismus war. Die Experten zogen schnell ihre Schlüsse: „Das liegt bei ihnen zwischen den Ohren!" Meine Mutter nannte es stur Nervenrheuma und blieb tagelang im Bett liegen. Bei Fibromyalgie ist es tatsächlich so, dass man wenig oder gar keine Schmerzen hat, solange man sich nicht bewegt. Aber sobald man sich wieder in Bewegung setzt – oh mein Gott! Dann muss man sich einfach durchsetzen, irgendwann geht es schließlich wieder. Aber meine Mutter wusste nicht, dass man körperlich immer mehr geschwächt wird vom vielen Liegen und dass dadurch jedes Mal, wenn man dann wieder in Bewegung kommt, die Schmerzen noch schlimmer sind. Man muss sich auf die Suche nach einem goldenen Mittelweg zwischen Bewegung und Ruhe begeben, um ans Ziel zu kommen! Dieses Gleichgewicht habe ich eigentlich erst vor zehn Jahren gefunden, als ich in der Fabrik arbeitete. Um den Dreischichtbetrieb durchzuhalten, *musste* man einfach auf seinen Körper hören. Jetzt weiß ich, dass, wenn man das Gefühl hat, auf die Toilette zu müssen, man auch gehen muss. Wenn man müde ist, muss man schlafen gehen, wenn man dazu die Gelegenheit hat. Es gibt Tage, an denen ich mich vier bis fünf Mal zehn Minuten zum Schlafen auf die Couch lege und dann bin ich wieder über den Berg! Ich habe das wirklich erst im fortgeschrittenen Lebensalter gelernt. Dann hat man die Zeit dazu und gönnt es sich auch. Es gibt keine Medikamente, die Fibromyalgie heilen, nur Schmerzmittel, aber dazu sagte ich dem Arzt, dass er den Dreck selber fressen soll! Den Mist habe ich immer abgelehnt. Gelegentlich habe ich ein Paracetamol eingenommen, aber nicht mehr als ein Mal pro Woche."

Vielschichtige Arbeit

„1976 habe ich noch eine staatliche Prüfung zur Drogistin abgelegt. Ich hatte nie einen eigenen Laden, habe aber das erworbene Wissen mit meiner Fußpflegertätigkeit verflochten und es zur Kundenberatung genutzt. Die Ausbildung dauert zwei Jahre und ist eigentlich ziemlich hart, weil man auch eine Menge über Chemie lernen muss. Man muss wissen, was im Bereich der Selbstversorgungsmittel im Verkauf erhältlich ist, und das ändert sich ständig. Man erhält Unterricht in Homöopathie und Pflanzenheilkunde, und muss alle lateinischen Namen der Kräuter lernen. Ich habe auch einige Semester orthomolekulare Medizin studiert, allerdings kein Diplom erhalten – ich habe es lediglich für meine allgemeine Entwicklung studiert. Mit all dem Wissen kann ich mich ziemlich gut auf den Beinen halten.

Durch Zufall lernte ich auch etwas über Cannabis. Irgendwann bekam ich einen Link über medizinisches Cannabis, und so habe ich es kennengelernt."

Cannabis als Rettung

„Aus Neugier und auf der Suche nach Schmerzabhilfe habe ich mich dann mit Cannabis beschäftigt. Auf der Website von *Mediwiet* las ich über eine Informationsveranstaltung in Tiel. Also bin ich mit meiner Freundin dort hingegangen. Das war etwas ganz Besonderes. Das Treffen fand in einem gemieteten Raum im Bahnhofsgebäude von Tiel statt. Dort waren ungefähr 45 Personen anwesend, und man fühlte eine Art Solidarität unter den Menschen. Alle waren krank und planen etwas dagegen zu tun, sie wollten Cannabis für sich selbst nutzen und wenn nötig, es auch selbst anbauen. Das war sehr interessant und außer-

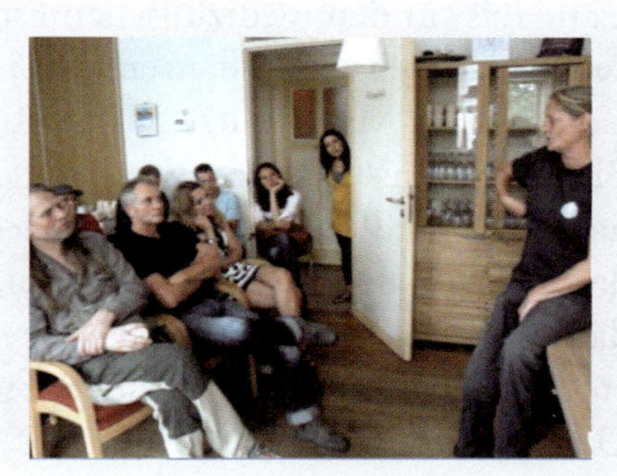

Auf dem Treffen in Tiel erzählen Ölnutzer über ADHS, hartnäckige chronische Schmerzen und andere Probleme.

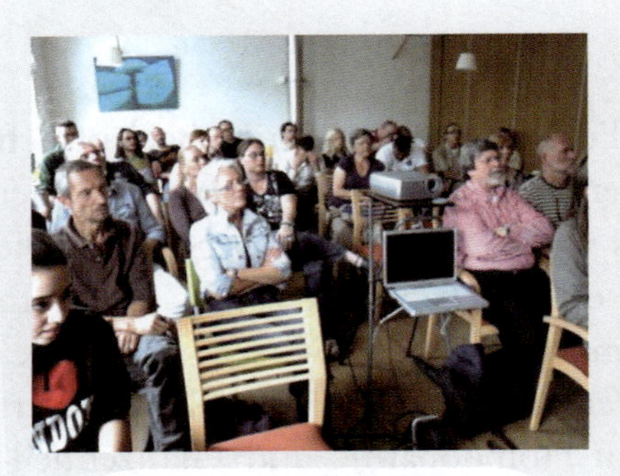

Ein Raum voller Menschen, die aufmerksam zuhören; gewöhnlicher Menschen, viele mit unlösbaren gesundheitlichen Problemen.

gewöhnlich und ich dachte: Das will ich auch!“

„Also, dann habe ich mir etwas Öl besorgt, um es zu versuchen und es funktionierte! Zunächst nahm ich es vor dem Schlafengehen, weil ich dachte, wenn ich dann umfalle, liege ich bereits im Bett. Das erste Mal war gleich sehr gut. Ich fühlte eine Art von Wärme, die zu den schmerzhaften Stellen strömte; der Schmerz verringerte sich und ich wurde sehr entspannt. Auch in den Tagen danach hielt die Wirkung an. Jedes Mal, wenn ich mehr Schmerzen fühlte als ich für erträglich befand, nahm ich einen Tropfen und dann schmerzte es weniger. Das ist wirklich toll, dann lässt der Schmerz einfach so nach. Von meinem eigenen Öl nehme ich zwei bis drei Tropfen, weil ich glaube, dass es nicht so stark ist wie Eures. Was ich von Eurer Flasche übrig hatte, habe ich einem Freund von mir gegeben. Der hat Kehlkopfkrebs und es hilft ihm sehr. Und dieser Freund von mir hat wiederum einen anderen Freund, der Cannabis für den medizinischen Einsatz im Garten anbaut. Dieser Mann züchtet jährlich zehn Pflanzen, und jedes Jahr werden fünf davon gestohlen, haha! Dieser Mann nutzt nur die Blüten, also fragte ich, was er mit dem Blattabfall anstellt. Den würde er doch nicht etwa wegwerfen, oder? Er hatte die Abfälle aufgehoben und ich habe sie dann bekommen. Ich habe das Gras in einen Bettbezug getan, zum Trocknen aufgehängt und bin dann erst mal in den Urlaub gefahren. Wieder zuhause, habe ich die Stiele entfernt, alles in einen großen Topf gestopft und angefangen, mein eigenes Öl herzustellen.“

Keine Angst

„Den Flaschenwärmer fand ich in einer Drogerie für 13 Euro; die Babyflasche aus Glas habe ich für fünf Euro in Spanien gekauft. Ich hatte eine große Teekanne mit einem Druckdeckel, die benutzte ich sowieso kaum. Daraus habe ich dann die Metallstange ausgebaut. Für 80 Cent habe ich einen Meter Schlauch gekauft, eine Lüfterpumpe lag bei mir noch herum. Alles in allem benötigte ich ein paar Wochen, um alles zusammenzusuchen. Dann habe ich angefangen. Es war wirklich lustig, denn nach nur dreieinhalb Stunden hatte ich mein erstes Öl fabriziert! Man sollte aufpassen, dass man sich nicht zu häufig die Finger ableckt, denn das spürt man deutlich. Es fühlt sich an, als hätte man zu tief ins Glas geschaut. Das war zwar nicht beängstigend, aber es gibt Menschen, die in einer solchen Situation sofort das Krankenhaus anrufen würden. So ein Unsinn! Sie haben keine Angst, sich zu betrinken, aber Angst vor ein bisschen Gras? Alkohol ist doch viel gefährlicher. Meiner Meinung nach gehört Alkohol zu den harten Drogen. Den Alkohol kaufe ich übrigens in einem Supermarkt in Belgien. Ein halber Liter für 13,50 Euro. Freunde von mir wohnen in Zeeland und die haben mir ein paar Liter besorgt, damit komme ich eine Weile hin."

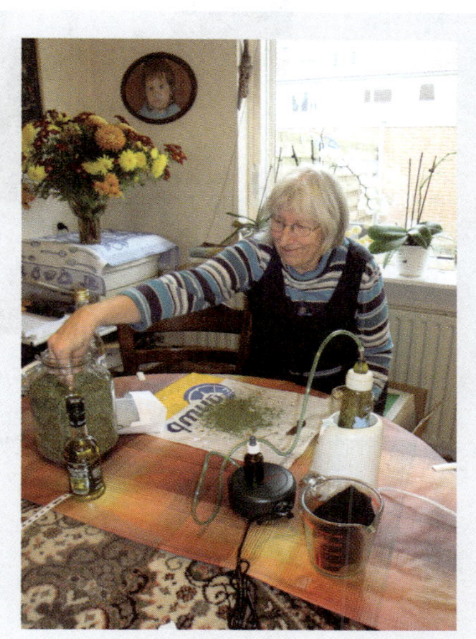

Shanti bei der Arbeit in ihrem Labor; ein großer Topf mit Blattabfall, eine Babyflasche aus Glas, ein Flaschenwärmer, eine Pipettenflasche, Alkohol aus Belgien und etwas Olivenöl.

„Ich passe ein bisschen auf, wem ich vom Hanföl erzähle. Ich hänge es nicht an die große Glocke, denn heutzutage steht dann gleich die Polizei vor der Tür. Nicht jeder hat Verständnis dafür und begreift es. In den Niederlanden können die Leute ziemlich kleinbürgerlich sein. Ich habe zwei Töchter. Meine Älteste hat ein verschlissenes Knie und hat höllische Schmerzen. Ihr werde ich demnächst auch zu etwas Hanföl verhelfen. Sie will sich noch nicht operieren lassen, denn sie ist noch jung, erst 50 Jahre alt. Sie nimmt Glucosamin Chondroitinsulfat ein, aber das hilft nicht wirklich. Ich denke, dass Hanföl eine gute Ergänzung für sie sein kann. Übrigens, beide Töchter wissen davon. Die eine sagte: ‚Ha, die Großmutter auf dem Haschischtrip', und die andere fragte: ‚Ma, solltest du das wirklich tun?' Und dann erwidere ich: ‚Warum denn nicht?' Du selbst hast doch auch gekifft. ‚Ja, aber das war nicht gut für mich', sagte sie, und ich erwiderte: ‚Es war wohl wirklich nicht gut, aber von Hanföl wird man nicht high, wenn man das nicht möchte. Nimmt man ein paar Tropfen zu viel, dann steht man halt eine zeitlang auf dem Kopf, aber für den Effekt nehme ich es ja nicht ein. Die Zeiten sind vorbei!'"

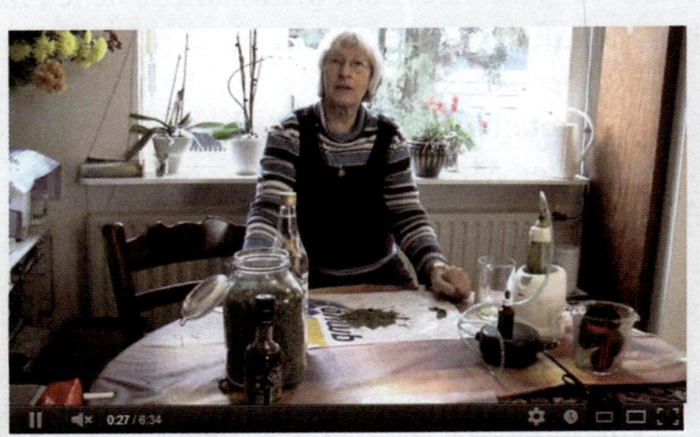

Geben Sie auf YouTube „mediwiet" und „Shanti" ins Suchfenster ein und sehen Sie sich ihr Interview an. [Das Interview ist in niederländischer Sprache.]

Gastroparese (Magenlähmung, Übelkeit)

Die rechte und die linke Hand Gottes

Wir verabreden uns für das Interview im Restaurant des Canisius-Wilhelmina-Krankenhauses in Nimwegen, mitten im Wald. „Wie kann ich dich erkennen?“, frage ich am Telefon, als ich gerade auf dem Krankenhausparkplatz ankomme. „Ganz einfach, ich bin die einzige hier im Restaurant, die alleine ist“, ist ihre Antwort. Wenn man krank ist, ist man oft auch sozial isoliert.

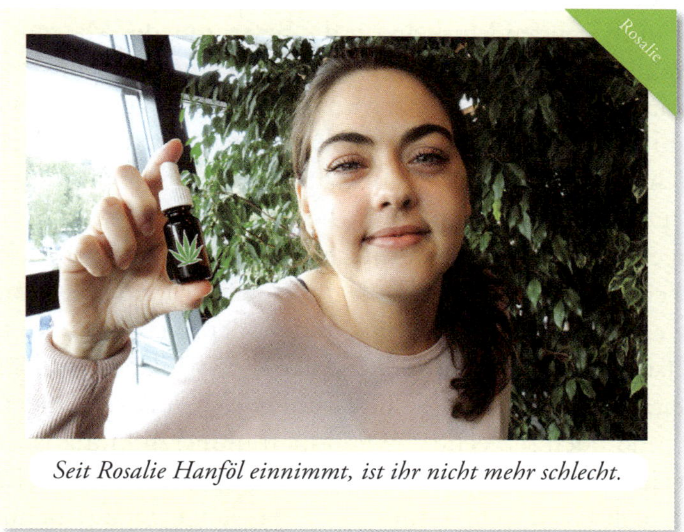

Rosalie

Seit Rosalie Hanföl einnimmt, ist ihr nicht mehr schlecht.

Rosalie ist ein medizinisches Wunder: Sie ist der zweite Mensch in den Niederlanden, der sich einer Pankreastransplantation unterzogen und diese auch überlebt hat. Das Pankreas oder die Bauchspeicheldrüse ist, einfach ausgedrückt, ein Organ mit zwei Hauptfunktionen: die Produktion von täglich einem bis anderthalb Litern Saft für die Verdauung im Magen und die Produktion von Insulin. Insulin reguliert den Blutzuckerspiegel, und wenn das nicht gut funktioniert, bekommt der Mensch Diabetes. In den Niederlanden haben etwa 800.000 Menschen Diabetes; man kann es also getrost eine Volkskrankheit nennen. Diabetes kann mehrere unangenehme Folgen haben: immer schlechter werdende Sehkraft, die letztendlich in Blindheit endet; langsam heilende Wunden; Arteriosklerose, die Herzinfarkte hervorrufen kann; Koma, und allzu oft Amputationen von Armen oder Beinen.

Ständig Übelkeit und Erbrechen

Mit elf Jahren bekam Rosalie Diabetes. Sie war sehr dünn und musste eine Menge trinken. Sie wurde als Typ-1-Diabetes diagnostiziert, und wie bei so vielen Diabetikern wurde später bei ihr auch Gastroparese, also Magenlähmung, festgestellt. Bei einem normal funktionierenden Magen sorgen die umliegenden Muskeln für die Bewegung des Mageninhalts und drücken so die Nahrung durch den Darm. Bei einer Gastroparese arbeiten diese Muskeln kaum und das hat unangenehme Folgen: Es entsteht ein Völlegefühl und deshalb hat man absolut keinen Appetit, ständige Übelkeit und erbricht sehr häufig, was dann wiederum Unterernährung zur Folge hat. Der Diabetes wurde erkannt, die Gastroparese zunächst nicht. Es wurde angenommen, dass das Erbrechen auf Magersucht zurückzuführen sei. Wenn einem speiübel ist und alle um einen herum denken, man mache das nur, weil man sich selbst zu dick findet oder so etwas, dann fühlt man sich zutiefst deprimiert. Darüber hinaus leiden Diabetiker häufig unter Einsamkeit, Depression, Angst und fühlen sich missverstanden. Rosalie ging es so und noch schlechter. Wenn man immerzu krank ist, sich elend fühlt und einfach nicht mehr weiter kann, erwartet man letzten Endes auch gar nichts mehr vom Leben, und wenn das lange genug andauert, dann will man nur noch tot sein.

Lallen

Dennoch versuchte Rosalie tapfer, etwas aus ihrem Leben zu machen. Sie besuchte das katholische Pax Christie Gymnasium in Nimwegen und erhielt Unterricht von einem der letzten authentischen Pater. Im Alter von 14 Jahren fing sie an, Cannabis zu rauchen, um sich weniger allein und ängstlich zu fühlen und das tat ihr gut. Verzweifelt versuchte sie, mit Gleichaltrigen etwas zu unternehmen und bei deren Tempo mitzuhalten. Sie feierte, rauchte, trank und nahm alle möglichen anderen Drogen. Sie begann mit einem Sozialpädagogik-Studium und dann eine Ausbildung zur Apothekenassistentin. Am Ende scheiterten alle Versuche an ihrem schlechten körperlichen Zustand, denn sie war ständig krank, schwach und ihr war übel. Sie engagierte sich in der Hausbesetzerbewegung, half Obdachlosen und wurde schließlich Filialmanagerin bei einer Drogeriekette. Aber was immer sie auch versuchte: Ihr schlechter körperlicher Zustand blieb ihr größter Stolperstein. Sie sah immer schlechter aus und musste wöchentlich ihre Augen im Krankenhaus lasern lassen, um nicht zu erblinden. Sie fiel auch immer öfter in Ohnmacht. Ihr Blutzuckerspiegel war dann so niedrig, dass sie lallte, aggressiv wurde und sich verhielt, als sei sie betrunken. Weil sie ständig erbrach und keine Nahrung bei sich behielt, verschlechterte sich ihr körperlicher Zustand enorm und sie war nur noch ein Strich in der Landschaft.

Pankreastransplantation

Die Ärzte im Canisius-Krankenhaus wagten kaum noch, sie nach Hause zu schicken. Sie musste immer öfter dort bleiben und es wurde eine Magensonde gelegt. Rosalie suchte nach Informationen im Internet und fand heraus, dass es einen Jungen gab, der sich als erster in den Niederlanden einer erfolgreichen Transplantation der Bauchspeicheldrüse unterzogen hatte. Sie machte ihn über Facebook ausfindig und besuchte ihn. Eine Pankreastransplantation war etwas Neues in den Niederlanden. Man kommt dafür nur in Frage, wenn alle anderen Möglichkeiten ausgeschöpft sind und wenn der Diabetes lebensgefährlich für den Patienten ist. Rosalie wies ihre Ärzte auf die Möglichkeit einer Transplantation hin und erhielt einen Platz an der Spitze der Warteliste, weil ihre Situation lebensbedrohlich war. Nach langem Warten gab es plötzlich einen geeigneten Spender und sie konnte sofort operiert werden. Die Transplantation selbst war schwer, aber erfolgreich. Es dauerte nur einen Tag, aber der Erholungsprozess wird Jahre brauchen. Sie musste Monate im Krankenhaus verbringen und muss seit der Operation eigentlich für den Rest ihres Lebens zweimal täglich 15 verschiedene Pillen einnehmen, um eine Abstoßung der neuen Bauchspeicheldrüse zu verhindern. Aber weil sie immer wieder erbrach, konnte sie alle diese Medikamente nicht bei sich behalten. Natürlich bekam sie im Krankenhaus auch ein Arzneimittel gegen die Übelkeit, aber das half kaum oder gar nicht.

Cannabis gegen Übelkeit

Da erinnerte sich Rosalie an früher, als sie noch Gras rauchte und ihr dann weniger übel war. Würde Haschisch ihr helfen können, wenn sie es gezielt gegen die Übelkeit einsetzte? Zunächst stellte sie diese Frage an das Pflegepersonal. Das konnte keine Antwort geben und verwies sie an den Internisten, der sie operiert hatte. Wenn man im Krankenhaus dahinvegetiert, liegt das Leben in den Händen der Ärzte. Man hat Gott im Himmel und seine „rechte Hand auf Erden" ist der behandelnde Arzt. Als der Chefarzt bei ihr zur Visite kam, umgeben von einer Gruppe aus Assistenzärzten, fragte sie ihn, ob sie Cannabis ausprobieren dürfe. Die Gruppe der jungen Ärzte brach sofort in Kichern aus und sie machten abwertende Bemerkungen, wie man das öfter erlebt. „Cannabis? Oh, oh, was für eine naive Frage von dir, Mädel! Das ist doch kein ernst zu nehmendes Medikament. Und es wird doch zunehmend deutlich, dass modernes Marihuana nicht mehr die harmlose Substanz ist wie das Gras, das in der Hippie-Ära verwendet wurde." Die Leute plappern etwas nach und wiederholen ständig die gleichen Sätze: Mantras, die durch ihre ständige Wiederholung scheinbar Realität werden. Zum Entsetzen der jungen Ärzte sagte die „rechte Hand Gottes": „Also Rosalie, das ist eine gute Idee. Ich würde es versuchen, wenn ich du wäre. Bisher hat dir nichts anderes gegen die Übelkeit geholfen, und wenn Cannabis tatsächlich hilft, ist das alles, was für mich zählt. Du bist nun offiziell keine Diabetikerin mehr, aber wenn du die Arzneimittel nicht bei dir behalten kannst, dann wirst du sterben." Ihre Mutter war schockiert: „Nicht schon wieder diese Drogen." Aber Rosalie setzte sich durch, ging im Internet auf die Suche und wurde bei *Mediwiet* fündig. Ich schickte ihr etwas Hanftee, ein wenig *Double-Fun*-Saatgut und organisierte ihr etwas Hanföl, damit sie es ausprobieren konnte. Sie nahm täglich eine Tasse Tee und fünf bis sieben Tropfen Hanföl. Und das Wunder geschah tatsächlich:

Zum Zeitpunkt des Interviews hatte sie sich in den letzten Wochen nur einmal überergeben und ihr war nicht mehr so übel!

In der Sprechstunde

Wir besuchen zusammen die Sprechstunde des Chefarztes. Der Internist ist ein großgewachsener, sanfter Mann, der sich nüchtern die Mitteilung anhört, wie gut das Hanföl bei Rosalie gewirkt hatte. „Es ist mir egal, was da wirkt oder warum, solange es nur wirkt. Ob das Mittel Hanföl oder was auch immer ist, spielt für mich keine Rolle."

Ich erkläre ihm, dass der nächste Schritt das Verschreiben von Cannabis aus der Apotheke ist. Ich sage, ich könne Rosalie beibringen, wie sie selbst Hanföl herstellen kann, so dass sie in Zukunft nicht mehr von mir abhängig sein muss. Eigenes Gras wirkt am besten, ist billig, stellt ein schönes Hobby dar und gibt Menschen ein gutes Gefühl, für ihre Medizin nicht mehr von anderen abhängig zu sein. Wenn man seine eigene Medizin kultiviert, hat man doch das Erlebnis, seine Krankheit selbst in den Griff zu bekommen, nicht wahr? Der Chefarzt hat nichts dagegen.

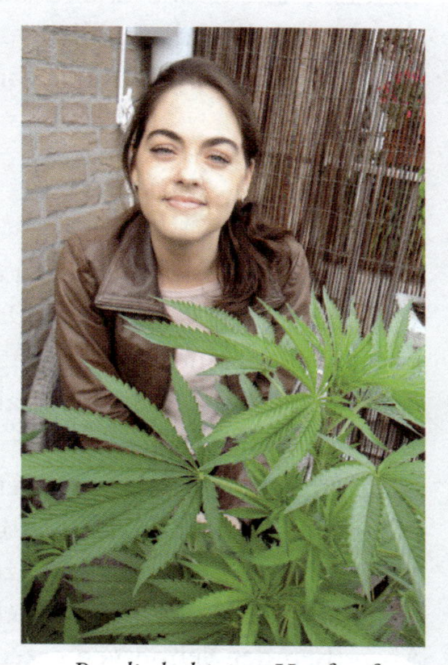

Rosalie kultiviert Hanf auf ihrem Balkon.

Die linke Hand Gottes

Wenn der Chefarzt die rechte Hand Gottes war, dann fühlte ich mich ein wenig wie die linke Hand, denn in der Thora und dem Koran steht geschrieben: „Wer einen Menschen rettet, rettet die Welt". Hanföl hat in diesem Fall sicherlich schon einen Menschen gerettet. Jetzt fehlt nur noch der Rest der Welt!

Glaukom (Grüner Star)

Glaukom, auch Grüner Star genannt, ist eine der Hauptursachen von Blindheit, vor allem in Ländern der Dritten Welt. In diesen Ländern gehen arme Menschen in der Regel erst dann zum Arzt, wenn schon ein deutlicher Verlust des Sehvermögens eingetreten ist. Aber dann gibt es schon bleibende Schäden, die nicht mehr zu heilen sind. Weltweit leiden über 14 Millionen Menschen an einem Glaukom.

Eine Polizeistudie beweist die Wirksamkeit

Anfang der siebziger Jahre finanzierte die Polizei von Los Angeles eine Studie zur Entwicklung eines Verfahrens, mit dem durch die Messung des Augeninnendrucks Cannabiskonsum bei Menschen nachgewiesen werden sollte. Dabei stellte man fest, dass Cannabis den Augeninnendruck schnell und erheblich verringerte. Es war der erste Beweis für die medizinische Wirksamkeit von Cannabis.

Was ist ein Glaukom?

In den meisten Fällen wird ein Glaukom durch einen erhöhten Augeninnendruck verursacht. Das im Auge produzierte Kammerwasser kann wegen einer Verengung der Entwässerungskanäle, Schlemm-Kanäle genannt, nicht mehr abfließen.

Beim Menschen tritt diese Krankheit in der Regel erst nach dem vierzigsten Lebensjahr auf. Der erhöhte Augeninnendruck klemmt Kapillaren ab, die für die Blutversorgung des Sehnervs verantwortlich sind. Dadurch wird weniger Blut zu den Sehnerven geleitet, diese werden folglich unterversorgt und sterben allmählich ab. Dieses allmähliche Absterben der Sehnerven erzeugt ein langsam abnehmendes Gesichtsfeld, das für ein Glaukom charakteristisch ist. Ältere Menschen tun deshalb gut daran, sich regelmäßig einer Augeninnendruckmessung zu unterziehen. Dies kann relativ einfach bei einem Augenarzt erfolgen, aber auch bei modern ausgestatteten Optikern und Brillengeschäften. Das Gerät bläst eine geringe Luftmenge auf das Auge und misst in Sekunden den Augeninnendruck. Da die eigentliche Ursache der Verengung der Entwässerungskanäle unbekannt ist, setzen Medikamente vor allem bei der Reduzierung der Symptome an und wirken definitionsgemäß nicht heilend.

Innerhalb von zwei Jahren völlig blind

Ein Glaukom kommt auch relativ häufig bei Hunden vor. Sie haben Kopfschmerzen, sehen schlechter und sind lustlos. Weil Hunde nicht sprechen können, wird das Glaukom oft zu spät entdeckt und der Prozess ist dann so weit fortgeschritten, dass das Sehvermögen ganz verloren geht und das Auge entfernt werden muss, um zumindest die Kopfschmerzen zu beseitigen. Ein Glaukom tritt bei Hunden in der Regel in beiden Augen auf. Wenn ein Auge eingebüßt wurde, folgt das andere Auge in der Regel kurz danach und der Hund ist völlig blind. Wenn also beim Tierarzt ein Glaukom festgestellt wird, prognostiziert er in der Regel völlige Erblindung innerhalb von zwei Jahren. Viele Hundebesitzer beschließen dann, ihren Hund einschläfern zu lassen. Einige Hunde können gut ohne Augen leben, ihre anderen Sinne kompensieren dann die Blindheit. Aber es gibt auch Hunde, die dann aufgeben. Sie haben immer sehen können, verstehen nicht, warum sie es auf einmal nicht mehr können, stoßen überall an und bauen geistig ab.

Versuchshunde

Einige Arten, wie Beagle und Cocker Spaniel, sind durch genetische Prädisposition anfälliger für ein Glaukom. Der Metabolismus des Beagles ist dem des Menschen sehr ähnlich, mehr noch als das bei Affen der Fall ist, und deshalb werden diese Hunde häufig in Tierversuchen eingesetzt. Bevor ein Medikament zur Verwendung bei Menschen in Amerika zugelassen wird, wird es erst in Versuchen an Beagles getestet.

Hanföl macht Joep stabil

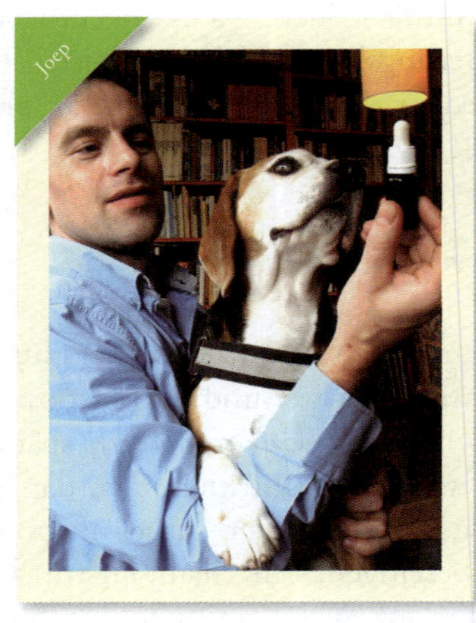

Joep ist ein Beagle und es ist nicht verwunderlich, dass sein Herrchen Koen die Idee hatte, Hanföl einzusetzen. Sein Hund hatte im rechten Auge ein Glaukom entwickelt, der Tierarzt erkannte es nicht rechtzeitig und Joep erblindete auf dem Auge. Der Tierarzt hatte ihm erklärt, dies sei ein unaufhaltsamer Prozess und das andere Auge würde zwangsläufig auch verloren gehen. Nach ein bis zwei Jahren würden die Medikamente garantiert aufhören zu wirken. Dann würde ein akutes Glaukom auftreten und das andere Auge von Joep müsse wahrscheinlich entfernt werden, um die Kopfschmerzen zu beseitigen. Koen wollte das unter allen Umständen verhindern und ging im Internet auf die Suche nach Alternativen. Eines Tages kamen Koen und Joep mit ihrer Geschichte bei mir vorbei. Wir beschlossen, das Hanföl fünfzehnfach zu verdünnen statt der üblichen fünffachen Verdünnung. Am Anfang bekam Joep dreimal täglich fünf Tropfen in sein Essen, aber davon wurde er offensichtlich high. Jetzt bekommt er dreimal täglich drei Tropfen und das funktioniert prima.

Joep bekommt derzeit noch synthetische Tropfen, aber damit einher geht ein banges Warten auf den Moment, an dem die Wirkungs nachlässt. Es besteht das Risiko eines akuten Glaukoms, eines plötzlichen Anstiegs des

Augeninnendrucks auf bis zu 80 Millimeter Quecksilbersäule, bei dem der Hund in wenigen Tagen erblinden kann. Bisher ging alles gut. Mit der Kombination von synthetischen Tropfen und dem Hanföl hat Joep jetzt einen ziemlich niedrigen intraokularen Druck von zwölf Millimetern – 15 sind normal. In das Auge, in dem sich das Glaukom befand, wurde ein Gel injiziert, um eine Entzündung hervorzurufen. Dadurch wurde das Gewebe, das das Kammerwasser produziert, so beschädigt, dass es jetzt aufgehört hat, Flüssigkeit abzusondern. Das rechte Auge ist stabil. Jetzt besteht die Aufgabe darin, das andere, noch gesunde Auge, zu erhalten. Das geht jetzt seit acht Monaten gut, Joep fühlt sich gut, ist fröhlich und ruhig, aber je länger es dauert, desto spannender wird es natürlich! Die große Frage ist, ob das Hanföl den Druck in seinem gesunden Auge erhalten kann, ohne Hilfe der synthetischen Arznei. Koen sieht fast jede Stunde nach Joep, um zu überprüfen, wie es ihm geht. Die nächsten sechs Monate werden für Joep entscheidend sein.

Es gibt eine Reihe von Medikamenten zur Behandlung eines Glaukoms, die den Nachteil haben, dass sie nicht zur Genesung führen, nach einer Weile ihre Wirkung verlieren und die verschiedensten Nebenwirkungen haben: Kribbeln in Händen und Füßen, Müdigkeit, grippeähnliche Symptome, Lethargie, Muskelschmerzen, Reizung, Juckreiz, schlechtes Sehen, Doppeltsehen, brennende Augen, Niesen, Übelkeit, Schwindel, Haarausfall, Allergien, Mundpilz, Magenverstimmung, usw. Stattdessen Hanföl zu verwenden, hat daher einige Vorteile.

Weiterführende Links: *www.glaukom.de*

Klinefelter-Syndrom

Der freundliche Riese

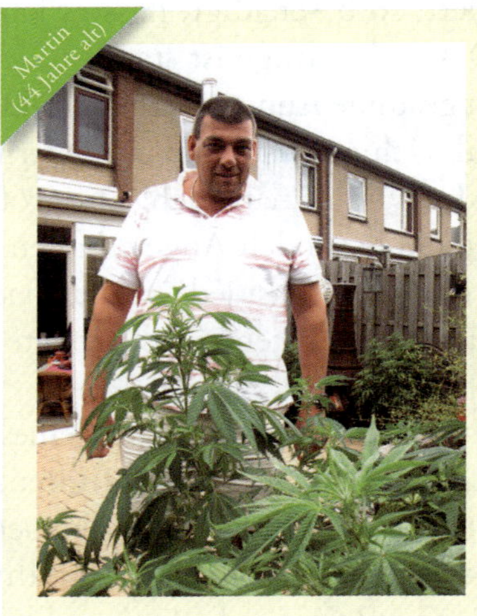

Martin (44 Jahre alt)

Martin hat von der Wohnungsbaugesellschaft die Erlaubnis, ein paar Pflanzen zu züchten.

Martin Hoopman (44) ist ein freundlicher Riese von über zwei Metern, der mir die Hand gibt und lächelnd von oben herab sagt: „Groß, nicht wahr?“

Wegen seiner Statur arbeitete er als Türsteher und betrieb Kampfsport. Wenn man das Klinefelter-Syndrom hat, ist das allerdings ein schwerer Fehler. Beim Klinefelter-Syndrom leidet der Patient an Osteoporose (Knochenschwund) und ist anfällig für bleibende Schäden. Die richtige Diagnose wurde bei Martin erst im Alter von 37 Jahren gestellt; bis dahin dachten seine Ärzte, er hätte eine Art Rheuma. Schließlich hatte er andauernd Schmerzen in den Gelenken. Im Winter litt er unter geschwollenen Fingern, die er oft nicht mehr bewegen konnte. Bei eisiger Kälte konnte er nicht nach draußen gehen, bei Nebel ging es ihm sehr schlecht. Er wurde zwölfmal auf Rheuma getestet, bis eine DNA-Untersuchung das Klinefelter-Syndrom ergab.

Osteoporose

Martin leidet an Osteoporose und damit unter chronischen Schmerzen, aber auch unter Gedächtnisverlust und Stimmungsschwankungen. Seine Stimmungsschwankungen werden durch ein Testosteron-Gel verursacht, das ihm täglich verabreicht wird. Es kann vorkommen, teilweise sicher auch wegen der Schmerzen, dass er plötzlich sehr wütend wird. Oft fühlt er sich missverstanden. Weil die Krankheit so spät diagnostiziert wurde, hat er dauerhafte Schäden erlitten und lebt jetzt, wie er es selbst nennt, „fast wie ein Behinderter". Sein Knochenschwund ist progressiv, den Ärzten zufolge beträgt er 15 Prozent pro Jahr. Einmal im Jahr misst man nun seine Knochendichte. Da bekommt er zu hören, wie sehr es sich wieder verschlechtert hat. Durch die Osteoporose fallen seine Zähne aus und weil bei ihm Kieferschwund aufgetreten ist, werden im kommenden Winter alle Zähne entfernt. Die Ärzte wollen ihn zunächst ein Jahr lang ohne Zähne beobachten, um zu sehen, ob Implantate sinnvoll sind. Geht das nicht und halten die Stifte nicht, dann bekommt er, wie er es nennt, „ein loses Klappergebiss".

Schlafapnoe-Syndrom

Gegen die Schmerzen schluckt Martin nun schon sieben Jahre lang drei Ibuprofen 600 pro Tag. Er hat auch Diclofenac und Tramal, aber will diese wegen der zahlreichen Nebenwirkungen so wenig wie möglich verwenden. Er wird auch vom Schlafapnoe-Syndrom gequält. Dann setzt seine Atmung während des Schlafes aus, sodass sich der Sauerstoffgehalt in seinem Gewebe reduziert und er ruckartig aufwacht. Man spricht von einer Schlaf-Apnoe, wenn die Atmung fünfmal pro Stunde stoppt. In den Geweben sinkt dann der Sauerstoffgehalt und das Gehirn gibt dem Körper ein Signal aufzuwachen. Der Patient wacht ruckartig auf und dann wird die Atmung fortgesetzt. Martin wurde in einem Krankenhaus untersucht, mit dem Ergebnis, dass er zwischen 43 und 63 Mal pro Stunde einen Atemstillstand hat, wovon der längste 22 Sekunden gedauert hat. Man gab ihm einen Atemapparat, aber damit kann und will er nicht schlafen. Der Lungenarzt hat ihm schon gedroht: „Wenn Sie diesen Atemapparat nicht benutzen, haben Sie keine zehn Jahre mehr zu leben!" Martin nimmt dies dem Arzt sehr übel. So etwas unverblümt im Beisein seiner Frau zu sagen, hat dafür gesorgt, dass sie jetzt selbst kaum noch wagt, ein Auge zuzutun und Martin immer wieder weckt. Der Atemstillstand sorgt natürlich auch für Schlafentzug. Martin schläft nachts nur etwa fünf Stunden am Stück. Tagsüber macht er dann mehrmals ein Nickerchen, um auf eine ausreichende Anzahl von Schlafstunden zu kommen.

Geschickter mit Hilfe von Öl

Seine Ärzte und die Hilfsorganisationen gewähren ihm seinen Cannabiskonsum. Martin hat sogar eine schriftliche Zusage seiner Wohnungsbaugesellschaft, dass er im Garten seiner Sozialwohnung fünf Pflanzen anbauen darf. Wegen seiner Krankheit hat Martin ein Leseproblem und kann sich nicht lange an das erinnern, was er gelesen hat. Zwar hat er in der Schule Lesen und Schreiben gelernt, aber er kann inzwischen nicht mehr als eine Briefseite schreiben. Wenn er weiter schreibt, ist alles, was darüber hinaus geht, nicht mehr lesbar. Die Zeitschrift *High Life* liest er 50 Mal im Monat, denn am nächsten Tag hat er ohnehin alles wieder vergessen. Durch den Knochenschwund und die Erkrankung seines Gehirns hat Martin auch ein Problem mit seiner Feinmotorik. Er kann noch nicht einmal eine Schraube aufheben. Er versucht es zwar, aber am Ende muss er immer seine Frau um Hilfe bitten. Ich gebe Martin ein paar Tropfen Hanföl zum Ausprobieren. Bereits nach fünf Minuten wird ihm warm. Nach 15 Minuten fühlt er sich geschmeidiger, entspannter, steht einfacher auf und bewegt sich leichter. Er hat weniger Schmerzen, obwohl er nicht stoned ist. Mit dem Öl sind seine Hände jetzt viel geschmeidiger und fühlen sich warm an. Derzeit heißt es abwarten, was passiert, wenn Martin das Öl für längere Zeit verwendet. Wird er in der Lage sein, tiefer und länger zu schlafen? Wird die Osteoporose weniger schnell fortschreiten? Gibt es Hanfsorten, die einen günstigeren Einfluss auf sein Klinefelter-Syndrom haben? Die Zeit wird es zeigen. Wir sind uns einig, dass wir das in der Zukunft überprüfen sollten.

Große Besserung für Mann und Frau

Zwei Wochen später spreche ich wieder mit Martin. Er nimmt nun drei Tropfen Hanföl pro Tag und das tut ihm gut. Anstelle von vier bis fünf Stunden schläft er nun sieben Stunden am Stück. Laut seiner Frau sind auch die Atemstillstände erheblich vermindert. Er schläft viel besser und ist am nächsten Tag ihrer Meinung nach viel klarer und fitter.

Übrigens hat sie sich vom vielen und schweren Heben für ihren Mann einen Leistenbruch zugezogen. Dieser Bruch bereitete ihr große Probleme und sie ist vor Schmerzen regelmäßig auf dem Boden herumgekrochen! Martin überredete sie, auch drei Tropfen zu versuchen. Anfangs wollte sie nicht, weil sie befürchtete, stoned zu werden oder gar in Ohnmacht zu fallen. Letztendlich versuchte sie es dann doch: Der Schmerz war sofort weg und sie wurde nicht high!

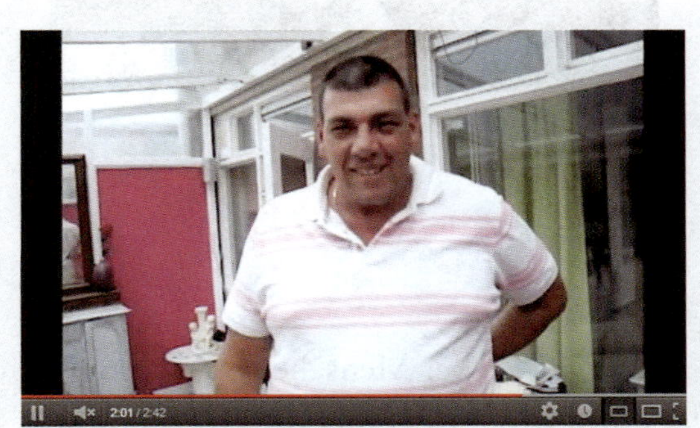

Geben Sie auf YouTube Martin Hoopman ins Suchfenster ein um sich sein Interview anzuschauen. [Das Interview ist in niederländischer Sprache.]

Lyme-Krankheit / Borreliose

Seltsame Symptome

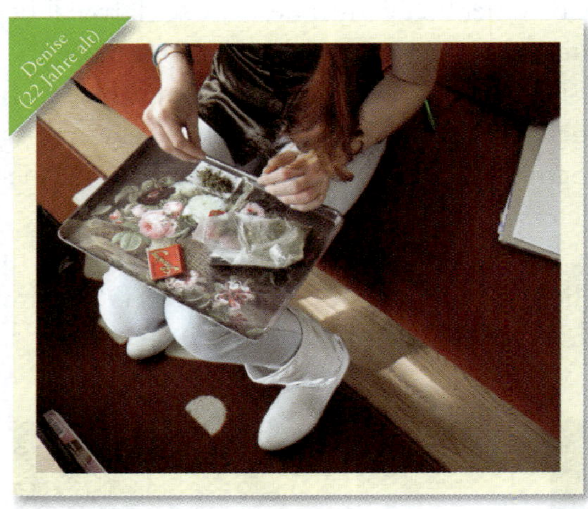
Denise (22 Jahre alt)

„Wie alt bist du, Denise?"

„22 Jahre."

„Was ist oder war dein Beruf?"

„Ich arbeitete als Putzfrau bei Menschen mit einer Behinderung. Aber damit musste ich aufhören, weil es zu schwer war und ich es nicht länger bewältigen konnte."

„Wie ist deine Situation jetzt? Bist du erwerbsunfähig, bekommst du Arbeitslosen- oder Krankengeld?"

„Ich bin erwerbsunfähig und man hat auch festgestellt, dass ich nicht mehr Vollzeit arbeiten kann. Ich bekomme jetzt regulär Sozialhilfe, und man kennt meine Situation. Ich habe auch schon zwei Mal einen Antrag auf Zulage für Jugendliche eingereicht, aber der wurde beide Male abgelehnt, weil ich vor meinem 18. Geburtstag einen Schulabschluss gemacht habe und damals war halt die Lyme-Diagnose noch nicht gestellt."

„Hast du schon andere Erfahrungen mit Cannabis?"

„Ja, ich kiffe seit ein paar Jahren. Für mich war das immer eine Art von Medizin, zum Erholung und Entspannung."

„Was denkst du: Ähnelt das Öl im Hinblick auf die Auswirkungen dem Kiffen?"

„Nein, absolut nicht. Es hat eine ganz andere Wirkung, und Kiffen hilft mir nicht so, wie Hanföl das tut. Kiffen entspannt, aber es hat keinen Einfluss auf Schmerzen, so wie Hanföl das hat."

„Hat sich dein Kiffverhalten geändert, jetzt wo du Öl verwendest?"

„Ich habe den Konsum etwas verringert, aber ich kiffe noch immer. Einerseits zur bloßen Entspannung und um mich zu erholen und andererseits auch, weil es gut schmeckt."

Denise schreibt ihre Geschichte auf

„Alles begann vor etwa fünf bis sechs Jahren: Ich bekam seltsame Symptome, die ich nicht einordnen konnte. Ich ging zum Arzt und der sagte mir, er denke, es sei etwas mit den Nerven. Es war ein langer Weg, bevor ich mich endlich einem Bluttest unterziehen konnte. Er war eigentlich immer davon überzeugt, dass nichts dabei herauskommen würde. Dennoch fand man zwei Erreger: den von Borreliose und den des Pfeifferschen Drüsenfiebers. Für mich war das sehr einschneidend.

In der ganzen Zeit glaubte mir niemand und es wurde angenommen, dass mein Problem „allein im Kopf" saß. Deshalb verlor ich das Vertrauen in die Ärzte generell, und auf jeden Fall in diesen einen Arzt.

Dann begannen die Behandlungen, zunächst eine Antibiotikakur in Form von Tabletten, später dann Infusionen. Ich bekam davon lauter rote Flecken auf meinem Körper. Dies erwies sich als allergische Reaktion auf die Antibiotika. Die Krankenschwester traute der Sache nicht und rief den Arzt, doch der empfahl, mit der Behandlung fortzufahren. Nach zehn Minuten wurde es noch schlimmer als es sowieso schon war, und letztendlich musste ich zum ambulanten Notfallzentrum, um dort mit Hilfe einer Injektion wieder zur Ruhe kommen zu können.

Danach habe ich aufgehört, mich mit Antibiotika behandeln zu lassen, und es brach eine Zeit an, in der ich krank war von all den Nebenwirkungen der Antibiotika, die man mir verabreicht hatte. Mein Immunsystem und mein Widerstand waren total zerstört. So sehr, dass ich sogar einen Bakterienbefall im Gesicht bekam, der einer Verbrennung glich. Ich war sehr lange krank, schluckte eine Vielzahl von Nahrungsergänzungsmitteln und Probiotika, hatte eine Menge Termine mit Ärzten - Neurologen, Dermatologen und Privatärzten -, nahm Naturprodukte ein; aber nichts half.

Ich war auch im Radboud-Krankenhaus in Nijmwegen. Hier wurde mir gesagt, dass sie bei mir eine Versuchsbehandlung durchführen wollten: eine dreimonatige Antibiotika-Therapie mit allen möglichen dazugehörigen Nebenwirkungen. Dazu habe ich Nein gesagt.

Ich wollte nicht schon wieder mit etwas anfangen, von dem ich nicht einmal wissen konnte, ob es funktionierte und ob ich davon nicht schon wieder eine Zeit lang krank werden würde. Da haben sie gesagt, dass sie nicht mehr viel für mich tun könnten.

Es war eine ziemliche Sucherei nach der richtigen Behandlung und letztlich half nichts. Dann habe ich die Stiftung *Mediwiet* im Internet gefunden. Ich habe Wernard meine Geschichte geschickt und er schickte mir dann eine Probierpipette zu.

Die Beschwerden, die ich habe, sind insbesondere: Nervenschmerzen, Muskelschmerzen, Übelkeit, Körperzittern, schmerzende Gelenke, Müdigkeit, Übelkeit, Kopfschmerzen und schmerzhafte Stiche in den Knochen. Es ist schwer, mit all diesen Dingen zu leben und trotzdem noch alle alltäglichen Dinge zu tun. Als ich mit dem Hanföl anfing, merkte ich sofort, dass es die Schmerzen verminderte. Ich fühle immer noch gewisse Dinge, aber es ist jetzt so viel besser. Ich kann besser laufen und habe eine längere Ausdauer. Es ist für mich sehr schön, dass ich den Schmerz auf diese Weise besser aushalten kann. Einige Leute um mich herum fanden es etwas komisch, aber sie konnten nachvollziehen, warum ich es tat. Und sie sehen auch, dass es hilft. Wenn ich jetzt an einem Tag Schmerzen habe, nehme ich alle vier Stunden drei bis vier Tropfen, und dann kann ich es aushalten.

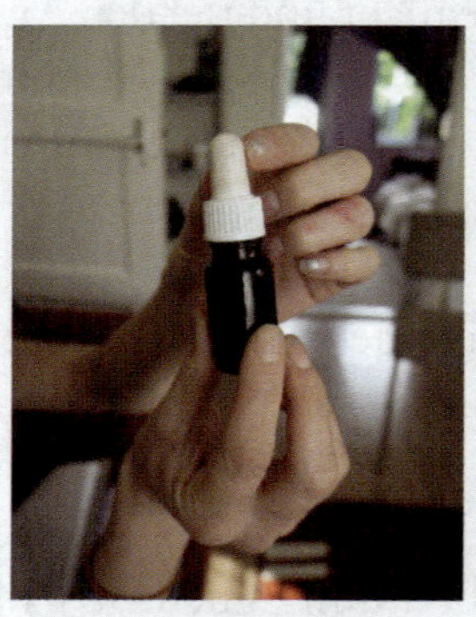

Denise hat eine vorbelastete Vergangenheit und möchte daher nicht erkennbar ins Bild. Name und Adresse sind dem Autor bekannt.

Auch psychisch kann ich damit entspannen. Wenn ich der Therapie eine Schulnote für das halbe Jahr geben müsste, seitdem ich sie anwende, dann würde ich sagen, dass sich meine Situation durch das Hanföl von einer 4, also ausreichend, zu einer 2, also gut, verbessert hat. Dies ist für mich eine ganze Menge! Auf diese Weise kann ich viel besser damit umgehen. Ich bin wirklich glücklich damit und möchte es auch gerne weiterhin verwenden. Für mich ist es das perfekte Heilmittel, ohne unangenehme Nebenwirkungen.

Ich bin froh, dass ich nun mehr Dinge verkraften kann und werde es Menschen, die die Lyme-Krankheit haben, wärmstens empfehlen."

Migräne

Robert kann wieder lachen

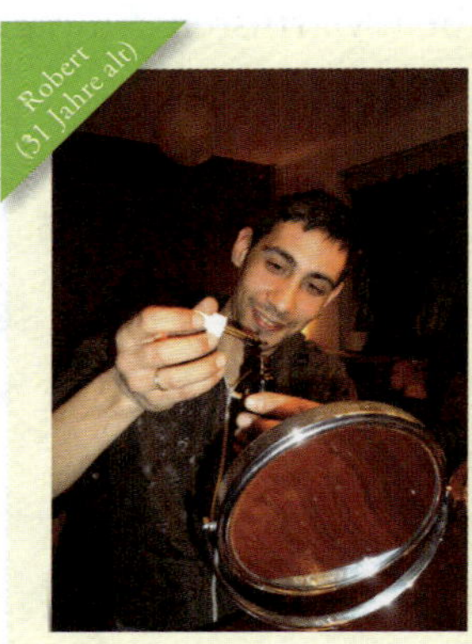
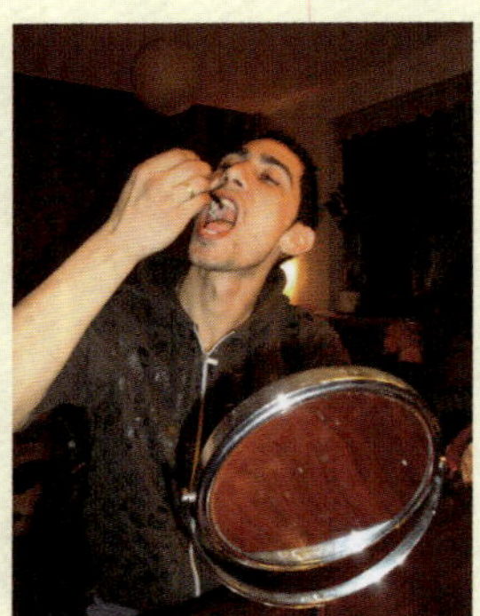

Robert (31 Jahre alt)

Wenn man während der Einnahme in den Spiegel blickt, kann man die Tropfen gut sehen und so genau zählen.

Robert Kneefel (31) ist wahrscheinlich ein entfernter Verwandter von mir, mütterlicherseits. Der Name seines Vaters ist Adrian, und dieser Name erscheint in der Familie meines Großvaters, in der auch ein Adrian Kneefel aus dem Jahre 1854 vorkommt. Roberts Familie kommt, wie mein Großvater auch, von der indonesischen Insel Ternate, also wahrscheinlich sind wir entfernte Vettern.

Robert meldete sich bei der Stiftung *Mediwiet*, weil er an schweren Migräneattacken litt.

„Es begann, als ich etwa 17 Jahre alt war. Da bekam ich die ersten Attacken und starke Kopfschmerzen. Davor hatte ich noch nie Probleme gehabt, nicht einmal gewöhnliche Kopfschmerzen. Mit etwa zwölf Jahren verlor ich meine Schwester und verfiel allmählich den Drogen. Ab einem bestimmten Zeitpunkt nahm ich so viele, dass ich total abhängig war! Ich hatte meine Schwester in der letzten Nacht, bevor sie starb, in meinen

Armen gehalten und dachte, es sei alles meine Schuld. Das war für mich traumatisch. Spätere Untersuchungen ergaben, dass sie Meningitis hatte, und als vier Monate altes Baby überlebt man das nicht. Aber aus dieser Erfahrung heraus geriet ich an die Drogen. Speed, Ecstasy, ein wenig kiffen, Freebase, Kokain … alle nur denkbaren Drogen. Ich glaube, dass dies die Ursache meiner Migräne ist und ich etwas ernsthaft beschädigt habe."

Trauerarbeit

„Ich leide nun wieder an einem Trauma, weil ich vor weniger als sechs Monaten mein eigenes Kind begraben musste. An Sylvester habe ich mich von meiner Frau getrennt. Weil wir unser Kind verloren hatten, haben wir uns gegenseitig verrückt gemacht. Eigentlich hätten wir einander unterstützen müssen, aber das ist nicht geschehen. Deshalb muss ich mich häufig mit Drogen betäuben, denn die Migräneattacken werden durch Stress und Angst hervorgerufen. Ich kann daher auch nur sehr schlecht schlafen. In den letzten zwei Nächten waren es nur jeweils zwei Stunden oder so. Durch das Grübeln und den Stress habe ich auch eine Menge Schmerzen. Ich habe noch nie psychiatrische Hilfe in Anspruch genommen und werde sie auch niemals annehmen, weil ich weiß, dass ich selbst in der Lage dazu sein muss, meine Probleme zu lösen. Ein Psychiater hört zu und gibt Resonanz, aber die Einzige, mit der ich reden muss, ist meine Exfrau. Das versuche ich, aber ich kann nicht zu ihr durchdringen. Sie macht alle meine Versuche zunichte. Sie will auch nicht mit einer neutralen Person sprechen. Bis zu meinem zwanzigsten Lebensjahr habe ich mit niemandem über meine Schwester reden können. Ich bin auch darüber hinweggekommen. Das hat zwar lange gedauert, aber Fleiß bricht Eis. Man muss auch Zeit haben für ein Gespräch und die habe ich nicht, weil das Boot segeln muss, ich bin ja Binnenschiffer. Es gibt auch Momente am Tag, an denen ich nicht an meine Frau und mein Kind denke, zum Beispiel wenn ich in meine Hobbies vertieft bin: Gartenarbeit, Fischen, kleine Boote. Letztes Jahr hatte ich Paprikapflanzen an Bord, Madame-Jeanette-Pflanzen."

Strategien gegen den Schmerz

„Normalerweise, wenn ich Migräne bekomme, habe ich schon beim Aufwachen das Gefühl, dass der Tag schiefgehen wird. Dann muss ich vorher schon Schmerzmittel einnehmen oder ein bisschen kiffen, um das, was kommt, von Anfang an ein wenig zu mildern und die härtesten Schläge ein wenig zu entkräften. Ich nehme 25 Milligramm Diclofenac. Davon nehme ich dann mindestens zwei Pillen auf einmal, über den Tag verteilt zehn bis zwölf Stück. Dann ist es gerade so auszuhalten und ich kann meinen Job machen. Letztes Jahr hatte ich ziemlich oft Migräne – mindestens einmal, aber manchmal auch drei bis vier Mal pro Woche. Wenn ich einen einfachen Anfall habe, nenne ich ihn gutartig. Dann habe ich zwei Tage lang Beschwerden und dann wieder ein paar Tage keine Probleme. Ein schwerer Anfall dauert eine Woche oder auch zwei. Besonders diese schweren Attacken machen mir Sorgen. Wenn ich nichts dagegen unternehme, liege ich drei Tage lang flach. In dieser Zeit kann ich nichts essen und kaum trinken. Wenn ich aufstehe, wird mir schwarz vor Augen und ich muss meine Arme vor mir ausstrecken, damit ich nicht anstoße oder falle. Ich sehe dann ein Flimmern, habe auch einen schwer aufgeblähten Bauch und kann wirklich nichts essen. Ich trinke dann lauwarmen Tee, denn kaltes Wasser kann ich nicht schlucken. Es ist, als ob ich einen Kloß im Hals hätte. Es fühlt sich an, als ob mir jemand auf den Kopf stampft, vor allem auf meiner rechten Seite – der Schmerz strahlt von meinen Augenhöhlen aus über meine Schläfe bis hinten in meinen Hals. Deshalb habe ich oft einen verspannten Nacken. Ich kann dann fast gar nichts mehr tun. Solche schweren Attacken habe ich jetzt seit ein paar Jahren und sie haben im vergangenen Jahr stark zugenommen."

Rauchen als Notlösung

„Das Rauchen von Cannabis hilft: Morgens einen halben Joint, nachmittags die andere Hälfte, am Abend einen ganzen Joint und vor dem Schlafengehen nochmal einen – dann habe ich fast keine Probleme mehr. Wenn ich mich nicht daran halte, fällt mir alles ziemlich schwer. Dann meint man, es sei alles in Ordnung und man macht sein Ding, aber gleich darauf wird man wieder zurückgepfiffen und bekommt den nächsten Schlag versetzt.

Wenn ich Migräne habe und kiffe, kann ich damit vor allem die scharfen Stiche an der rechten Seite meines Kopfes abmildern. Zumindest kann ich dann noch etwas essen oder trinken, vor allem süße Sachen. Aber in den ganz schlimmen Fällen hilft alles nichts mehr. Nur bei leichteren Attacken funktioniert das Kiffen gut."

Lösung ohne Nebenwirkungen

„Ja, das Öl! Ich erhielt es an einem Samstag. An dem Tag hatte ich kein Cannabis geraucht und ging früh schlafen. Am Morgen habe ich dann die Pipette angebrochen und versuchte die ersten zwei Tropfen, vielleicht ein wenig mehr, weil die Menge schwierig zu dosieren war. Dann habe ich gewartet, um zu sehen, ob es eine Nebenwirkung geben würde – Verwirrtheit im Kopf oder so etwas. Aber es war gar nicht so schlimm, ich fühlte nichts. Später am Nachmittag nahm ich wieder zwei Tropfen und am Abend nochmal zwei. Den ganzen Tag über hatte ich keine Probleme, keinen Druck in meinem Kopf, und das fand ich sehr angenehm. So machte ich weiter bis Freitag und nahm dann die letzten zwei Tropfen ein. Ich hatte in dieser Woche einmal einen Moment, an dem ich im Kopf irgendwie leicht wurde und dachte: ‚Hey, es fühlt sich an, als wäre ich high'. Die ganze Woche über hatte ich keine Probleme und in der Woche danach auch nicht. Es funktionierte perfekt! In der darauffolgenden Woche hatte ich nur etwas Cannabis geraucht, sonst aber keine Probleme mehr. Meiner Arbeitsleistung tat das auch sehr gut, weil man einfach klar ist und man selbst sein kann. Man bricht nicht so ein, wie beim Rauchen, man hat mehr Energie. Ich fühlte mich prima, total in Ordnung! So gut wie in diesen zwei Wochen habe ich mich in den letzten zwei oder drei Jahren nicht gefühlt! Diese Schmerzmittel sind auch nicht gut für einen. Ich bekam Schmerzen in meinem Magen und in meiner Seite, aber bei dem Öl habe ich keine einzige negative Nebenwirkung bemerkt!"

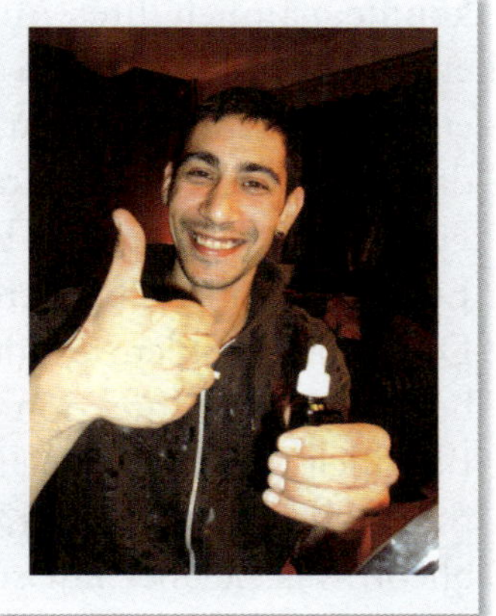

Multiple Sklerose

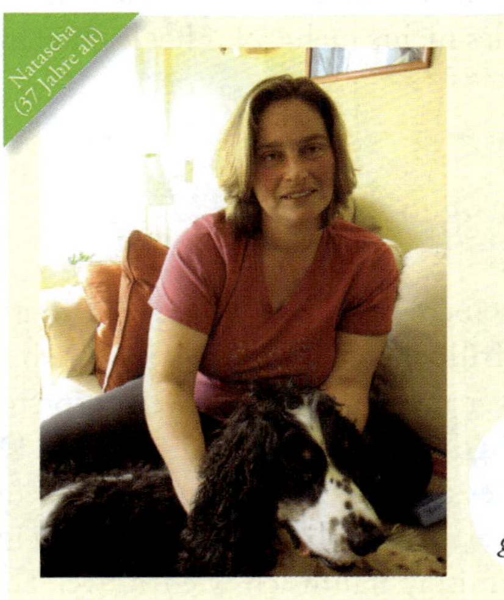

Natascha ist allergisch gegen Hunde, aber nicht gegen ihren eigenen.

Eines Morgens im Juni 2009 wachte Natascha auf und war plötzlich auf ihrem rechten Auge blind – eine ziemlich brenzlige Situation, wenn man von Beruf Busfahrerin ist.

Sie ging daraufhin geradewegs zum Notarzt, der sie an einen Optiker verwies, und der schickte sie wieder zurück ins Krankenhaus, mit dem Hinweis, hier sei etwas Eigenartiges im Gange. Was der Optiker messen konnte, nämlich ihren Augeninnendruck, war in Ordnung. Es musste also etwas Anderes sein, wenn es nicht an den Augen lag. So landete Natascha in einem medizinischen Karussell. Bei einer MRT-Untersuchung stellte man dann fest, dass sich elf Krankheitsherde in ihrem Nervensystem befanden. Für eine MS-Diagnose braucht es mindestens sieben Krankheitsherde. Ende Dezember 2009 erhielt sie dann das Ergebnis der Untersuchung: Die Multiple Sklerose nahm Natascha mehr und mehr in Besitz. Dreimal bekam sie eine Infektion in ihrem rechten Auge, die zu vorübergehender Blindheit oder zu Doppeltsehen führte. Auch litt sie unter Sensibilitätsstörungen: Eine Seite ihres Körpers schien zu glühen, während die andere kalt bliebt, was sie aber nur subjektiv so empfand. Für Andere gab es keinen feststellbaren Unterschied bei der Temperatur ihrer Gliedmaßen. In ihrem linken Arm hatte sie andauernd ein Gefühl, als ob sie eine Manschette zum Blutdruckmessen angelegt bekommen hätte, das viel zu eng geschnürt war. Sie fühlte sich auch sehr müde und litt an Verstopfung. Viele der Beschwerden, die sie schon seit einer ganzen Weile hatte, konnten nun erklärt werden. Wegen dieser Beschwerden bezog sie schon seit 2003 Erwerbsunfähigkeitsrente, aber erst jetzt war ihr die Ursache klargeworden. Zunächst hatte ihr Hausarzt ihre Beschwerden als psychische Störung abgetan, aber mit der Diagnose MS folgte für Natascha schließlich auch eine Art emotionaler Anerkennung. MS wird auch als „Meuchelmörderkrankheit" bezeichnet, weil sie schwer zu diagnostizieren ist und die Patienten oft einen langen Weg zurücklegen, in dessen Verlauf ihre Integrität oft angezweifelt wird. Die endgültige Diagnose wird dann oftmals als eine Art Befreiung empfunden.

Total kaputt

„Nachdem bei mir die Diagnose MS vorlag, musste ich mir einmal in der Woche Beta-Interferon spritzen. Ich machte das immer am Samstag, weil ich nach der Injektion gleich drei Tage flach lag. Dann mussten andere Leute mit meinem Hund spazieren gehen, weil ich einfach total kaputt war. Später stellte sich heraus, dass ich davon auch sehr depressiv wurde und so habe ich dann gemeinsam mit den MS-Krankenpflegern vereinbart, die Injektionen zu stoppen. Ich nahm lieber das Risiko steigender Schäden in meinem Nervensystem in Kauf, als pro Woche drei Tage einzubüßen. Dann bekam ich von meinem Hausarzt mehrere Medikamente, aber die halfen nur mäßig. Eigentlich hatte ich ständig Schmerzen am ganzen Körper, dazu kamen Muskelverspannungen, Krämpfe und viele Knoten in meinen Schultern, meinem Rücken, meinem Hals und meinen Beinen, die mir das Leben schwer machten. Gegen die Schmerzen verwendete ich Diclofenac, Tramal und natürlich Paracetamol mit Codein. Ich besuchte derzeit regelmäßig zweimal pro Woche die Phyiotherapeutin, die hart daran arbeitete, mich von meinen Verspannungen zu befreien. Das hatte ganz gut geklappt, aber eine Woche später waren sie halt wieder da! Gegen die Verstopfung hatte ich verschiedene Pulver erhalten, und als die nicht mehr wirkten, Einläufe bekommen. Irgendwann habe ich von einer Freundin im Café, die selber Fibromyalgie hat, den Tipp bekommen, auf Google nach Hanföl zu suchen. So landete ich bei der Stiftung *Mediwiet* und forderte eine Probierpipette an. Das erste Mal nahm ich das Öl am Abend – da ich nicht mehr vor die Tür musste, nahm ich zwei Tröpfchen. Ich hatte tatsächlich so ein Gefühl wie: ‚Haschisch, Hilfe!', aber es tat mir furchtbar gut. Ein trockener Mund war die einzige Nebenwirkung. Ich konnte sofort alle Schmerzmittel weglassen. Mittlerweile nehme ich das Öl am Abend – ich musste ja nicht mehr vor die Tür, also nahm ich zwei Tröpfchen. Ich hatte tatsächlich so ein Gefühl wie: ‚Haschisch, Hilfe!', aber es hat furchtbar gut getan. Ein trockener Mund war die einzige Nebenwirkung. Ich konnte sofort alle Schmerzmittel weglassen. Mittlerweile nehme ich dreimal täglich zwei Tropfen. Vor kurzem habe ich zum ersten Mal einen Coffeshop besucht und fand die Atmosphäre dort sehr beängstigend. Es handelt sich dabei um den *Willie Wortel* in Haarlem. Aber als Patient bekomme ich dort immerhin Ermäßigung."

Reduzierung der Medikamente

„Ich bin jetzt dabei, die Muskelrelaxanzien und Schlaftabletten abzubauen. Von jeder Sorte nahm ich jeweils zwei; dann nahm ich jeweils eine halbe weniger und jetzt nur noch ein Viertel der Dosis. Mein Antidepressivum Cipralex habe ich von 40 auf 20 Milligramm reduziert. Ich möchte ganz damit aufhören, will aber vorsichtig sein, im Hinblick auf die dunklen Tage, die im Herbst und Winter noch kommen können – vielleicht kannst du das verstehen? Ich benutze allerdings immer noch eine Menge Medikamente – einige täglich, andere nur bei Bedarf: Antihistaminika gegen Allergie, Inuvair gegen Asthma und Beconase, ein entzündungshemmendes Mittel, gegen die Allergie. Die nun folgenden Medikamente nehme ich nur noch bei Bedarf oder in abnehmender Dosierung: Paracetamol mit Codein; Zoldem, ein Beruhigungsmittel; Circadin, um wirklich durchschlafen zu können; Diazepam, ein Muskelrelaxans; Cipralex, ein Antidepressivum; Gastracid, das zum Magenschutz dient."

Dissoziation

„Mit 16 Jahren wurde ich getestet und der Arzt sagte, dass ich eigentlich gegen alles allergisch sei: gegen Hunde, Katzen, Pferde; nur gegen meine eigenen Hunde und Katzen nicht. Ich litt auch einige Zeit unter Automutilation, auch Selbstverstümmelung genannt, aufgrund der ich mir durch ständiges Kratzen offene Wunden zufügte. Vor drei Jahren hörte ich dann damit auf, denn ich hatte mir einfach schon zu viel Schaden zugefügt. Allerdings fing ich gleich darauf wieder mit Nägelkauen an! Man nennt das Dissoziation: Erst ziehe ich mich in mich selbst zurück und dann verletze ich mich, denn das gibt in dem Augenblick ein beruhigendes Gefühl. Ich bin mir zu diesem Zeitpunkt nicht einmal bewusst, dass ich das mache; nur wenn der Hund bellt, ein Auto hupt oder es an der Tür klingelt, komme ich aus diesem zurückgezogenen Zustand wieder zurück und dann denke ich: ‚Verdammt, jetzt habe ich mich doch wieder kaputtgekratzt.'

Im Jahr 2008 wurde bei mir eine Borderline-Persönlichkeitsstörung diagnostiziert, aber es ist wohl auch so, dass MS-Patienten häufig unter psychischen Problemen leiden. Das Borderline-Etikett wurde mir also auch noch verpasst! Mittlerweile besuche ich auch einen Psychotherapeuten, um mithilfe der sogenannten Trauerarbeit die Misere zu überwinden, dass mein Körper mich im Stich lässt. Er hat mir gesagt, dass ich keine Borderline-Persönlichkeitsstörung habe. Mein Neurologe meint, dass er mir in Bezug auf meine MS keine Zukunftsprognose geben kann."

Verbesserung durch Öl

„Durch das Öl mache ich mir jetzt weniger Sorgen. In meinem Kopf ist es ruhiger geworden, und auch die Watte darin ist weg. Ich bin in den letzten zwei Monaten auch nicht mehr depressiv gewesen – nur wütend auf meine MS. Früher war ich eine stämmige Frau, schleppte ohne weiteres 40 Liter Gartenerde auf meiner Schulter die Treppe hinauf, während ich jetzt schon bei fünf Litern schlapp mache. Mit dem Öl schlafe ich jetzt wie ein Stein. Das war früher ganz anders; deshalb nahm ich auch Schlaftabletten. Und wenn ich nicht durchschlafen konnte, nahm ich Circadin ein, um durch die Nacht zu kommen. Aber ich wurde trotzdem noch wach und dann schlurfte ich zum Kühlschrank, um mir einen Schluck zu genehmigen.

Jetzt nehme ich abends gegen 23 Uhr meine Tröpfchen Hanföl, meine Medikamente gegen das Asthma und die Allergien, ein Antidepressivum, ein Schlafmittel und ein Muskelrelaxans. Die letzten beiden fahre ich gerade zurück. Von jedem der beiden Mittel nehme ich eine halbe Tablette, lege mich hin, lese noch etwas und schlafe dann ein."

Weniger Nebenwirkungen

„Ich habe eine Liste der Dinge aufgestellt, unter denen ich nicht mehr leide, seit ich das Hanföl verwende. Da wäre auf jeden Fall die Verstopfung zu nennen: Ich kann jetzt jeden Tag einmal auf die Toilette wie jeder andere auch – das konnte ich schon seit Jahren nicht mehr. Außerdem ist meine Ataxie (breitbeinig-unsicheres Gangbild) besser geworden, und ein bestimmtes Gefühl, dass ich immer in meinem Kopf hatte, quält mich nun auch nicht mehr. Ich nenne es ‚meine Sprachverwirrung': Wenn es etwa um Nord-Ost ging, sagte ich ‚Ord-Nost', Nilgänse waren plötzlich ‚Gilnänse' und solche verrückten Sachen. Für die Umstehenden schien das dann sehr skurril.

Mir fielen zeitweise auch Worte nicht ein. So sagte ich zum Beispiel einmal zu meiner Schwester: ‚Lass uns nicht mit den Hunden entlang der Uferpromenade spazieren, da liegt eine tote Quack Quack!' Ich konnte einfach nicht auf das Wort ‚Ente' kommen. Jetzt habe ich keine Probleme mehr damit.

Ich habe auch keine zitternden Hände mehr, und auch mein linkes Bein zittert jetzt viel weniger. Ich wollte mir schon fast ein Auto mit Automatik anschaffen, denn wenn ich die Kupplung trat, zitterte mein linkes Bein immer ganz fürchterlich, aber das ist jetzt viel besser geworden.

Das Gefühl von einem viel zu eng geschnürten Band um meinen linken Arm ist viel geringer geworden, und ich habe auch keine Schmerzen mehr in den Fußsohlen.

Wenn ich meinen Kopf auf meine Brust legte, bekam ich immer ein elektrisierendes Gefühl auf der Rückseite meines Schädels, das vom meinem Rücken ausstrahlte. Wie heißt das nochmal? Oh ja, das Lhermitte-Zeichen – ein typisches Phänomen bei Menschen, die MS haben. Das ist jetzt auch weg. Ich habe auch nicht mehr das Gefühl, wenn ich den Kopf nach links oder rechts beuge, dass der Inhalt verzögert hinterherkommt. Auch das Schwindelgefühl ist nicht mehr da.

Körperlich fühle ich mich nicht anders. Ich bin noch immer am Morgen sehr müde und muss Mittagsschlaf halten. Ich schlafe elf Stunden am Tag. Daran hat sich nichts geändert. Mein Hausarzt steht dem Hanföl offen gegenüber und ist froh, dass ich selber Nachforschungen über alternative Therapien angestellt habe und deshalb nun viel weniger synthetische Medikamente konsumiere. Aber mein Neurologe und meine MS-Krankenpfleger sind demgegenüber gar nicht aufgeschlossen. Sie sagen, ich würde Rauschgift benutzen. Sie räumen ein, es sei zwar nicht gefährlich oder irgendetwas, aber es bleibe doch immer noch ein Rauschmittel, und man solle besser bei der Schulmedizin bleiben. Da wisse man, was man hat, und die Menge sei immer richtig eingestellt."

Zu viel eingenommen?

„Einmal war es vorgekommen, dass ich zu viel Hanföl eingenommen hatte. Ich rief dann eine Freundin an. Die riet mir, ruhig zu bleiben, die ganze Sache auszusitzen und ein Getränk mit viel Zucker zu trinken. An dem Tag war ich unruhig und nervös gewesen, und hatte die Tropfen eingenommen, ohne dabei in den Spiegel zu schauen, um genau zählen zu könnenkönnen. Stattdessen hatte ich den Gummiball der Pipette zu kräftig gedrückt. Tja, und dann war es etwas zu viel geworden! Ich hatte Gummibeine und elastische Arme, aber in meinem Kopf herrschte trotzdem ein gutes Gefühl. Durch die MS-Krankheit fühlt man sich aber schnell unsicher; also rief ich beim Arzt an, denn es hätte auch ein Krankheitsschub sein können. Beim nächsten Mal werde ich das aber nicht mehr tun. Dann esse ich einen großen Löffel mit Zucker, lege mich eine Stunde aufs Ohr und dann ist es wieder vorbei. Die einzige Nebenwirkung des Öls, die ich erwähnen muss, ist die Mundtrockenheit. Ich trinke nun sehr viel Wasser, habe aber trotzdem immer einen trockenen Mund. Und ich nehme einiges an Gewicht ab; ich weiß nicht, ob das vom Hanföl kommt. Im März stand ich beim Arzt auf der Waage und mein Gewicht betrug 102 Kilo. Im September wurde nochmal gewogen und da waren es nur noch 90 Kilo, also zwölf Kilo weniger. Ob das durch das Hanföl kommt oder weil ich die Medikamente abgesetzt habe, weiß ich nicht."

Zwanghafte Persönlichkeitsstörung, OCPD

Endlich Ruhe

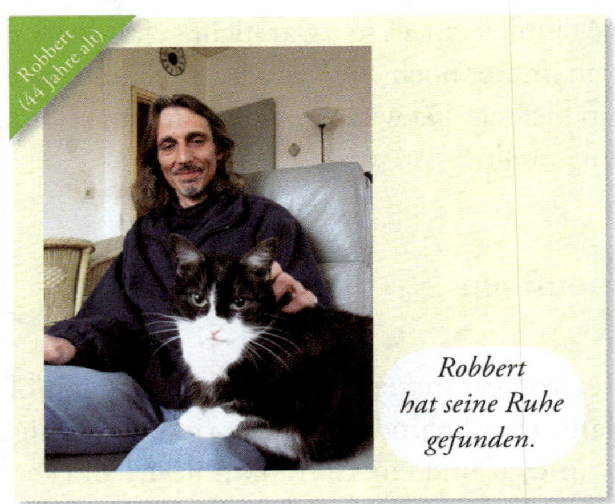

Robbert Kraayenoord (44) sagt über sich selbst, er sei ein hyperaktives Kind gewesen, leicht autistisch gestört, mit einem IQ von 116-120. Für Autisten ist eine gewisse Ruhe, Ordnung und Regelmäßigkeit notwendig, aber das war nun genau das, was er in seinem Elternhaus *nicht* bekam.

Schlechter Start

Robberts Mutter war Alkoholikerin und hatte eine schwierige Beziehung zu ihrem Mann. Es war ein chaotischer Haushalt und Rob hatte ständig Streit mit seiner Mutter. Sie und der Berater der Jugendfürsorge sahen Rob als den Verursacher der Probleme, und deshalb wurde er in eine Einrichtung für Jugendliche abgeschoben. Dort herrschte manchmal ein übermäßig strenges Regime, das dazu führte, dass sich bei ihm OCPD (Obsessive Compulsive Personality Disorder) entwickelte, eine zwanghafte Persönlichkeitsstörung. Merkmale von OCPD sind Starrheit und Unnachgiebigkeit in sozialen Beziehungen: Immer hat ein anderer Schuld, die Betroffenen haben einen übersteigerten Sinn für Gerechtigkeit und halten zwanghaft an Regeln fest. Typisch für die Störung sind auch die Neigung, sich nicht von alten Gegenständen trennen zu können und die Faszination für alten Krempel, aber das sollte sich später noch als nützlich erweisen. Auf jeden Fall sind dies alles Dinge, unter denen man besser nicht leidet, wenn man sich in die Welt der Jugendeinrichtungen begeben muss. Rob versuchte das Beste daraus zu machen und sah Jugendeinrichtungen als eine Art Spielplatz, wo es darum ging, die erwachsenen Betreuer aus der Reserve zu locken und sie gegeneinander auszuspielen. auszuspielen – er hatte ein Talent dafür. Die meisten Kinder fanden es großartig, sich gemeinsam gegen die Führung aufzulehnen. Rob nahm gerne Sachen aus einem Schrank, legte sie in einen anderen Schrank und beobachtete dann voll Interesse, was passieren würde. Dieses Verhalten führte dazu, dass er aus drei Internaten flog.

Kiffen beim Wehrdienst gelernt

Auch in der Schule lief es nicht gut. Als Internatskind war er anders als Andere und deshalb fiel es ihm schwer, Anschluss zu finden. Auch war er als Internats-Kind „härter im Nehmen" und jagte anderen Kindern damit Angst ein. Ab einem bestimmten Zeitpunkt bekommt man dann als Kind den Stempel „schwierig" verpasst, und Schulen wollen einen nicht mehr aufnehmen. Schließlich landete er auf einer Berufsschule, in der er in Metallverarbeitung unterrichtet wurde. Auch das wurde nicht wirklich ein Erfolg, und so wurde er ab seinem 15. Lebensjahr von der Schulpflicht freigestellt und man suggerierte ihm, er solle dann mal lieber arbeiten gehen. Die Arbeit wurde ihm vor allem durch Arbeitsagenturen vermittelt: Jobs im Einzelhandel, Einpackarbeiten und Putztätigkeiten. Dann wurde Rob zum Militär eingezogen. Auch das war nicht so toll für ihn. Es schien eine Fortsetzung des Internats zu sein, mit dem gleichen Zwang und einem gemeinsamen Feind – dem Feldwebel. Rob betrachtete Menschen als ein Klavier, auf dem man nach Belieben spielen konnte. Positiv an seinem Wehrdienst war für ihn die Tatsache, dass er dort das Kiffen lernte. Er entdeckte, dass das Rauchen von Cannabis ihm Ruhe gab und er sich besser ausdrücken konnte. Seit früher Kindheit hatte Rob an Asthma gelitten, doch seltsamerweise verschwand das mit dem Kiffen. Ein Nachteil war, dass er nun den Dienst nicht mehr aushielt. Er widersetzte sich zusehends mehr der Leere und Sinnlosigkeit. Rob nahm sich vor, den Wehrdienst zu verlassen, wollte aber nicht für geistig dienstuntauglich erklärt werden, weil er wusste, dass ihm das später in seiner Karriere hätte schaden können. Irgendwie schaffte er es dennoch, aus dem Dienst entlassen zu werden. Aber da er drei Wochen vor dem Ende seines Dienstverhältnisses entlassen wurde, entging ihm seine Prämie von 5000 niederländischen Gulden.

Ein komplizierter Bruch

Dann folgten einige Jahre mit Gelegenheitsjobs, bis er eines Tages auf seinem Fahrrad mit einem Auto zusammenstieß und sich eine 5-fache Beinfraktur zuzog. Das brachte ihm acht Operationen ein, bei denen alles Mögliche schiefging. Zunächst bekam er die falschen Antibiotika, und das Resultat war eine Knocheninfektion. Wiederholt sagte man ihm, man müsse sein Bein amputieren. Schließlich geriet er an einen Arzt, der sein Bein erneut brach und es damit schaffte, es zu retten. Rob fing dann bei einem Unternehmen an, in dem hochwertige Büromöbel hergestellt wurden. In diesem Betrieb versuchte jeder, das bestmögliche Produkt zu liefern. Da Rob mit einem Hang zur Perfektion ausgestattet ist, gefiel es ihm dort ausgezeichnet.

Erneuter Absturz

Fünf Jahre lang ging alles gut – bis er einen neuen Chef bekam. Der war ein altmodischer Mann, der autoritär auftrat und das war mit Robs Instinkt für Gerechtigkeit nicht zu vereinbaren. Zwischen Rob und dem neuen Chef brach daher Krieg aus. Rob hatte dann einen Rollerunfall und wurde für anderthalb Jahre krankgeschrieben. Das psychologische Gerangel in der Arbeit hatte ihn eine Menge Kraft gekostet. Er fing an zu trinken, häufte Schulden an und strandete schließlich in der Erwerbsunfähigkeitsrente. Das war nicht das, was er sich gewünscht hatte, denn eigentlich wollte er wirklich gerne arbeiten. Stattdessen wurde er jetzt von Gerichtsvollziehern verfolgt und tauchte unter, lebte ein paar Jahre auf der Basis der Rente und schlug sich dabei mit allerlei illegalen Jobs durch. Im März 2005 bekam er zusammen mit vier Anderen einen Wohnplatz in einem Heim für betreutes Wohnen in Haarlem bei Amsterdam.

Rob entdeckt das Öl

Rob war in dieser Zeit stark abhängig von Oxazepam, einem Medikament zur Entspannung und Verringerung von Ängsten. Seine Freundin fand über das Internet die Website der Stiftung *Mediwiet*. Ich schickte Rob etwas Öl zum Ausprobieren. Das Öl gefiel ihm gut. Rob wurde ruhiger, konnte wieder gut schlafen und fühlte sich ausgeglichen: So ausgeglichen, dass ein schwieriges Gespräch mit seinem ärztlichen Mentor, das er sehr gefürchtet hatte, ausgesprochen gut verlief. Nach elf Tagen Hanfölkonsum war sein tägliches Pensum an Joints auf „nur noch" fünf bis sechs Stück reduziert. Auch mit Stimmungsschwankungen und Depressionen hatte er nun weniger Probleme. Wenn ihn etwas störte, hatte er immer Mühe gehabt, dies zu artikulieren und zu verarbeiten. Jetzt konnte er ruhig ausformulieren, was ihm auf die Nerven ging.

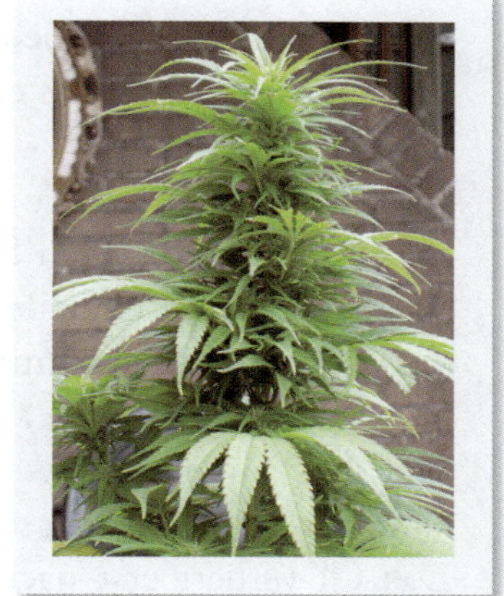

Selbstanbau

Um ruhig bleiben zu können, hat Rob bisher durchschnittlich 175 Euro pro Monat für Cannabis ausgegeben. Diesen Betrag kann er weitgehend sparen, wenn er sein eigenes Öl herstellt. Rob zeigt mir den sonnigen Garten des Hauses: Hier könnte man ein paar schöne Pflanzen züchten! Ich verspreche ihm ein paar Samen *Double Fun*, die für den Innen- und Außenanbau gut geeignet sind. Rob zeigt mir sein neues Hobby: Antiquitäten! Mit seiner hohen Intelligenz und der angeborenen Neigung zum Perfektionismus hat er ein gutes Auge für die Nischen in der Welt der Antiquitäten. Menschen mit OCPD haben Schwierigkeiten damit, alte unnütze Dinge zu entsorgen. Immerhin versucht er jetzt, das zu seinem Beruf zu machen: Das ist sehr smart von ihm.

Parkinson

Parkinson ist eine fortschreitende, abscheuliche Krankheit. Sie wird immer schlimmer und der Patient verliert zunehmend die Kontrolle über Körper und Geist. Der Körper fungiert dabei wie eine Art Gefängnis oder Folterkammer, aus der es kein Entrinnen gibt. Ein zusätzlicher Effekt ist, dass Patienten deshalb oft schwer depressiv werden. Es gibt keine guten Medikamente zur Heilung von Parkinson. Das Einzige, was man tun kann, ist die Symptome zu bekämpfen.

Die am häufigsten verwendete Arznei ist Levodopa und die ist nur vier bis fünf Jahre wirksam und bringt eine Reihe von unangenehmen Nebenwirkungen mit sich, wie Schwindel, Herzklopfen, trockener Mund, Zittern, Magen-Darm-Beschwerden, unwillkürliche Muskelkontraktionen, Depression, Schlaflosigkeit, Demenz, Kopfschmerzen und Sehstörungen, aber auch Hypersexualität, Spielsucht, Atemnot, Übelkeit, Durchfall und Verstopfung. Kein besonders angenehmes Medikament also, und es hilft eigentlich kaum. Darüber hinaus können einige der Nebenwirkungen dauerhaft sein. Cannabis ist den Parkinson-Patienten als ein mögliches alternatives Medikament daher sehr willkommen.

Im Internet zirkuliert ein Video von einer US-amerikanischen Parkinson-Patientin, deren Schüttelanfall endet, wenn sie ein paar Züge aus ihrer Haschischpfeife nimmt. Der Nachteil bei der Inhalation ist, dass der Patient dabei immer stoned oder high wird und die Wirkung nur 60 bis 90 Minuten anhält. Es muss dann wieder inhaliert werden und der Patient wird wieder high. Bei der Verwendung von Hanföl kann der Wirkstoff aber so genau dosiert werden, dass das nicht passiert. Das Öl verliert erst nach vier bis fünf Stunden seine Wirkung; bei einigen Patienten wirkt es sogar 24 Stunden lang!

Wieder problemlos Auto fahren

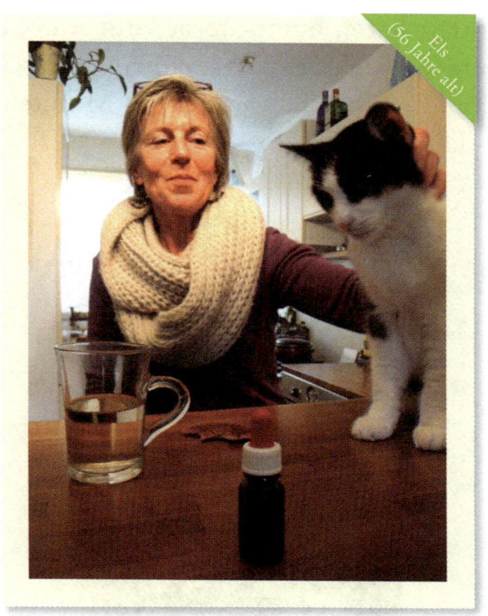
Els (56 Jahre alt)

Els (56) ist eine Frau, die als Kind viel in der Scheune ihres Vaters, einem Blumenzwiebelzüchter, gespielt hat. Die Zucht von Blumenzwiebeln ist zusammen mit dem Baumwollanbau die umweltschädlichste Form der Landwirtschaft, bei der große Mengen an Giftstoffen verwendet werden. Vermutlich waren diese Giftstoffe die Ursache für die Parkinson-Krankheit, unter der Els nun leidet.

Sie berichtete mir, wie sie im Laufe der Zeit immer mehr die Kontrolle über ihre Muskeln einbüßte – ihre Glieder versteiften sich dann einfach. Deshalb warf sie immer wieder Dinge um. Sogar am Tisch zu essen wurde zu einem Problem. Sie konnte immer weniger leisten und musste ihre Arbeitsstunden immer weiter abbauen, bis sie letztlich zu 100 Prozent arbeitsunfähig wurde. Zum Glück entdeckte Els Hanföl, und das gab ihr sofort mehr Kontrolle über ihre Muskeln.

Für eine Überprüfung ihrer Arbeitsunfähigkeit musste sie zum Arzt gehen. Sie beschloss deshalb, ein paar Tage vor dem Termin das Hanföl abzusetzen, sodass der Arzt ihren wahren Zustand zu sehen bekommen würde. In den Tagen, die der Überprüfung vorausgingen, verschlechterte sich ihr Zustand rapide. Mit Mühe parkte sie ihren Wagen beim

Krankenhaus und schleppte sich zum Eingang. Die Parkinson-Symptome wurden immer stärker. Nachdem man sie zum zweiten Mal für 100 Prozent erwerbsunfähig erklärt hatte, humpelte sie zum Auto, das sie mit großen Schwierigkeiten gerade noch erreichen konnte, nahm schnell zwei Tropfen Hanföl aus dem Handschuhfach, wartete fünf Minuten und konnte dann wieder problemlos fahren!

Keine starre Maske mehr

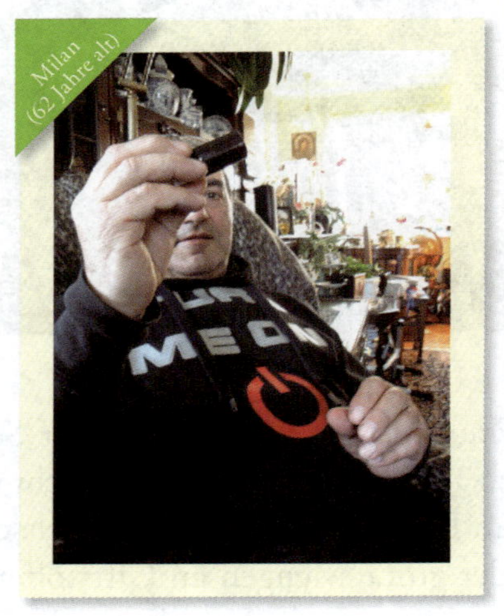

Milan (62 Jahre alt)

Milan, ein Mann jugoslawischer Abstammung, ist 62 Jahre alt. Die Krankheit MSA-P (Multisystematrophie mit überwiegenden Parkinson-Symptomen) wurde bei ihm vor sechs Jahren entdeckt und das bedeutet, dass er noch ungefähr drei Jahre zu leben hat. Es ist eine degenerative Erkrankung, die mit Parkinson-ähnlichen Symptomen wie Tremor (Zittern), Steifigkeit und Rigor (Muskelstarre) einhergeht. Bei Rigor sind plötzlich alle Muskeln erstarrt und der Patient kann sich nicht mehr bewegen. Milan war immer ein aktiver Mensch und bemerkte plötzlich, dass er immer langsamer und steifer wurde. Er verwandelte sich zunehmend in einen „Betonblock“. Die Medikamente, die er bekam, halfen nicht und die Parkinson-Symptome wurden immer schlimmer. Er konnte sich nicht mehr im Bett umdrehen, seine Frau musste immer erst wach werden und ihn umdrehen. Seit er etwas Hanföl bekam, geht es ihm viel besser.

Es ist ein schöner sonniger Tag im März, als ich seine Frau ans Telefon bekomme.

„Es läuft gut. Wir sind jetzt seit sieben Wochen dabei und nun nimmt er etwa vier Tropfen pro Tag. Die Menschen um ihn herum sagen, dass er viel besser aussieht und dass sein Gesicht keine starre Maske mehr ist. Er nimmt sogar selbst wieder Anrufe entgegen. Man kann ihn wieder verstehen, er lispelt und flüstert nicht mehr so. Bei diesem schönen Wetter ist er zum ersten Mal wieder im Garten, um zu arbeiten: Äste von Sträuchern und Bäumen sägen, den Rasen mähen. Er hat sein Hanföl immer in der Tasche. Wenn er von einem Rigor überfallen wird, nimmt er schnell ein paar Tröpfchen und nach ein paar Minuten ist er wieder fit. Die Muskelstarre tritt jetzt auch viel weniger häufig auf als früher.“

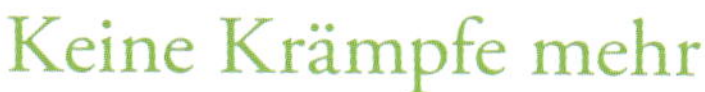

Keine Krämpfe mehr

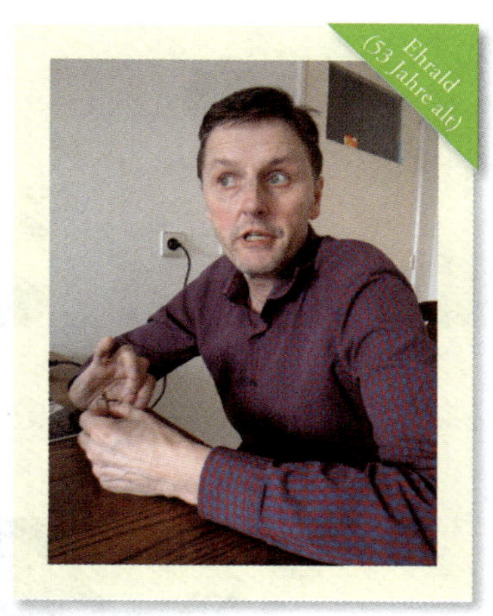

Ehrald Kooy (53). Beim ersten Besuch nehme ich eine Kamera mit, um alles zu filmen. Wir hatten das so vereinbart. Ehrald weiß seit seinem dreißigsten Lebensjahr, dass er Parkinson hat, aber die Krankheit wurde bei ihm in den letzten Jahren immer schlimmer. Kein Wunder, dass der Mann schwer depressiv ist, vergeblich seinen Hausarzt um Sterbehilfe gebeten hat und jetzt davon spricht, vom Dach zu springen.

Ehrald leidet unter Krämpfen, die Muskeln in seinem rechten Arm und dem rechten Bein bewegen sich ständig und aus diesem Grund bekommt er starke Muskelschmerzen, ähnlich wie Krämpfe in den Waden. Der Schmerz ist so stark, dass er manchmal Tage lang nicht schlafen kann, bis er dann aus bloßer Erschöpfung einschläft.

Ich habe Ehrald noch nie vorher getroffen oder gesprochen, gebe ihm die Hand, schalte die Kamera ein und frage ihn, wer er ist und was sein medizinisches Problem ist. Vor laufender Kamera gebe ich ihm zwei Tropfen Hanföl. Ehrald hat keine Erfahrung mit Cannabis und so lege ich ihm die Zeitschrift *High Life* vor. Er blättert sie durch und ist überrascht. Er habe keine Ahnung gehabt, dass die Cannabiswelt so „anders" aussieht: „Im Fernsehen hört man immer nur, dass das alles Verbrecher sind."

Nach zehn Minuten fühlt Ehrald, dass seine Krämpfe weniger werden und nach 15 bis 20 Minuten sind sie ganz verschwunden. Als ich ihn nach mehr als einer Woche wieder besuche, erzählt er, dass er täglich um elf Uhr bis zu drei Tropfen Hanföl einnimmt und dann 24 Stunden keine Probleme mehr hat!

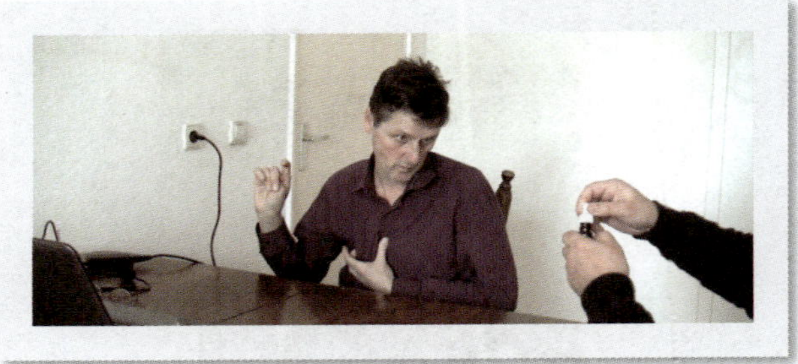

a. Aufmerksam beobachtet Ehrald, wie ich das Öl auspacke.

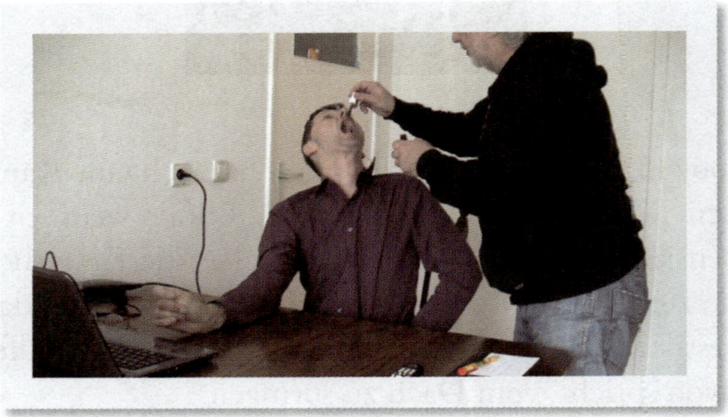

b. Zu Beginn erst mal zwei Tropfen unter der Zunge. „Hm, schmeckt nicht unangenehm".

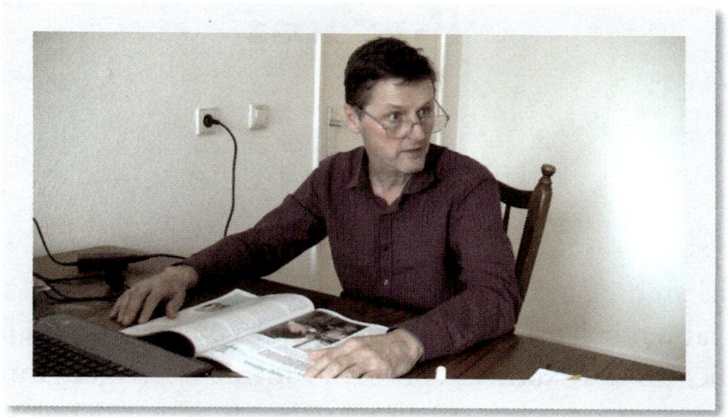

c. Nach zehn Minuten: „Eigentlich kann das nicht sein, aber es scheint, dass die Spannung größtenteils weg ist."

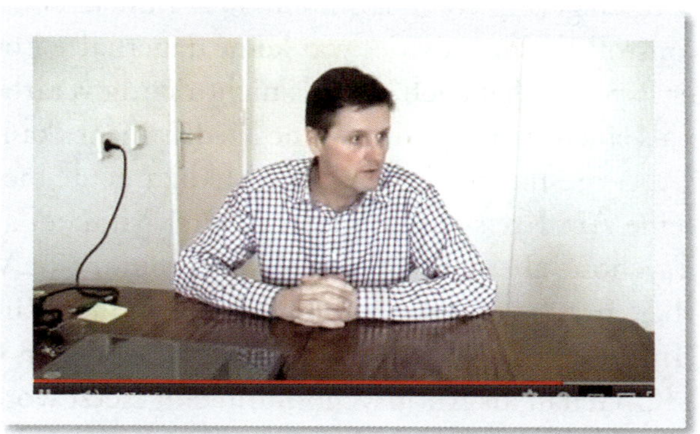

d. Nach mehr als einer Woche: „Ich nehme jeden Tag um elf Uhr drei Tropfen und habe dann den ganzen Tag keine Probleme. Von dem Öl merke ich nichts in meinem Kopf, ich werde davon nicht high oder so. In diesem Jahr werde ich dann mal hier und da ein paar Cannabispflanzen züchten."

Geben Sie auf YouTube „Ehrald Kooy" ins Suchfenster ein und schauen Sie sich das Interview an. [Das Interview ist in niederländischer Sprache.]

Psychose

In Cannabis fidelis

Wir erhielten die nachstehende E-Mail:

„Mit 21 Jahren bekam ich eine Psychose. In meiner Jugend habe ich fast ausschließlich in der Natur gespielt und meine Teenager-Jahre waren die Hölle, weil ich mit der künstlichen Stadtwelt keinen Kontakt herstellen konnte. Dann kam auch noch die Psychose, gerade in dem Moment als ich begann, wieder zu mir selbst zu finden. Zwei Jahre lang nahm ich Medikamente ein, die mich geistig völlig lähmten. So konnte ich meine Krankheit zwar unter Kontrolle halten, aber es war keine dauerhafte Lösung. Die Ursachen meiner Psychose habe ich damals nicht richtig verarbeiten können.

Nach mehr als einem Jahr Studium ohne Medikamente kamen die Symptome wieder. Aber diesmal wollte ich keine Medikamente mehr, aus Angst, am Ende in eine Art Kreislauf zu geraten. Drei Monate lavierte ich am Rande einer Psychose, aber schließlich gelang es mir, meine Vergangenheit doch zu verarbeiten. Ich war erschöpft und wollte endlich Ruhe in meinem Kopf haben. Im Internet fand ich dann Studien, bei denen Cannabis mit niedrigem THC-Gehalt als Antipsychotikum eingesetzt worden war – damit hatte man gute Resultate erzielt. Obwohl für meinen Psychiater der wissenschaftliche Beweis nicht ausreichend schien, nahm ich Kontakt zu Euch auf und setzte dann Cannabis als Mittel ein. Es ist buchstäblich, als ob die Natur wieder in meinen Kopf eingezogen sei und mein Gehirn organisch umprogrammiert hätte. Endlich konnte ich Ruhe erleben und hatte keine Ängste mehr. Langsam gewann auch meine Intelligenz wieder die Oberhand.

Nachdem ich nun seit einem Monat Hanföl einnehme und über den Tag verteilt eine Schlaftablette in zwei Teilen schlucke, habe ich jetzt endlich das Gefühl, vollkommen präsent in meinem Körper zu sein. Am Anfang wird man sich immer high fühlen; daher muss man sicherstellen, dass man mit einer sehr leichten Dosis anfängt. Zunächst wird man auch denken, es ginge nur in die falsche Richtung, denn der Geist wird vielleicht noch verwirrter und abstrakter. In meinem Fall war es außerdem falsch, das alles alleine machen zu müssen. Die Stigmatisierung von Cannabis aber machte es Pychiatern und anderen Menschen unmöglich, mich zu unterstützen."

Dik Herman, 3-1-2013

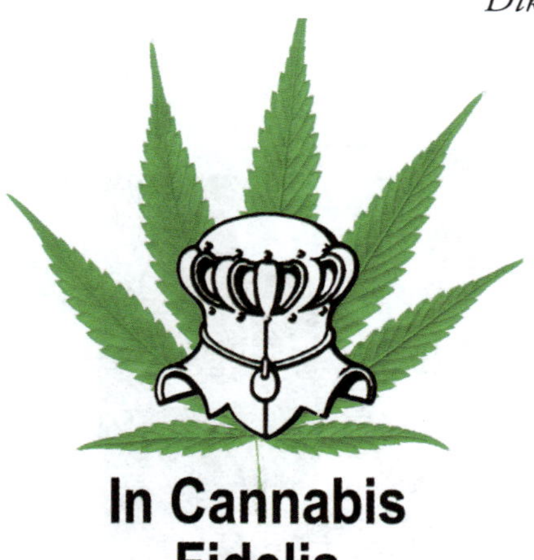

Reizdarmsyndrom

Blätter kauen statt Öl schlucken

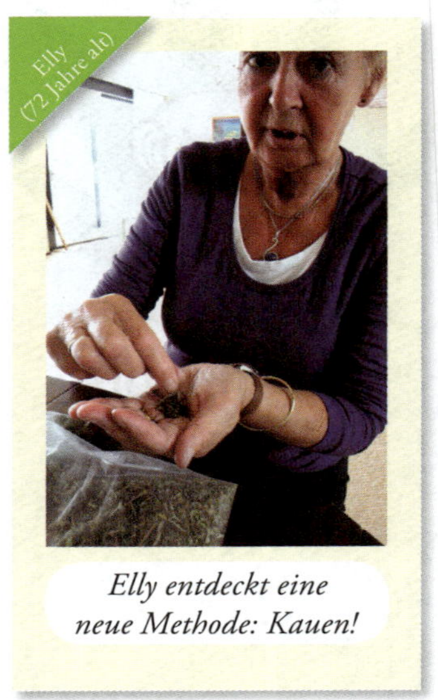

Elly entdeckt eine neue Methode: Kauen!

Elly (72) hat eine neue Methode zur medizinischen Verwendung von Cannabis entdeckt. Vor 23 Jahren ging sie zum Arzt, weil sie so oft hustete. Das war natürlich ein Signal, dass etwas nicht stimmte. Ihre Schwester und ihre Mutter sind beide an Krebs gestorben.

Der Arzt untersuchte ihren Bauch und schickte sie sofort zum Gynäkologen, der einen tennisballgroßen Tumor entdeckte. Das war im Jahre 1989. Der Tumor wurde entfernt, aber auch ihre Eierstöcke und die Gebärmutter. Nach der Operation hatte sie Probleme mit ihrem Darm und konnte nicht auf die Toilette gehen. Nach Jahren, die von Schmerzen, Pillen und Elend geprägt waren, landete Elly im Jahr 1995 in einem anderen Krankenhaus. Weil durch die Entfernung der Gebärmutter und der Eierstöcke zu viel Raum in ihrem Bauch entstanden war, musste ihr Darm am Rücken befestigt werden. Dieser Eingriff hatte noch mehr Schmerzen zur Folge, manchmal krümmte sie sich buchstäblich auf dem Boden.

Wandern, um Schmerzen zu vermeiden

Es folgten Jahre mit starken Schmerzen und vielen Untersuchungen, aber ohne viel Erfolg. Sie versuchte, so gut wie möglich mit dem Leben mitzuhalten, schluckte viele verschiedene Pillen und entdeckte, dass ihr Bewegung dabei half, die Schmerzen zu vermindern. Wenn sie sich hinlegte, nahmen die Schmerzen wieder zu. Deshalb wanderte Elly viel und lief vor dem Schlafengehen endlos auf und ab. Aber dennoch wurde sie oft in der Nacht wach von den Schmerzen und ging dann wieder im Wohnzimmer hin und her.

Ein Scherz mit großer Wirkung

Bis sie einmal im Scherz auf einer Feier sagte: „Ich glaube, ich sollte mir etwas Gras zulegen." Ihre Tochter, eine Krankenschwester, nahm ihre Bemerkung ernst, recherchierte für ihre Mutter im Internet und fand so die Stiftung *Mediwiet*. Wir schickten ihr etwas Hanföl zum Ausprobieren und etwas Hanftee. Das Öl wirkte nicht gut, Elly fühlte sich schon nach einem einzigen Tropfen schwindelig, und als ehemalige Lehrerin will sie gerne die Kontrolle behalten. Der Hanftee half etwas, aber die Idee, andauernd Tee aufsetzen zu müssen, war ihr unangenehm. „Was für ein Aufwand", dachte sie.

Ausgeruht wach werden

Am zweiten Tag steckte sie einfach ein Blatt, das für den Tee bestimmt war, in den Mund und kaute es 20 Minuten lang. Das half. Sie setzte sich auf die Couch vor den Fernseher und plötzlich war der Schmerz nicht mehr so schlimm. Nach ein paar Tagen waren die Schmerzen völlig verschwunden und dieser Zustand hält nun schon über mehrere Monate an. Man kann also annehmen, dass es vom Kauen der Hanfblätter kommt. Nur gelegentlich hat sie noch Schmerzen, wenn sie einen anstrengenden Tag hatte oder sehr lang auf einer Party gewesen ist. Dann nimmt sie eine

Paracetamol-Tablette oder ein Zäpfchen. Das ständige Laufen, um ihre Eingeweide zu senken, ist jetzt definitiv vorbei. Zuvor hatte sie Schlafstörungen; jetzt schläft sie gut und wacht jeden Morgen ausgeruht auf.

Kauen ist für Elly effizienter

Sie gibt täglich einen Teelöffel Gras auf die Hand, zerreibt es, steckt es in den Mund und kaut dann 20 Minuten darauf herum. Hanf ist die ideale Volksmedizin, denn man kann ihn so flexibel einsetzen. Wir besprechen die Möglichkeit, im nächsten Jahr ein paar Pflanzen in den Garten zu setzen. Ich sage ihr, dass dies heutzutage sehr einfach ist. Es gibt viele Unternehmen, die weibliche Samen verkaufen. Man muss nur ein oder zwei Pflanzen durchbringen, um Grasvorrat für ein ganzes Jahr zu bekommen. Ich erkläre ihr, dass die Pflanzen im April ausgesät werden sollten und dann im September oder Oktober reif für die Ernte sind. Ihr Mann Steef hört aufmerksam zu. Er ist laut Elly ein Hypochonder und möchte den Hanf auch versuchen, weil er unter Spannungen im Kopf leidet. Elly schaut skeptisch drein: Bleibt dann noch genug für sie übrig? Ich versichere ihr, dass eine Pflanze gut und gerne ein paar hundert Gramm Blätter und Knospen liefert. Zwei Pflanzen sind also für zwei Personen durchaus genug!

Rheuma und chronische Schmerzen

Wieder zupacken können

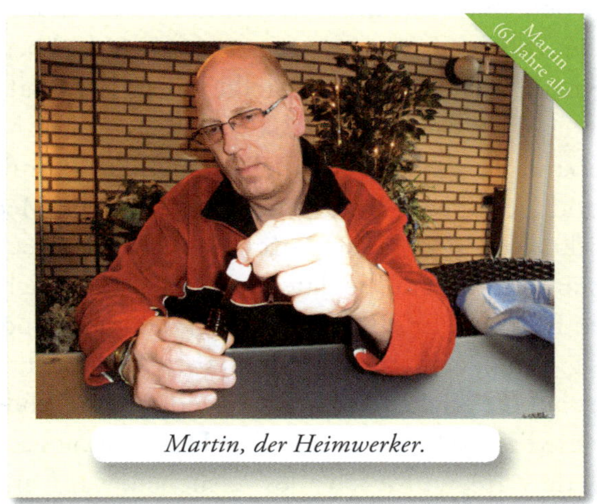

Martin, der Heimwerker.

Martin (61) verrichtete schwere Arbeit auf dem Bau. Als er 30 war, bekam er Probleme mit seinem Rücken. Er konnte immer weniger arbeiten und deshalb auch weniger verdienen. Das Problem blieb allerdings und wurde noch schlimmer.

„Unten am Steißbein liegen ein paar Wirbel nicht gut. Sie sind verschlissen, aber es ist zu riskant, dort zu operieren", sagte ihm sein Arzt. Schließlich wurde Martin zu 80 bis 100 Prozent arbeitsunfähig erklärt und damit arbeitslos – mit einer Invaliditätsrente von 70 Prozent seines letzten Gehalts, das ohnehin schon sehr viel niedriger als sein ursprüngliches Gehalt war gewesen war! Und so landet man zu Hause, wird mit einem sehr niedrigen Einkommen abgespeist und langweilt sich. Als Bauarbeiter war er es gewohnt, mit seinen goldenen Händen zuzupacken und immer beschäftigt zu sein. Deshalb fing Martin an, sein Haus umzubauen, legte einen Kiesboden, fertigte Tische … aber irgendwann ist man dann mit allem fertig. Und einzig und allein mit den Hunden spazieren zu gehen, langweilt auf die Dauer auch.

Die Rheuma-Spirale

Nach einigen Jahren wurde Martin ständig müde. Er dachte am Anfang, dass es wohl wieder vorübergehen würde, aber das war nicht der Fall. Auf Anraten seiner Frau ging er mit seinen Beschwerden zum Hausarzt. Der machte verschiedene Bluttests und sagte ihm, er habe Rheuma. Das war in Martins Familie erblich, also wunderte er sich nicht darüber. Man schickte ihn zu einem Rheumatologen und der stellte einen Rheumafaktor von 1080 fest; ein normaler Wert liegt unter 20. Dann begann das Medikamentenballett: Schmerzmittel, Tramal und Magentabletten, Humira, Azulfidine, Methotrexat und Etanercept-Injektionen. Jedes dieser Medikamente hat seine Nebenwirkungen, und die sind oft erheblich. Seine Leber protestierte und ihm war ständig schlecht. Schlafen konnte er auch nicht gut und alles fiel ihm aus den Händen. Er saß nur noch auf dem Sofa und konnte nichts mehr tun. Das ging ungefähr zwei bis drei Jahre so. Seine Frau Rita machte sich im Internet auf die Suche nach alternativen Heilmethoden und landete schließlich bei medizinischem Hanföl. Der Rheumatologe war einverstanden: „Wenn ich du wäre, würde ich alles versuchen, was Linderung bringen kann. Ich kann dir aber kein medizinisches Cannabis verschreiben, weil die Wirkung davon bei Rheuma bisher noch nicht bewiesen ist.“ Martin rief die Stiftung *Mediwiet* an und erhielt zwei Testflaschen mit Hanföl. Die Tropfen zeigten unmittelbare Wirkung: Er konnte besser schlafen und die Übelkeit verschwand, weswegen er auch gleich wieder normal essen konnte.

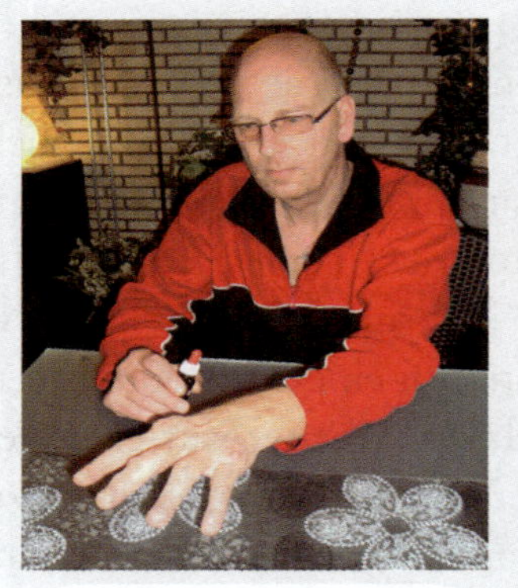

Martin zeigt die Missbildungen an seinen Händen.

Ich gab Martin ein paar *Double-Fun*-Samen. Noch im selben Jahr hatte er seine ersten eigenen Marihuanapflanzen und stellte sein eigenes Öl her. Medikamente setzt er zwar noch ein, aber jetzt viel seltener. Aus diesem Grund sind auch die unangenehmen Nebenwirkungen verschwunden. Martin kann jetzt mit seinen Händen wieder zupacken, auch wenn er es nur noch für sich selbst tut – um etwas Gras für seine eigene Gesundheit anzubauen und daraus Öl herzustellen.

Warum mit Hanföl nicht 100 werden?

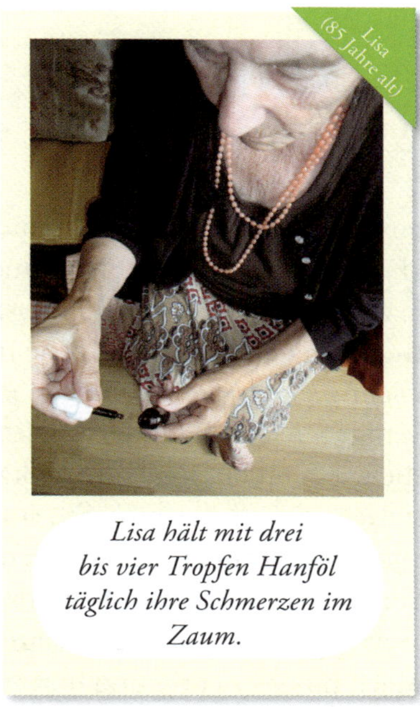

Lisa hält mit drei bis vier Tropfen Hanföl täglich ihre Schmerzen im Zaum.

Lisa de Roos (85) leidet seit Jahren unter Rheuma- und Muskelschmerzen. Die haben sich langsam entwickelt. Sie hat dann mehr und mehr Schmerzmittel genommen - aber inzwischen braucht sie keine mehr. Man bot ihr auch Prednison an, aber das lehnte sie ab. Davon kann man Diabetes, Bluthochdruck, Osteoporose und Gesichtsschmerzen bekommen. Sie hatte Geschichten von anderen gehört, die sich durch Prednison plötzlich die Knochen brachen, aber ihr Hausarzt bestand darauf, dass sie es trotzdem ausprobieren sollte: „Ach, das passiert nur, wenn man langfristig große Mengen einnimmt“, sagte er jedes Mal. Lisa wusste es aber besser. Sie hatte mit Menschen gesprochen, die das Medikament genau wegen dieser Nebenwirkungen abgesetzt hatten. Weil sie auch Medikamente gegen zu hohen Blutdruck verwendete und im Jahr 2003 einen Schlaganfall gehabt hatte, musste sie zusätzlich noch Blutverdünner einnehmen. Gegen das Rheuma selbst bekam sie keine Mittel, sondern nur gegen die Schmerzen. Als ihre Kinder ihr vorschlugen, doch einmal Cannabis zu versuchen, traute sich Lisa zunächst nicht. Wegen der negativen Berichterstattung in den Medien und der jüngsten Anti-Cannabis-Offensive durch die Politik hatte sie Angst und glaubte, man könne süchtig davon werden und in eine Gefahrenzone geraten.

Sofort weniger Schmerzen

Ihre Kinder schrieben die Stiftung *Mediwiet* an und ich führte telefonisch ein Gespräch mit der Frau, um sie zu beruhigen und zu informieren. Am nächsten Tag erhielt sie von uns eine Zehn-Milliliter-Flasche, das entspricht 260 Tropfen. Nach zwei Monaten besuchte ich sie für ein Interview.

„Ich nahm sehr vorsichtig einen Tropfen. Nach ein paar Stunden wurden die Schmerzen weniger. Meine Hände waren immer sehr dick und aufgeschwollen, beinahe wie Krallen. Ich hatte sie kaum bewegen können. Das ist jetzt komplett weg. Sehen Sie nur: Sie sind jetzt wieder richtig flexibel. Morgens bin ich zwar immer ein bisschen steif, aber ich bin ja auch schon 83. Nach einem Tag Gartenarbeit spüre ich, was ich getan habe, dann bin ich ein wenig steif in meinen Schultern, aber das ist doch normal. Man sollte einfach nur vorsichtig und normal damit umgehen. Ich nehme nun ein bis zwei Tropfen am Tag, einmal im Laufe des Morgens und dann abends vor dem Zu-Bett-gehen. Ich schlafe jetzt auch viel besser als früher. Früher schlief ich kaum und lief in der Nacht durchs Haus, weil die Schmerzen mich am Schlafen hinderten. Ich versuchte ständig, unterschiedliche Haltungen einzunehmen, um weniger Schmerzen zu haben. Aber das alles habe ich jetzt schon seit sieben Wochen hinter mir! Jetzt schlafe ich ausgezeichnet, und das sorgt für einen großen Unterschied, wie man sich dann im Laufe des Tages fühlt. Keine einzige Nebenwirkung! Auch den Kindern fällt nichts Besonderes an mir auf."

Hanföl hausgemacht

Ich spreche das Problem des Nachschubs an: „Wir können Sie nicht unendlich mit Öl beliefern, denn das ist verboten. Wie gedenken Sie in der Zukunft an das Öl zu kommen? Noch ist die Stiftung *Mediwiet* noch aktiv, aber es kann sein, dass wir in der Zukunft nicht mehr da sind, denn was wir tun, ist eigentlich illegal."

Lisa lacht: „Nun, ich würde nicht wissen, was ich tun sollte. Es ist mir auf jeden Fall einiges wert und wenn ich es auch weiterhin kaufen könnte, würde ich das sicherlich gerne tun."

Ich frage, ob sie ein paar Pflanzen in den Garten setzen möchte?

„Nun, das wird nicht gehen, meine Nachbarn würden mich direkt bei der Polizei anzeigen", lacht sie. „Das sind wirklich solche Verräter." Sie hat den Zweiten Weltkrieg miterlebt und damals gelernt, vorsichtig zu sein.

„Werden wir Sie dann irgendwann in einem Coffeeshop in Amsterdam antreffen?", stachle ich sie weiter an. Das hält Lisa für keine gute Idee, denn sie müsste dann mit öffentlichen Verkehrsmitteln reisen und das tut sie schon seit Jahren nicht mehr.

„Wäre es vielleicht eine gute Idee, die Kinder zu bitten, für ihre Mutter ein paar Pflanzen im Garten anzubauen?" Aber damit will Lisa ihre Kinder nicht belasten. Als später das Aufnahmegerät ausgeschaltet ist, fallen ihr doch noch etliche Namen aus der Familie und aus ihrem Freundeskreis ein, bei denen sie ein paar Pflanzen unterbringen könnte. Ich erkläre, dass ein Teil der Philosophie des medizinischen Cannabis darauf beruht, dass die Menschen lernen, sich selbst zu helfen und sich nicht passiv und abhängig verhalten. Man fühlt sich dann besser, wartet nicht untätig auf Hilfe und erduldet nicht einfach nur sein Elend.

Mit Lisa geht es jetzt aufwärts. Auf ihre alten Tage ist sie damit beschäftigt, sich neue und gewagte Pläne für die Zukunft auszudenken, mit denen sie sich selbst helfen kann. Und warum auch nicht?

Sie sagt begeistert: „Das ist ein sehr einfaches Mittel, das mir sehr gut hilft, und es ist sehr billig, wenn man es selbst anbaut. Von meinem Arzt werde ich kein offizielles medizinisches Marihuana verschrieben bekommen, das weiß ich jetzt schon. Ich habe noch nicht wirklich mit ihm gesprochen, aber der kommt garantiert wieder mit seinem Prednison an. Vielleicht wird er mir aus Höflichkeit eine Minute zuhören, nur um dann zu sagen: ‚Das lassen wir aber mal schön sein.'"

Ich sage ihr, dass Cannabis wohl auch anderen Alterserscheinungen entgegenwirkt, wie Parkinson und Demenz. Meiner Meinung nach sei sie geradewegs auf dem Weg, 100 Jahre alt zu werden.

Lisa lächelt: „Nun ja, wenn ich auf dem Weg dahin nicht noch die unterschiedlichsten Beschwerden bekomme, möchte ich gerne so alt werden!“

Lisa denkt ab jetzt voraus

Nach dem Interview fügt ihr Sohn mir gegenüber hinzu: „Bevor unsere Mutter das Öl verwendete, war es immer so, dass, wenn man mit ihr über ein bevorstehendes Ereignis sprach, das erst in einem Monat oder so stattfinden sollte, man immer dieselbe Antwort bekam: ‚Na ja, falls ich dann noch da bin!‘ Jetzt, seitdem sie Hanföl nimmt, will sie auf alles, was sie kauft, drei Jahre Garantie!“

Ein Jahr später ruft Lisa mich an und fragt: „Meine verräterischen Nachbarn ziehen weg, hast du ein paar Samen für mich?“

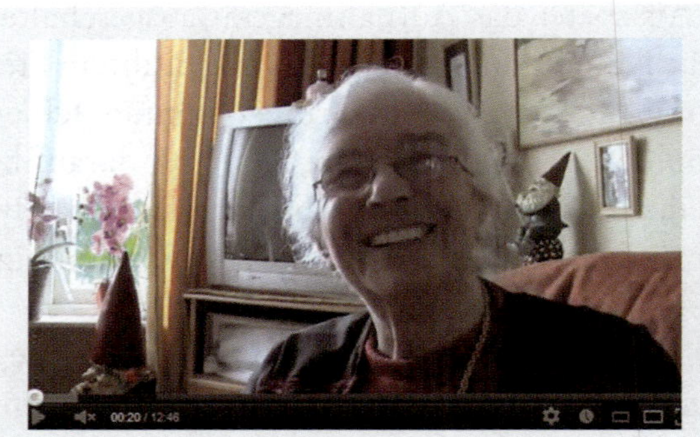

Geben Sie auf YouTube „Lisa de Roos“ ins Suchfenster ein um sich ihr Interview anzuschauen. [Das Interview ist in niederländischer Sprache.]

Schizophrenie

Hilfe gegen die Stimmen im Kopf

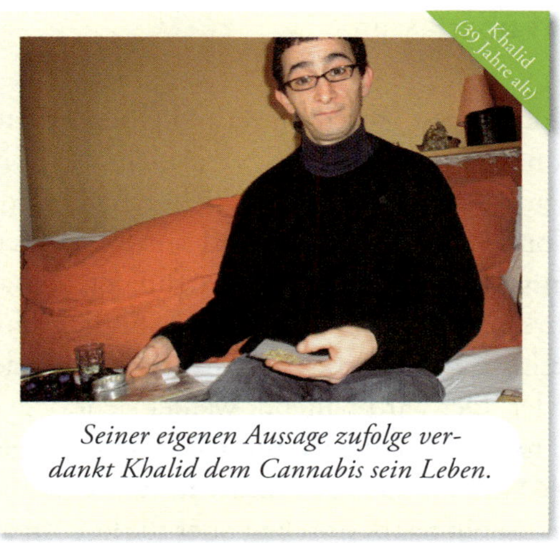

Seiner eigenen Aussage zufolge verdankt Khalid dem Cannabis sein Leben.

Khalid (39) empfängt mich in seinem gepflegten Häuschen. Während des Interviews lärmt im Hintergrund der Fernseher mit einem Teleshop-Programm. Später während unseres Gesprächs wird mir klar, dass dies so ungefähr das ist, was er auch sonst tagtäglich erlebt: ständiges Gerede im Hintergrund.

Schizophrenie kommt unter Marokkanern sehr häufig vor. Khalids Vater ist ein klassischer marokkanischer Gastarbeiter, der in den frühen 60er Jahren in die Niederlande kam, um Geld zu verdienen. Nach einer Weile konnte ihm im Jahr 1967 seine Familie folgen, Khalid war da gerade zwei Jahre alt. Mit vier Jahren geht er in den Kindergarten, aber zu Hause läuft es nicht gut, weil die Mutter an Schizophrenie leidet, die zwar nicht als solche erkannt wird, wohl aber zu zunehmender Frustration des Vaters führt. Die Mutter kehrt im Jahr 1979 zurück zu ihrer Familie nach Marokko. Der Vater heiratet wieder, aber auch diese Ehe ist nicht wirklich glücklich: Im Jahr 1986 nimmt der Vater die Kinder, Khalid, seinen Bruder und seine Schwester mit nach Marokko in den Urlaub, kehrt aber nicht nach Europa zurück. Dies führt zu einem Skandal, und der Vater wird im Folgenden wegen Entführung seiner Kinder gesucht und kann nicht mehr in die Niederlande zurückkehren, weil ihm dort die Verhaftung droht. Damit verliert er auch seinen Anspruch auf eine Rente, obwohl er dafür lediglich noch fünf Jahre hätte arbeiten müssen.

Dem Schicksal überlassen

Khalid lebt in den ersten Jahren in Marokko bei der Familie seiner Stiefmutter und sieht nach und nach ein, dass sie nicht mehr in die Niederlande zurückkehren werden. Nach zwei Jahren zieht Khalid zu dem Bruder seines Vaters. Er hat dort ein hartes Leben und wird bei einem Zimmermann in Dienst genommen, der als sein Meister fungiert. Khalid ist zu diesem Zeitpunkt 15 Jahre alt und leistet harte Arbeit: Endlos schleift und schleppt er Holz, leistet reinste Kinderarbeit. Dann trifft er auf der Straße zufällig seinen Vater wieder. Der wird wütend, weil er sieht, wie sein Sohn ausgebeutet wird, und nimmt ihn wieder mit in die Stadt Xargebim. Das ist eine echte Dritte-Welt-Stadt, in der die Kinder in der schlammigen Stadtmitte leere Plastiktüten für ein paar Groschen oder für lose Zigaretten verkaufen.

Schizophrenie ist eine genetische Abweichung, aber in Marokko wissen die Leute nicht, worum es sich handelt. Marokko selbst könnte man wohl selber eine schizophrene Gesellschaft nennen: Lästige Dinge hält man lieber verborgen. Die Justiz versucht das Problem vor Touristen zu verbergen, greift streunende Schizophrene regelmäßig auf der Straße auf, packt sie in einen Lieferwagen und verfrachtet sie einige hundert Kilometer weiter in eine abgelegene Stadt oder ein abgelegenes Dorf. Dort werden sie ausgeladen und ihrem Schicksal überlassen. Sie laufen dann schreiend oder mit sich selbst redend herum. „Wie Schafe, die nicht wissen, warum sie dauernd blöken“, erklärt Khalid.

Stimmen im Kopf

Ein Freund erzählt Khalid dann, dass er für ihn Arbeit auf dem Bau in Tanger besorgen kann. Für fünf Dirham pro Tag muss er hart arbeiten, aber das hält er nicht lange aus, weil sein Körper zu schmächtig ist. Dort lernt er auch Haschisch kennen, das er manchmal benutzt, um seine aufkommende Schizophrenie zu unterdrücken und Ruhe zu finden. Aber das Haschisch ist von schlechter Qualität und wirkt nur unzureichend. Und die Niederlande locken noch immer. Seine Schwester hat durch Briefkontakt mit alten Klassenkameraden stets Verbindung dorthin gehalten. Khalid spart etwas Geld zusammen und lässt sich schließlich von Menschenschmugglern zurückbringen. In Amersfoort lebt er für eine Weile auf der Straße und landet schließlich in Enschede, wo ein Anwalt dafür sorgt, dass er Ausweispapiere und Anspruch auf Arbeitslosengeld erhält. Khalid hört zu dem Zeitpunkt bereits ständig Stimmen, die ihn vom Schlaf abhalten und ihn sehr ermüden. Diese Stimmen hat er eigentlich schon immer gehört, und dachte, das sei normal. Jetzt stellt er fest, dass Gras das Einzige ist, was ihm gegen sie hilft. Das Gras drängt die Stimmen mehr in den Hintergrund. Sie sind dann zwar immer noch da, aber er kann sich besser über sie hinwegsetzen. Er kann auch besser schlafen und erhält so die dringend benötigte Ruhe. Gras jedoch ist in den Niederlanden sehr teuer und eine Woche lang im Monat kann er es sich meist nicht leisten, medizinisches Marihuana zu kaufen. In dieser einen Woche nehmen die Stimmen dann zu. Davor hat er immer schreckliche Angst, weil dies für ihn einen wahren Leidensweg darstellt. In dieser Zeit leidet er auch regelmäßig an schweren Schmerzen und Krämpfen.

Tägliche Folter

Im Jahr 1995 wird er in die psychiatrische Klinik „Sinai“ aufgenommen und erhält dort Medikamente, die ihm aber nicht helfen. Eines Tages wird er mit dem Gefühl wach, ein eisernes Band kreise sehr schnell um seinen Kopf. Auch hört er zwei neue laute Stimmen, einen Mann und eine Frau, die ihn ständig beschimpfen und miteinander darüber diskutieren, was die anderen, leiseren Stimmen sagen. Seine Krankheit offenbart sich nun in vollem Ausmaß und droht ihn zu zerstören. Das Leben wird für Khalid zur täglichen Folter. Allerdings wird nun auch endlich die Diagnose Schizophrenie bei ihm gestellt. Im Jahr 2006 zieht er bei seiner Schwester in Almelo ein. Vom ambulanten psychiatrischen Dienst (RIAGG) bekommt er starke Medikamente, die ihm allerdings nicht helfen und ihn zusätzlich mit verschiedenen Nebenwirkungen belasten. Als er beim RIAGG meldet, er profitiere mehr von dem für ihn unbezahlbaren Cannabis und hätte daher gerne ein Rezept für medizinisches Marihuana, wird sein Arzt sehr wütend und schreit, er wisse besser, was gut für ihn sei. Danach wirft er ihn aus dem Sprechzimmer

Keine Hirngespinste mehr

Dann bekommt er zufällig die Zeitschrift *High Life* in die Hände und liest darin einen Artikel über Cannabis für den medizinischen Gebrauch. Er weiß jetzt, dass das, was er immer schon gedacht hat, kein Hirngespinst ist. Er beschließt, sein eigenes Gras anzubauen, um nicht jeden Monat eine Woche lang ohne auskommen zu müssen. Khalid sucht sich im Internet einen 400-Watt-starken Zuchtschrank mit eingebautem Feuerlöscher aus und erhält als offizieller medizinischer Marihuana-Patient einen guten Rabatt. Stolz zeigt er mir seinen Zuchtschrank: ein ordentlicher, weißer Schrank mit einigen schönen Pflanzen.

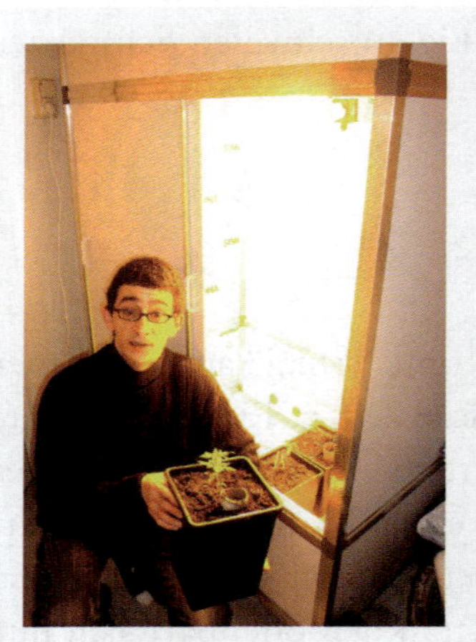

Khalid zeigt stolz seine eigenen Pflanzen.

„Es ist nicht mehr nur ein Heilmittel für mich, sondern auch ein Hobby, das mir eine Basis bietet für ein geregeltes Leben. Eines weiß ich sicher“, sagt er, „wenn ich, als die Krankheit ausbrach, kein Gras hätte kaufen können, dann wäre ich jetzt weg gewesen. Die Krankheit macht Patienten geistig ohnmächtig, man kann den Menschen noch vor sich sehen, aber vom Kopf her ist er nicht mehr anwesend. Es sind Zombies geworden, die Krankheit hat den Körper übernommen. Die medizinische Verwendung von Marihuana hat ganz sicher mein Leben gerettet!“

Schlaflosigkeit

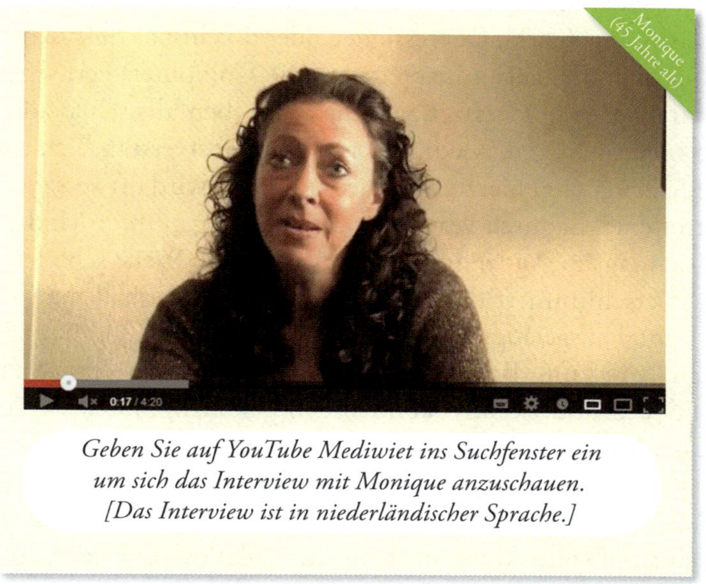

Geben Sie auf YouTube Mediwiet ins Suchfenster ein um sich das Interview mit Monique anzuschauen. [Das Interview ist in niederländischer Sprache.]

Ein häufig auftretendes Problem

Es wird geschätzt, dass über 25 Prozent der Menschen schlecht schlafen und mehr als zehn Prozent von ihnen Medikamente verwenden. Schlaflosigkeit ist ein häufig auftretendes Problem. Schlechter Schlaf hat eine Reihe von Folgeerscheinungen: Müdigkeit, aber auch Konzentrationsstörungen, Gedächtnisstörungen, Lethargie und Reizbarkeit. Letztendlich wird der natürliche Schlafrhythmus zerstört und es ist dann schwierig, ihn wieder herzustellen. Menschen, die schlecht schlafen, sind daher auch anfällig für verschiedene Krankheiten, bekommen schnell Grippe und Ähnliches. Kurz gesagt: Wenn Hanföl dafür sorgen kann, dass diese 25 Prozent der Menschen besser schlafen, könnten wir einen großen, sozialen und gesellschaftlichen Gewinn verbuchen.

Ursachen

Schlaflosigkeit hat mehrere Ursachen, wie zum Beispiel Lärm- oder Lichtbelästigung, Stress, Depressionen oder psychische Störungen. Bis spät in die Nacht mit Elektronikapparaten wie Computer, Fernseher, Tablets und Smartphones beschäftigt zu sein, wirkt ebenfalls schlafstörend. Aber genauso tragen Drogen, Medikamente und selbstverständlich auch unnatürliche Arbeitszeiten hierzu bei. Die Krankheit wird oft versehentlich von den Betroffenen dadurch verschärft, dass sie wegen ihrer Müdigkeit dazu neigen, sich tagsüber oder am frühen Abend eine Weile schlafen zu legen. Aber das verschlimmert das Problem nur. Was aber soll man tun, wenn man sich total ausgelaugt fühlt?

Drogen, wie zum Beispiel Alkohol, Koffein, Nikotin, Arzneimittel, Kokain, Speed und Ecstasy, können den Schlafrhythmus stören und die Ursache der Schlaflosigkeit sein. Oft werden dann Schlaftabletten verschrieben. Diese können süchtig machen und es kann Gewöhnung auftreten. Der größte Nachteil ist, dass man tagsüber nicht wirklich ausgeruht ist und oft mit einem Kopf voller Watte umhergeht. Schlaflosigkeit kann auch erblich bedingt sein.

Schlechter Schlaf und Fibromyalgie

Ich vermute, dass Schlafstörungen auch der Fibromyalgie zugrunde liegen. Man schläft normalerweise in Zyklen von 90 Minuten und die kann man wieder in mehrere Abschnitte unterteilen. Der letzte Teil ist die Delta-Schlafphase, in der neue Immunzellen, die während des Tages produziert wurden und einen „Webfehler" aufweisen, gereinigt und in der auch Viren und Bakterien entsorgt werden. Wenn Menschen schlecht schlafen, stehen diese nächtlichen Wartungsarbeiten auf dem Spiel. Das ist wie bei einem Auto, das man lange nicht in die Werkstatt gebracht hat: Es beginnt dann an verschiedenen Stellen zu knarren und zu quietschen, und wenn nichts dagegen getan wird, entstehen folgenschwere Probleme.

Tricks zum Einschlafen

Um besser schlafen zu können, gibt es zahlreiche Hausmittelchen, wie zum Beispiel ein Glas warme Milch zu trinken, ein heißes Bad oder eine Dusche zu nehmen oder nicht zu viel über die Probleme des Tages nachzudenken. Aber natürlich ist das nicht ganz so einfach. Wir leben in einer Welt, in der wir mit Informationen bombardiert werden, und diese Informationen sind oft aufregend oder bedrohlich. Viele Menschen rauchen vor dem Schlafengehen einen Joint; das entspannt, aber man wird davon jedes Mal high. Darüber hinaus hat das Rauchen heute einen schlechten Ruf, insbesondere wenn Cannabis mit Tabak vermischt wird.

Oftmals genügt weniger als ein Tropfen

Ich habe von mehreren Patienten gehört, dass sie mit nur einem Tropfen oder sogar mit nur einem halben Tropfen (ohnehin fünfmal verdünnt), kurz vor dem Schlafengehen eingenommen, keine Schlafprobleme mehr haben. Das Hanföl entspannt und ist deutlich billiger als jedes Mal Cannabis zum Rauchen zu kaufen. Man kann einen Tropfen Hanföl sehr einfach halbieren, indem man ihn auf einen Teelöffel gibt und mit dem Finger vorsichtig die Hälfte davon aufnimmt, um ihn dann abzulecken. Man kann natürlich auch mit Olivenöl zehn- oder zwanzigfach verdünnen. Je weniger Wirkstoff man verwenden muss, desto besser. Patienten, die Hanföl bei anderen Krankheitsbildern verwenden, erzählten mir oft, dass sie plötzlich viel besser schlafen und ich fragte mich, wie es wohl bei Menschen mit wirklich anerkannten Schlafproblemen, also bei den „schweren Fällen", wirken mochte.

Endlich ausgeruht aufwachen

Daher war der Kontakt mit Monique sehr interessant. Sie kämpft seit 45 Jahren mit einem angeborenen, genetisch vererbten Schlafproblem. Auch ihre Mutter schlief immer schlecht und verwendete Schlaftabletten ihr ganzes Leben lang. Monique kann sich nicht daran erinnern, jemals ausgeruht aufgewacht zu sein und ihrer Mutter zufolge schlief sie schon als Baby sehr schlecht. Monique nimmt seit über 15 Jahren Schlaftabletten, ist dadurch aber tagsüber immer schlaff, müde, reizbar und leicht erregbar.

Sie begann mit einem Tropfen Hanföl (fünffach verdünnt) und nahm in den darauffolgenden Tagen jede Nacht einen Tropfen dazu, bis sie nach fünf Tropfen zum ersten Mal in ihrem Leben ausgeruht wach wurde!

Inzwischen kann Monique wie jeder andere Mensch vier Stunden am Stück schlafen, aufwachen, auf die Toilette gehen und dann einfach weiterschlafen. So kommt sie auf sechs bis sieben Stunden Schlaf pro Nacht, während sie früher mit viel Aufwand und den notwendigen Pillen nicht mehr als vier Stunden zusammenbrachte. Sie weiß jetzt zum ersten Mal in ihrem Leben, wie es sich anfühlt, ausgeruht aufzuwachen. Sie ist jetzt tagsüber wohlauf, fit und gut gelaunt, und das ist ein Gefühl, dass man allen Menschen wünscht.

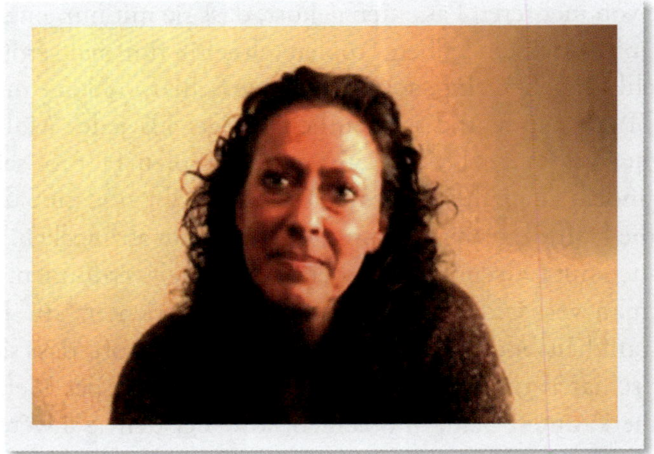

Skoliose

Neue Hoffnung für Annette

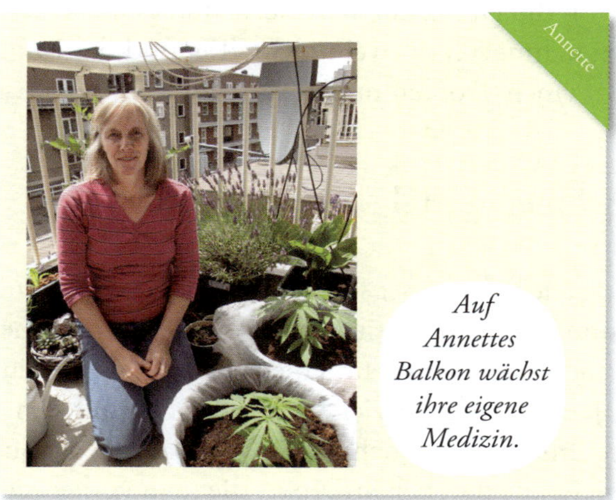

Auf Annettes Balkon wächst ihre eigene Medizin.

Annette hat jahrelang in der Gesundheitsversorgung gearbeitet und seither immer Schmerzen.

„Ich hatte wohl schon immer eine leichte Skoliose, eine seitliche Verkrümmung der Wirbelsäule, die in einer oder zwei Kurven auftritt. Es kommt in mehr oder weniger gravierender Form bei vier von 100 Menschen vor. Die Ursache ist unbekannt. Es gibt keine Medikamente dagegen, aber es kann operiert werden. Menschen können ein Korsett tragen oder zum Physiotherapeuten gehen. Mein Rücken ist wie der Turm von Pisa. Alles ist schief. Ich leide auch an Arthrose, einer degenerativen Gelenkerkrankung. Ich habe fünf oder sechs Jahre lang alle Arten von Schmerzmitteln aus der Schmerzklinik ausprobiert: Ibuprofen, Tramal, Zaldiar, Codein, Morphiumtabletten wie MST Continus – aber nichts hat funktioniert. Es betäubte ein wenig, aber ich wurde vor allem schläfrig davon, bekam Verstopfung und Schlafstörungen. Und ich tat seltsame Dinge. Wenn ich am Geldautomaten Geld abhob, vergaß ich, es mitzunehmen, beim Busfahren vergaß ich auszusteigen und ich konnte keine Bücher mehr lesen, weil ich alles sofort vergaß. Da dachte ich: ‚Das geht nicht gut, so kann ich nicht leben.' Hinzu kam, dass ich mehrere Stunden pro Tag im Bett liegen musste, denn andernfalls kam ich vor Schmerzen um. Davon wurde ich depressiv, weil man echt nicht mehr weiß, wie es weitergehen soll! Wenn ich jetzt alten Kunden begegne, sagen die zu mir, dass ich wirklich gut aussehe und wieder strahle. Das gibt mir ein gutes Gefühl, denn das macht mir wieder Hoffnung. Zuerst wurde mir vom Öl übel, bis ich auf den Rat von Wernard hin die Dosierung reduzierte und es zunächst nur am Abend einnahm. Jetzt nehme ich es zweimal am Tag und das ist gut so. Morgens um halb sieben einen Tropfen und am Abend nach dem Essen zwei.

Besser als Schmerzmittel

Ich kann jetzt auch viel besser schlafen. Ich habe alle Arten von Matratzen ausprobiert, und alle fühlten sich an, als läge ich auf einem Nagelbrett. Ich reagierte auch überspannt auf eine Vielzahl von Geräuschen, alles irritierte mich. Jetzt schlafe ich vier Stunden. Das fühlt sich so gut an, dass ich dazu neige, mich zu übernehmen. Wenn man keine Schmerzen mehr fühlt, macht man alle möglichen Dinge, die man vorher nicht tun konnte. Aber dann kommt der Schmerz am Abend zurück, wenn auch vermindert. Von meiner Arbeit her kannte ich Menschen, die Cannabis-Tee tranken, Menschen mit Schlaganfall oder Multipler Sklerose, aber die wurden immer high, hatten immer so ein Rauschgefühl. Von dem Öl kenne ich das überhaupt nicht. Ich habe manchmal ein Schwindelgefühl, aber das war es auch schon. Manchmal habe ich abends ein Problem mit dem Sitzen, aber das wird immer besser. Ich traue mich jetzt auch wieder mit dem Fahrrad zum Laden, zur Schmerzklinik und zum Schwimmbad. Mit Zaldiar hätte ich mich das nicht getraut, da hätte ich völlig die Orientierung verloren, aber mit dem Hanföl tue ich das nicht. All diese Opiate bereiteten mir Magenschmerzen; mein Magen-Darm-System wurde durch jahrelangen Gebrauch von Codein stillgelegt."

Ich sage zu Annette: „Wenn man weiß, wann man high wird, dann hat man eine Vorstellung, wie weit man gehen kann. Vielleicht findet man heraus, dass man viel mehr einnehmen kann, ohne high zu werden. Oder man stellt irgendwann fest, dass man mit einem zusätzlichen Tropfen das Paracetamol ganz weglassen kann. Damit sollte man sowieso schnell aufhören, weil es schlecht ist für den Magen und die Leber."

Annette erzählt weiter: „Außer dem Paracetamol nahm ich auch noch Tramal, 4000 Milligramm pro Tag, die maximale Dosis. Ich war im Herbst letzten Jahres in der Schmerzklinik, und im Februar erhielt ich eine weitere Behandlung mit einer Nadel, eine Art elektrischer Impuls, um die Nervenenden wegzubrennen. Danach sollte ich anderthalb Jahre schmerzfrei sein und die Behandlung sollte in Abständen wiederholt werden. Man sagte mir, es sei eine neue Behandlungsmethode mit sehr geringem Risiko. Nun, die Folgen davon spüre ich noch immer! Für mich ist es einfach nur noch schlimmer geworden. Ich habe jetzt ausstrahlende Schmerzen in der Hüfte und im Bein. Das hatte ich früher überhaupt nicht. Bei der Nachkontrolle beschwerte ich mich darüber und man sagte mir, es sei auch eine sehr schlechte Einstichstelle. Nun, das hätten sie mir auch vorher erzählen können! Das war dann der Moment, an dem ich meine Entscheidung traf. Ich hatte mich mit Rob van Haren schon öfter über das Öl unterhalten. Rob leidet nach einer Bestrahlungs- und Chemotherapie noch immer unter chronischen Schmerzen und nimmt dagegen Hanföl ein. Die Klinik sagte, man könne mich nicht mehr behandeln. Sie hätten höchstens noch ein Antiepileptikum, das den Reiz in den Nerven dämpft, aber das müsste man erst mal ausprobieren. Naja, ich habe mich eingelesen – das werde ich bestimmt nicht probieren! Ich verwende jetzt seit zwei Monaten Hanföl und bemerke, dass es mir viel besser geht. Auch die Leute in meiner Umgebung weisen mich darauf hin. Als ich beim Rehabilitationsschwimmen auftauchte, sagte mein Lehrer: ‚Hey, du läufst plötzlich viel geschmeidiger!' Da habe ich dann gebeichtet, dass das Öl die Ursache ist. Jetzt machen sie im Schwimmbad immer Witze darüber. ‚Nun', sage ich dann, ‚das könnt ihr auch machen!'"

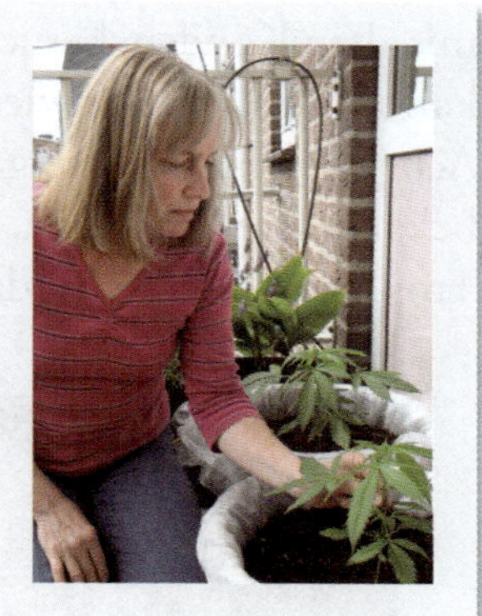

Wiedereingliederung

„Ich habe jetzt zwei Pflanzen bei meiner Tochter deponiert und habe selbst ein paar auf dem Balkon. Man muss das Risiko verteilen, nicht wahr? Die Pflanzen zu züchten macht Spaß. Morgens werfe ich einen Blick auf sie und habe dann das gute Gefühl, selbst etwas tun zu können. Meine Tochter rief mich kürzlich an und erzählte, dass bei ihr wahrscheinlich irgendein Tier ganz glücklich in ihrem Garten herumläuft: Zwei Blätter waren abgefressen. Nun gut, dann hat dieses Tier auch mal Glück! Was mir auffällt, ist, dass ich mir weniger Sorgen mache. Ich muss im März nächsten Jahres erneut zur Untersuchung. Man hat mir gesagt, dass ich nicht vollständig arbeitsuntauglich sei. Man will, dass ich als ersten Schritt in Richtung bezahlte Arbeit eine ehrenamtliche Tätigkeit aufnehmen soll. Früher hätte ich mich darüber aufgeregt. Jetzt denke ich, ich sehe mal, wie es läuft, wenn es erst mal soweit ist! Ich wäre in Verzweiflung zum Arzt gerannt und hätte um Medikamente gegen Depressionen gebeten. Oft dachte ich: ‚Wenn ich hier die Straße überquere und dann angefahren werde, dann finde ich das überhaupt nicht schlimm.' Das war eines der ersten Dinge, die mir auffielen: die Ruhe in meinem Kopf! Ich habe jetzt wieder Energie und Interesse an anderen Menschen. Wenn man chronische Schmerzen hat, weiß man schon in der Früh, dass man einem Tag voller Schmerzen entgegensieht und davon wird man nicht glücklich. Jetzt kann ich mit meinem Enkelkind wieder einen ganzen Tag im Zoo verbringen. Ich konnte nicht einmal mehr sitzen, Theater oder Kino waren vollkommen ausgeschlossen. Ich war die ganze Zeit damit beschäftigt, eine geeignete Haltung zu finden, die nicht schmerzte. Jetzt mache ich wieder Termine mit alten Kunden, besuche sie oder verabrede mich mit ihnen im Café. Jetzt kann ich mich auch wieder daran erinnern, was sie mir alles erzählt haben. Ach ja, ich hatte im vergangenen Jahr auch Ekzeme an meinem Rücken und bekam dagegen Salben, die nicht halfen. Jetzt, nach ungefähr drei Wochen Tropfeneinnahme, ist das Ekzem verschwunden!"

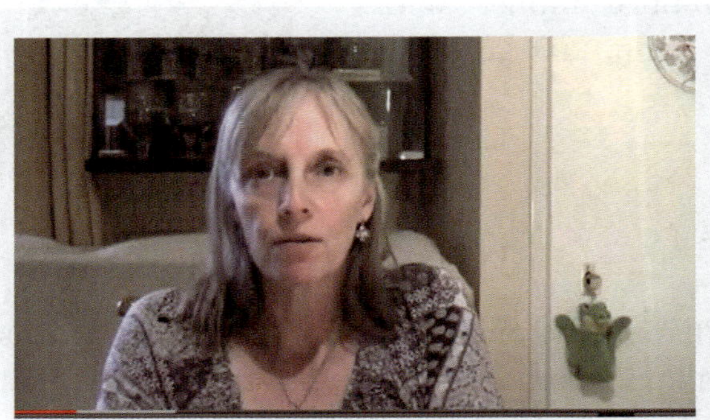

Geben Sie auf YouTube „Annette Pasman" ins Suchfenster ein, um sich ihr Interview anzuschauen. [Das Interview ist in niederländischer Sprache.]

Angst vor dem Sterben

In der westlichen Kultur wächst man mit der Idee auf, dass der Tod ein schreckliches Ereignis sei. Diese Angst vor dem Tod beutet die moderne Pharmaindustrie schamlos aus.

Patienten mit unheilbarem Krebs bekommen bis zum letzten Atemzug die schrecklichsten Medikamentencocktails, die manchmal Tausende Euro pro Dosis kosten. Man solle eben alles tun, um diese schreckliche Krankheit zu bekämpfen, wird einem dann gesagt. Chemotherapie könne das Leben verlängern, auch wenn es nur um einen Monat sei oder ein paar Wochen; wie auch immer, man solle es auf jeden Fall versuchen. Es wird nicht hinreichend erklärt, dass – selbst wenn das wahr wäre – all die „Extra-Lebenszeit" von geringer Qualität ist. Der Zustand des Patienten verschlimmert sich, ihm ist schlecht, er ist depressiv, leidet unter Schlaflosigkeit, will nichts mehr essen und hat oft anhaltende Schmerzen. Das Sterben ist dann tatsächlich sehr schmerzhaft.

Der Patient hat sich dann auf ein jämmerliches Szenario eingelassen, das eben genau jenes Ende mit sich bringt, das er so gefürchtet hat. Chemotherapie ist dann wirklich nicht viel mehr als ein Gift, von dem man sich erhofft, dass es den Krebs eher tötet als den Patienten. Es ist daher nicht verwunderlich, dass 75 Prozent der Ärzte in einer Umfrage angegeben haben, keine Chemotherapie bei sich selbst zuzulassen, sollten sie Krebs bekommen.

Chemoverkäufer

Die Ehefrau von Gerrit Brouwer, einem Magenkrebspatienten, der sich nicht noch einer weiteren Chemotherapie unterziehen wollte, wurde von einem verärgerten Vertreter des Arzneimittelherstellers angerufen. Ob sie wohl wisse, was sie da tue? Sie sei dabei, ihrem Mann die Chance auf ein längeres Leben zu nehmen! Der Vertreter zeigte

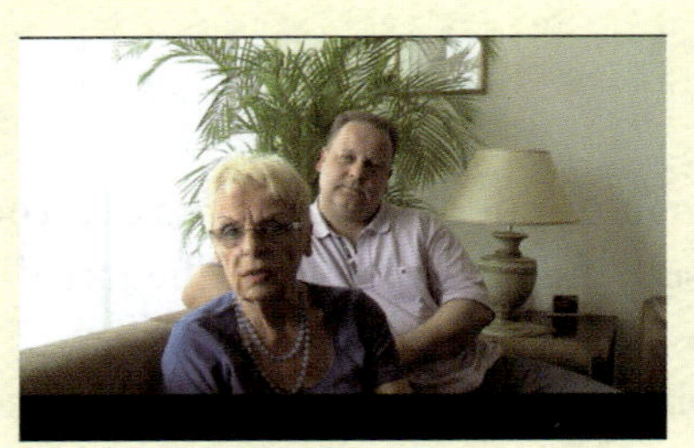

Geben Sie auf YouTube „Mediwiet" und „Gerrit" ins Suchfenster ein und schauen Sie sich das Interview an. [Das Interview ist in niederländischer Sprache.]

keinerlei Mitgefühl und fragte nicht, wie es ihr oder ihrem Mann gehe. Er war einzig und allein an dem ihm entgangenen Umsatz interessiert!

Wenn sich Patienten einmal einer Chemotherapie unterzogen haben, die nicht gewirkt hat, dann ist ihr Körper schwer geschädigt und ihr Immunsystem zerstört. Haben sich dann auch noch Metastasen gebildet, gibt es beinahe keine Chance mehr. Metastasen sind viel aggressiver als der Original-Krebs und fast nie zu stoppen. Ich erzähle den Patienten in so einem Fall, dass Hanföl sie wahrscheinlich nicht heilen wird und bin damit oft der erste, der das so direkt sagt. Dennoch ist es eine Erleichterung, die Klarheit schafft und dem Todesangst-Szenario ein Ende bereitet. Die Todesangst beruht doch weitgehend auf der Idee, dass Heilung möglich sei.

Ein angenehmes Lebensende

Ich erzähle Patienten, dass Hanföl die Zeit, die noch auf der Erde bleibt, verlängern kann[2] und diese Zeit dann auch noch viel angenehmer zu machen vermag. „Die Coffeeshops sind nicht von ungefähr voll mit freundlich lächelnden Menschen", sage ich, und das verstehen die Leute. Hanföl sorgt bei Patienten für Distanz; sie sind nicht mehr unzertrennlich mit ihrer Krankheit verbunden, sondern können aus der Ferne einen Blick auf sich selbst werfen. Sie haben auch weniger Schmerzen, so dass wenig oder kein Morphium erforderlich ist. Morphium macht

2 Cannabis reduziert VEGF (*Vascular endothelial growth factor*). VEGF fördert das Wachstum neuer Haargefäße. Diese versorgen die Tumoren mit Blut.

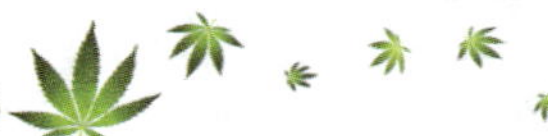

süchtig und abhängig, der Patient braucht stets höhere Dosen und leidet daraufhin noch mehr unter allen möglichen Nebenwirkungen wie Übelkeit, Verstopfung, Appetitlosigkeit, Schläfrigkeit, Halluzinationen und Schlaflosigkeit. Hanföl ist ein ideales Mittel für die Palliativmedizin. Patienten schlafen gut, essen gut, haben kaum Schmerzen, sind munter und können durch das Öl ihr Sterben relativieren.

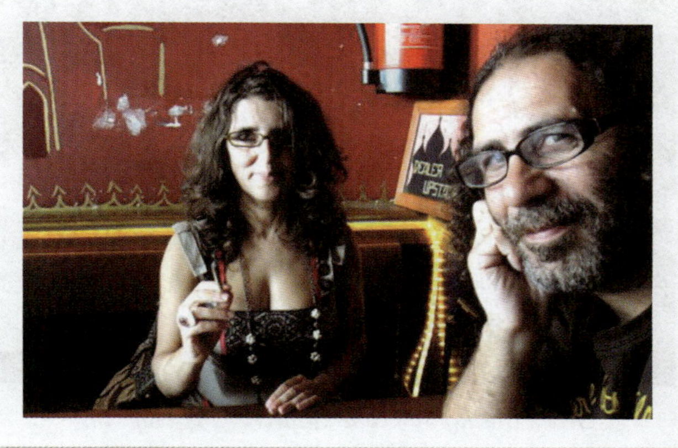

Nierenkrebs

Klare, leuchtende Augen

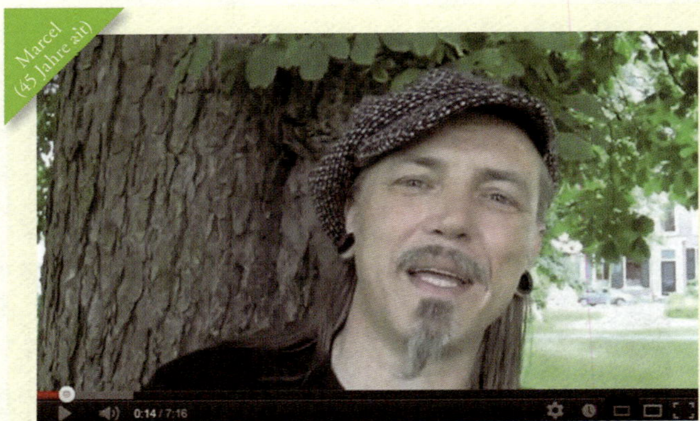

Geben Sie auf YouTube „Marcel van't Hof" ins Suchfenster ein und schauen Sie sich sein Interview an. [Das Interview ist in niederländischer Sprache.]

Marcel van't Hof ist zum Zeitpunkt des Interviews 45 Jahre alt und lebt in Haarlem bei Amsterdam. Marcel bekommt Sutent, ein relativ neues Medikament, das er für den Rest seines Lebens einnehmen muss. Nierenkrebs ist unheilbar und Marcel wird irgendwann daran sterben, aber Sutent hemmt immerhin das Wachstum der Tumorzellen.

Nebenwirkungen

Das Mittel hat eine Reihe von unangenehmen Nebenwirkungen: Bei Marcel sind das Sodbrennen, Durchfall, Kopfschmerzen und ein Gefühl der Abgeschlagenheit, aber auch schmerzhafte Bläschen an Händen und Füßen. Marcel musste sich daran gewöhnen, mit Kühlelementen aus dem Gefrierfach schlafen zu gehen, die er sich an Hände und Füße band. All dieses Elend sollte Marcel für den Rest seines kurzen Lebens ertragen lernen, weil Sutent kurweise alle zwei Wochen verabreicht wird. Sutent erhielt ihn am Leben, aber er bezahlte einen hohen Preis dafür.

Es gibt keinen Zufall

Wegen der Nebenwirkungen konnte Marcel abends nicht gut schlafen, geisterte nachts durchs Haus und schlief dann während des Tages vor Elend und Erschöpfung ein. Allmählich verlor er sein soziales Leben und wurde depressiv, was bei Krebspatienten sehr häufig zu beobachten ist. Bis ihn der Zufall traf (den es übrigens nicht gibt): Sein Nachbar besaß eine Katze mit drei oder vier Tumoren und hatte sich deshalb reines Hanföl besorgt. Nach wenigen Behandlungen waren die Tumoren verschwunden! Der Nachbar hatte noch eine halbe Spritze Hanföl übrig und riet Marcel, es doch auch zu versuchen. Unter dem Motto „Hilft es nicht, dann schadet es auch nicht“ probierte Marcel das Öl aus. Zu seiner großen Überraschung verschwanden die Schulterschmerzen, das Sodbrennen und die Schmerzen in Händen und Füßen. Außerdem konnte er wieder schlafen.

Die richtige Dosis finden

Nach einigen Versuchen fand Marcel schließlich heraus, dass ihm zwei Tropfen von der Größe eines kleinen Reiskorns, kurz vor dem Schlafengehen eingenommen, ausreichten. Am nächsten Tag fühlte er sich gut, hatte nicht mehr das Gefühl, kaputt zu sein, im Kopf und konnte wieder sein normales Leben führen. High wurde er davon nicht, aber die Depressionen verschwanden. Marcel weiß sehr gut, dass er letztendlich an Krebs sterben wird und sagt das auch ganz deutlich in dem Film, den ich mit ihm aufgenommen habe. Aber das beschäftigt ihn nicht mehr so sehr. Da, wo er früher nicht mehr als drei Monate im Voraus zu planen wagte, denkt er nun ein Jahr voraus. Man sieht ihn in dem Film in blühender Vitalität und mit klaren, leuchtenden Augen, die so typisch sind für Hanföl-Konsumenten.

Krebs: Schmerzen und Nebenwirkungen

Austherapiert

Stefan rief mich an und bat um etwas Hanföl. Es sei für seinen Vater Jan, der Lungenkrebs hat, austherapiert ist, und sehr unter den Nebenwirkungen seiner Medikamente leidet.

Jan (66 Jahre alt)

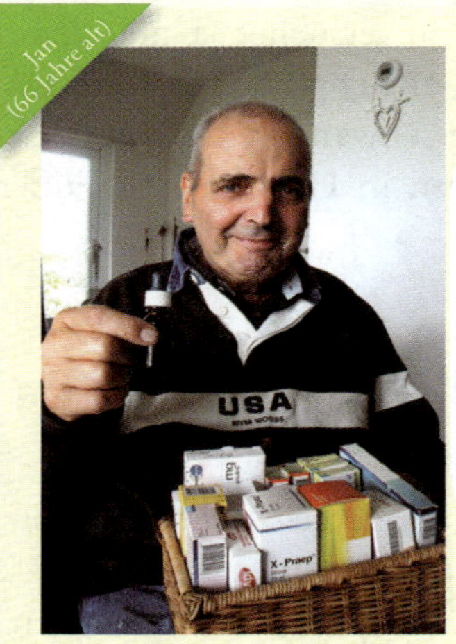

Jan mit seinem Korb täglich einzunehmender Medikamente und einer Flasche Öl, die diesen nun ersetzt hat.

Wir einigen uns darauf, dass ich ihn besuchen komme, weil das Reisen für Jan sehr beschwerlich ist. Jan wohnt auf einem schön umgebauten Bauernhof. Er sagt nicht viel, sitzt in seinem Stuhl und schaut vor sich hin. Er hat große Schmerzen, bekommt dafür starke Schmerzmittel und ist deshalb kaum ansprechbar und völlig abwesend.

Sein Sohn und seine Frau sprechen an seiner statt. Seine Frau sagt, Jan habe von den verschiedenen Medikamenten Probleme mit dem Schlafen bekommen. Er steht oft mitten in der Nacht auf und läuft umher. Seine Frau wagt daher kaum zu schlafen. Sie hat das Gefühl, immer für ihn wachsam sein zu müssen, weil Jan durch den Einfluss der Opiate unter Wahnvorstellungen leidet, Dinge sieht und mit Menschen spricht, die nicht da sind. Selbst schläft sie deshalb auch nicht mehr gut und droht daran zugrunde zu gehen. Auch Sohn Stefan ist sehr angespannt. Seine Mutter bringt ihre Vorbehalte gegenüber Cannabis zur Sprache. „Man hört ständig, dass das Cannabis von heute ganz anders sei als das Zeug, das die Hippies früher verwendeten", sagt sie und eröffnet damit das Gespräch. Wieder wird mir klar, dass ich hier erst etwas Widerstand durchbrechen muss.

Schmeckt nach Pflanzen

Ich gebe Jan zunächst seine ersten Tropfen. „Hm, schmeckt gar nicht eklig, uh … nach Pflanzen", murmelt er. Ich gebe auch seiner Frau und seinem Sohn je zwei Tropfen. „Wenn ihr Jan das Öl verabreicht, müsst ihr auch selbst wissen, was das bedeutet", betone ich. Besonders bei seinem Sohn Stefan ist die Wirkung bemerkenswert: Er entspannt sich sofort und nach einer halben Stunde ist die tiefe Falte verschwunden, die fast eine Beule auf seiner Stirn gebildet hatte. Ich erkläre, dass im Rahmen des Kriegs gegen die Drogen viel Anti-Cannabis-Propaganda verbreitet wurde. Nein, es ist nicht schädlich. Nein, es macht nicht süchtig. Nein, man wird davon nicht plötzlich schizophren. Und nein, andere Medikamente werden davon nicht negativ beeinflusst. Es ist jedoch bekannt, dass es die Wirksamkeit von synthetischen Arzneimitteln erhöht. Bei Aspirin zum Beispiel braucht man nur noch die Hälfte. Ich erlebe oft, dass ich zunächst sehr viel Zeit investieren muss, um alle Arten von Vorurteilen und Ängsten zu entkräften. Deshalb habe ich diesem Buch einen separaten Abschnitt mit Hintergrundinformationen angefügt. Letzten Endes wurde es ein sehr angenehmer und entspannender Nachmittag, das Öl tat seine Arbeit und wir lachten viel. Die Angst verflog.

Kein gutes Zeichen

Schon eine Woche später erhalte ich die Nachricht von der Familie, dass es Jan viel besser geht! Nach einem Monat schaue ich dort wieder vorbei, weil das Öl zur Neige geht. Ob ich vielleicht für eine neue Flasche sorgen könne? Zu meiner großen Überraschung öffnet Jan dieses Mal selbst die Tür und gibt mir einen kräftigen Händedruck. Wir setzen uns und Jan fängt an zu erzählen. Früher hat er ein Päckchen Tabak pro Tag geraucht. Dieser Tatsache hat er seinen Lungenkrebs zu verdanken. Er war immer ein starker, energischer Mann, besaß eine eigene Firma, die Möbel verkaufte. Vor ein paar Jahren wollte er bei einer Renovierung auf seinem Bauernhof helfen. Das Hochziehen der MDF-Platten ging ihm nicht schnell genug. Und weil er jemand ist, der gerne selbst anpackt, schuftete er sich damit ab. Am nächsten Tag hatte er Schmerzen in der Brust und hustete Blut. Er wusste sofort: „Das ist kein gutes Zeichen, das ist wahrscheinlich Lungenkrebs."

Verbrannte Speiseröhre

Der Hausarzt schickte Jan sofort ins Krankenhaus. Dort wurden Aufnahmen gemacht und eine Gewebebiopsie wurde für weitere Untersuchungen entnommen. Die Diagnose: kleinzelliger Lungenkrebs, gefährlichste Variante. Die durchschnittliche Überlebensdauer beträgt acht bis neun Monate. Daraufhin folgten mehrere medizinische Therapien. Zunächst eine Kombinationstherapie: morgens Bestrahlung, mittags Chemotherapie und am Nachmittag wieder eine Bestrahlung. Nachts musste man mit Medikamenten die Adern durchspülen, weil diese sonst infolge der Behandlungen verstopft worden wären. Die Therapie dauerte jeweils eine Woche und dann folgten zwei Wochen Ruhe.

Die Ergebnisse waren gut, aber die Krankheit kam immer wieder zurück. Plötzlich war die Milz infiziert und musste nach langem Zögern entfernt werden. Nach einem weiteren halben Jahr schien eine Drüse in der Mitte der Brust befallen zu sein. Diese Drüse wurde bestrahlt, aber der Krebs tauchte an drei Stellen in anderen Drüsen auf. Auch diese Stellen wurden bestrahlt. Dabei verbrannte Jans Speiseröhre und man musste ihn durch eine Sonde ernähren, weil er nicht mehr schlucken konnte.

Drei Leben

Die Ärzte waren erstaunt, dass Jan all dies überlebte, „Sie müssen drei Leben haben“, war ihre Schlussfolgerung. Durch die Behandlungen konnte Jan kaum noch gehen, sein Zustand verschlechterte sich sehr. Schließlich beschlossen die Ärzte, alle weiteren Behandlungen einzustellen. Jan bekam – nach fast drei Jahren Behandlung – den Rat, in sechs bis acht Wochen „mal wieder zu kommen“, man könne nichts mehr für ihn tun. Man hatte ihn aufgegeben.

Nebenwirkungen

Man gab Jan eine ganze Ladung starker Schmerzmittel mit nach Hause: Fentanylpflaster und Oxycodon. Fentanyl und Oxycodon ähneln dem Opiat Morphium und haben daher als potenzielle Nebenwirkungen Benommenheit und Halluzinationen, Albträume, Herzklopfen, aber auch Appetitlosigkeit, Verstopfung, Magen- und Darmprobleme, Übelkeit, Schwindel, Angst, Depression, Sehstörungen, Kopfschmerzen, Fieber, allergische Hautreaktionen, Euphorie, Veränderungen der Persönlichkeit und Sucht. Opiate machen abhängig und man entwickelt mit der Zeit eine Toleranz gegen den Wirkstoff. Der Patient braucht mehr und mehr und bekommt deswegen natürlich auch mehr Nebenwirkungen.

Hubschrauber im Garten

Die aufgezählten Nebenwirkungen hat Jan alle erlebt: Er sah im Garten Hubschrauber landen, sprach mit imaginären Polizisten, die ihn im Gewächshaus besuchten, bestellte bei der Nachbarin drei große weiße Kaninchen und bestritt später vehement, so etwas Dummes getan zu haben. Er kommentierte lautstark andere Menschen auf der Straße oder im Supermarkt und bekam Gürtelrose. Er konnte nicht schlafen, stand zehn Mal pro Nacht aus seinem Bett auf. Dann ging er in den Räumen seines Hauses umher. Seine Frau lief ihm dann hinterher, machte kein Auge mehr zu und bekam keinen anständigen Schlaf mehr. Die Situation war unhaltbar, bis Sohn Stefan vorschlug, nach alternativen Therapien zu suchen. So landete man schließlich bei *Mediwiet*. Der Lungenfacharzt und der Hausarzt waren beide dafür: „Wenn Cannabis dir auch nur irgendwie helfen kann, Jan, warum es dann nicht versuchen? Probiere das sofort aus!"

1.000 Euro pro Spritze

Fünf Wochen später sitze ich also wieder mit der Familie auf dem Sofa. Ich schreibe die ganze Geschichte auf und werde überschüttet mit den Namen der verschiedenen Medikamente, die Jan im Laufe der Zeit geschluckt hat. Seine Frau Jacqueline kommt mit einem Korb voller Arzneimittel herein. „Sind das alle?", frage ich. „Nein", erhalte ich als Antwort, „das sind nur die, die er in letzter Zeit verwendet hatte. Wir hatten noch viel mehr Sorten, einschließlich Spritzen, die im Kühlschrank aufbewahrt werden müssen und die 1000 Euro pro Stück kosten!"

Keine Probleme mehr

Jan sitzt mit einem breiten Lächeln auf seinem Stuhl und ich frage ihn, ob er mit seinem Medizinkorb und der Flasche Öl posieren möchte. Das macht er gerne, denn es ist ihm wichtig, dass andere Menschen aus seiner Situation und aus seinen Erfahrungen lernen. Er nimmt jetzt dreimal täglich zwei Tropfen, manchmal mehr, aber dann wird er sehr schläfrig. Er schläft nun die Nacht durch. Dafür nahm er früher Oxazepam und Diazepam. Als Schlafmittel aber wirkten diese Mittel nicht gut bei ihm.

„Wie fühlen sie sich? Sie müssen sich sicher stoned oder high fühlen?", frage ich ihn.

„Einfach normal. Ich fühle die Wirkung des Öls, bin ruhig und entspannt, aber eigentlich ist es ein ganz normales Gefühl, sich gut zu fühlen, oder nicht?"

„Und was ist mit den Schmerzen?", frage ich weiter.

„Die habe ich nicht mehr", lautet seine entschlossene Antwort.

„Die Schmerzmittel wirken also jetzt besser?" ist daraufhin meine Schlussfolgerung.

„Nun, das weiß ich nicht so genau, weil ich nämlich keine mehr einnehme", sagt Jan. „Ich habe nirgends mehr Probleme. Aber in jedem Fall finde ich es schade, nicht schon früher über medizinisches Hanföl informiert worden zu sein."

„Wir haben übrigens doch ein kleines Problem, nämlich die Nachtschwester! Weil ich nachts immer aufwachte und durchs Haus spukte, hat die Behörde eine Nachtschwester für mich engagiert, sodass meine Frau auch wieder schlafen konnte. An dem Schlafentzug drohte sie zugrunde zu gehen. Diese Schwester sitzt jetzt hier jeden Abend umsonst auf der Couch, weil wir sie nicht mehr brauchen! Ich schlafe die ganze Nacht durch. Aber die Behörde will sie nicht abziehen, weil sie sie mit sehr viel Mühe für uns durchgesetzt hat. Jetzt haben sie Angst, dass, wenn wir sie doch wieder brauchen, es nicht nochmal gelingen wird, eine Nachtschwester zu besorgen. Das ist Bürokratie auf die Spitze getrieben. Wir sind jetzt halt besonders nett zu ihr."

Grüner Daumen

Zum Abschied begleitet mich Jan wieder persönlich zur Tür, gibt mir einen kräftigen Händedruck und erklärt, dass er im nächsten Frühjahr sicherlich ein paar große Cannabispflanzen im Garten einpflanzen wird. „Dann kann ich mein eigenes Hanföl herstellen, aus meinen eigenen Marihuanapflanzen. Soll ich sie im Gewächshaus anpflanzen?“ Ich erkläre, dass zum Anbau von Marihuana im Gewächshaus einige Erfahrung erforderlich ist. Die Pflanzen wachsen sehr schnell, und bevor man sich versieht, hängen sie unter dem Dach des Gewächshauses oder treten aus dem Dach hervor. Dann tritt auch schnell Schimmelgefahr auf, weil es schwierig wird, gut zu lüften. Pflanzen und Knospen, die gegen die Scheiben drücken, fangen an zu schwitzen, es bildet sich Kondenswasser. So entsteht noch ein zusätzliches Schimmelrisiko. Am besten ist es, sie einfach in den Garten zu pflanzen, direkt ins Erdreich. Man kann immer etwas ernten und die Knospen werden nicht zu voll – für die Herstellung von Öl ist das auch nicht so wichtig. Man kann die ganze Pflanze verwenden, und was sich an aktiven Substanzen in der Pflanze befindet, zieht der Alkohol heraus. Es wirkt auch weniger professionell, einfach so im Garten. Jan findet es prima so: „Ich habe einen grünen Daumen, bin ziemlich geschickt mit den Händen, und was der Rest der Welt davon hält, ist mir ziemlich egal.“

Das Finale

Jan verstarb im Winter am Ende jenes Jahres. Den Hanf hat er nicht mehr anpflanzen können. Aber in der Zeit, die ihm auf der Erde verblieb, war er in einer fröhlichen, positiven Stimmung, freute sich auf den Frühling und fühlte sich gut.

Der italienische Patient

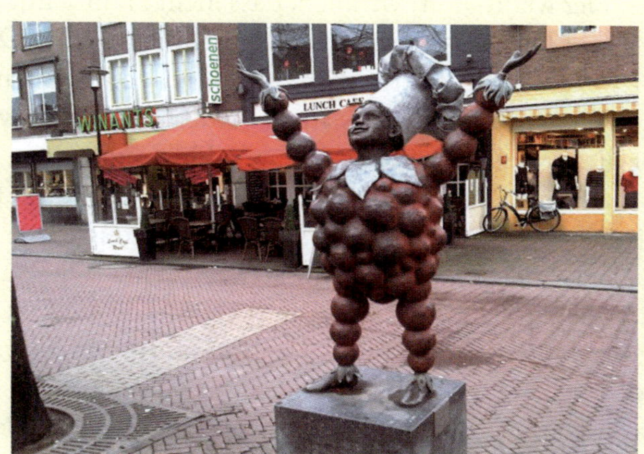

Ich treffe die Italiener in einem kleinen Café in Tiel, jener Stadt, deren Maskottchen der Flipje ist, das Himbeermännchen.

Ich verabrede mich mit vier Italienern mittleren Alters in einem Café in Tiel. Sie sind am Tag zuvor ins Auto gestiegen und in einem Rutsch durch in die Niederlande gefahren, um Hanföl zu holen: ein Arzt mit seiner Frau sowie der Patient und dessen Frau. Der Arzt und seine Frau sprechen beide Englisch, der Patient und seine Frau nicht. Der Patient hat einen Luftröhrenschnitt erhalten und atmet durch ein Loch in der Kehle. Der Arzt erzählt mir, der Patient sei vor ein paar Jahren wegen Halskrebs behandelt worden, aber der Krebs sei wieder zurückgekommen. Man versuchte verschiedene Chemokuren, die aber nicht halfen. Inzwischen gibt es Metastasen in der Lunge, der Leber, den Lymphknoten und in den Knochen. Also im Grunde überall, und das Hanföl ist der letzte Rettungsanker. Die Frau des Patienten will noch eine Chemotherapie wagen, obwohl diese das Leben nur um einen Monat verlängern würde. Dem Patienten wurde bisher immer speiübel von der Chemo, sie machte ihn todkrank. Nun weiß er nicht mehr, was er machen soll. Der Arzt sieht eigentlich auch keinen Vorteil mehr darin. Ich höre mir die Geschichte an und beobachte dabei den Patienten, der mich mit ängstlichen, großen Augen anschaut. Ich sehe Todesangst. Der Mann hofft wirklich, dass mein Hanföl ihn mal „eben so“ heilen kann! Nachdem der Arzt fertig ist, wird es still. Der Patient sieht mich flehend an. „Rette mich!“, scheinen die großen braunen Augen zu rufen. Mir ist klar, dass alles, was ich jetzt sagen werde, sehr wichtig für diese Menschen ist, und ich beschließe, vor allem ehrlich zu sein. Ich sage sofort, dass ich nicht daran glaube, dass das Hanföl alle Krebsarten „einfach so“ heilen kann. „Diese Idee müssen sie aufgeben. Es tut mir leid, aber ich lüge grundsätzlich nicht.“ Dies schafft eine gewisse Erleichterung in der Runde, als ob eine schwere Last von ihren Schultern abgefallen sei. Dass die Situation hoffnungslos war, wusste man ja eigentlich schon vorher, aber es war so nicht zum Ausdruck gebracht worden. Ich erkläre, dass die Metastasen viele Male aggressiver sind als der ursprüngliche Tumor, dass Chemo das Immunsystem zerstört und dass dann, wenn alle diese Chemotherapien nicht mehr helfen, die Situation wirklich irreversibel ist.

Sich besser fühlen trotz Krebs

Hanföl kann Krebs heilen, über diese Tatsache wurde schon viel Forschung betrieben.[3] Es wirkt auf das Immunsystem ein, aber wenn dieses durch die Chemotherapie bereits zerstört wurde, funktioniert es nicht mehr. Vielleicht hätte Hanföl vorher noch helfen können, wenn wir bereits in einem frühen Stadium damit angefangen hätten und wenn es nicht verboten wäre, ideale Grassorten für solche Fälle auf Vorrat zu züchten. Jetzt müssen wir mit dem auskommen, was auf dem Schwarzmarkt erhältlich ist. Der Arzt nickt und übersetzt; der Patient sieht mich schweigend an. Ich erkläre, dass das Öl in der letzten Phase des Lebens immerhin verhindern kann, zunehmend Morphium gegen die Schmerzen einsetzen zu müssen und dass damit auch die Neben-

3 Das National Center for Biotechnology Information ist eine gute Quelle, siehe www.ncbi.nlm.nih.gov/books/NBK65755

wirkungen wie Benommenheit, Übelkeit und Verstopfung wegfallen, die dazu führen, dass der Patient nichts mehr essen will. Ich spreche langsam und deutlich in kurzen Sätzen und warte immer, bis der Arzt alles übersetzt hat. Nur wenn der Patient nickt, er habe verstanden, rede ich weiter. „Wenn einem speiübel ist, fühlt man sich elend, will einfach nur sterben. Genau diese Empfindung können wir jetzt nicht gebrauchen. Von Medikamenten wird man nicht lebensfroh, dieser Mehrwert ist nicht inbegriffen. Hanföl kann dir Freude, Regeneration, Ausgeglichenheit und eine gewisse Distanz bringen. Du wirst nicht unbedingt auf dem Tisch tanzen, aber du wirst dich sicher viel besser fühlen." Der Patient nickt zustimmend – sich besser fühlen, das wäre gut. Im Moment ist er ziemlich deprimiert. Aber eine Depression ist mit Hanföl in der Regel gut zu bekämpfen.

Lächelnd auf die Reise gehen

Ich rate immer auch den Menschen im Umfeld der Patienten, etwas Hanföl auszuprobieren. Dann wissen sie, was es für ein Gefühl ist und werden zusammen lebensfroh. Die Begleiter lachen nervös, rücken auf ihren Stühlen hin und her. Das hatten sie nicht erwartet, jetzt auch noch selbst miteinbezogen zu werden. Der Patient hält es für eine großartige Idee. Er hat ein schönes Bild im Kopf, wie sie alle zusammen auf dem Tisch tanzen. Seine Augen strahlen, die Gefährten lachen. Ich sage ihm, dass er sich auf positive Dinge konzentrieren und die ihm verbleibende Zeit so gut wie möglich nutzen solle.

„Möchtest du noch Orte in einem schönen Land sehen, alte Freunde oder die Familie besuchen, dann ist jetzt der Zeitpunkt dazu." Ich berühre den Patienten, klopfe ihm sanft auf seinen Arm. „Als echter Italiener willst du doch kein Leben ohne Lust auf gutes Essen, nur weil dir übel ist? Das geht doch einfach nicht, oder?"

Der Patient lacht und nickt zustimmend. Er geht auf die Toilette, kommt zurück und sieht viel entspannter aus als zuvor.

Er hat noch eine wichtige Frage: „Kann ich das Öl auch schon einnehmen, wenn wir später im Auto nach Hause fahren?"

Ich sage ihm, dass dies eine gute Idee sei und er dann eine großartige Rückreise erleben werde. Ganz anders als auf der Hinfahrt könne er sich entspannt umsehen und sie wie einen Film genießen. „Alles wird ein wenig anders aussehen und wenn du die Nase voll hast, nimmst du noch etwas mehr Öl. Dann schläfst du einfach."

Er lacht wieder und kann es kaum erwarten, auf die Reise zu gehen.

Eine letzte Runde

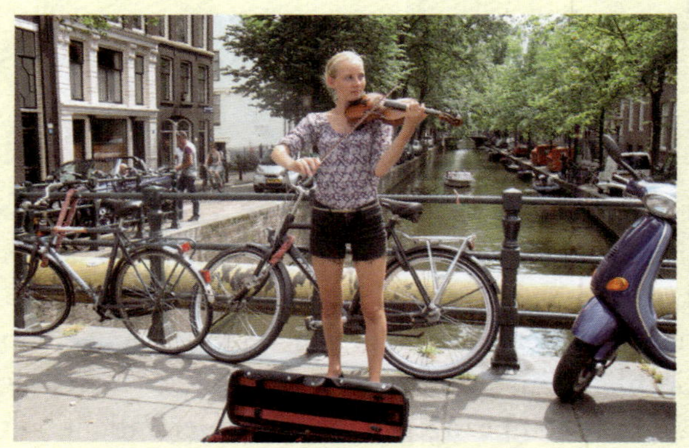

Eine Geigerin sorgt für musikalische Untermalung.

Christopher ist 40, ein großer, robuster Engländer, der häufig auf Bohrinseln gearbeitet hat. Er hat großzelligen Lungenkrebs mit Metastasen, und vor ein paar Wochen hat er schon einmal etwas Öl abgeholt. Er hoffte, dass das Öl seinen Krebs schnell mal heilen würde. Damals sagte ich ihm, dass Hanföl sein Leben nicht retten, aber wahrscheinlich verlängern und viel angenehmer machen könne. Ich treffe ihn also jetzt zum zweiten Mal auf einer Terrasse vor seinem Hotel mitten im Prostituiertenviertel von Amsterdam. Ein Mädchen mit einer Geige sorgt für musikalische Untermalung.

Die letzte Lieferung Öl hat gut gewirkt, und nun will er genug mitnehmen, um für die Zukunft in jedem Fall einen ausreichenden Vorrat zu haben.

Ich sage ihm, dass er meiner Meinung nach viel mehr als nötig kaufen will. Sollte er nicht lieber sein Geld für schöne Dinge ausgeben, jetzt wo er noch in Amsterdam ist?

„Ach, diese Dinge mache ich ja sowieso, und das Öl ist gut für mich. Ich schlafe besser, mache mir weniger Sorgen, esse gut, habe keine Schmerzen. Ich habe zu Hause ein bisschen von dem Öl in einen reinen Joint getan. Mit meinem Lungenkrebs rauche ich natürlich keinen Tabak mehr. Der ist immerhin Schuld, dass ich Lungenkrebs habe. Einen dicken Klecks Hanföl habe ich in den reinen Joint getan und zusammen mit meinen Kumpels aufgeraucht. Wir haben noch nie so viel Spaß beim Highsein gehabt. Ich habe mich fast totgelacht! Deshalb möchte ich genug von dem Zeug kaufen, denn wenn ich bald auf meinem Sterbebett liege, will ich noch eine Runde für meine Freunde und Familie ausgeben können. Jedem werde ich einen dicken, fetten Tropfen Hanföl geben, haha, dann haben wir gemeinsam nochmal richtig Spaß. Es gibt für Engländer nichts Schöneres, als in der Kneipe eine Runde zu schmeißen, das liegt uns im Blut, und es erscheint mir einfach großartig, lachend zu sterben."

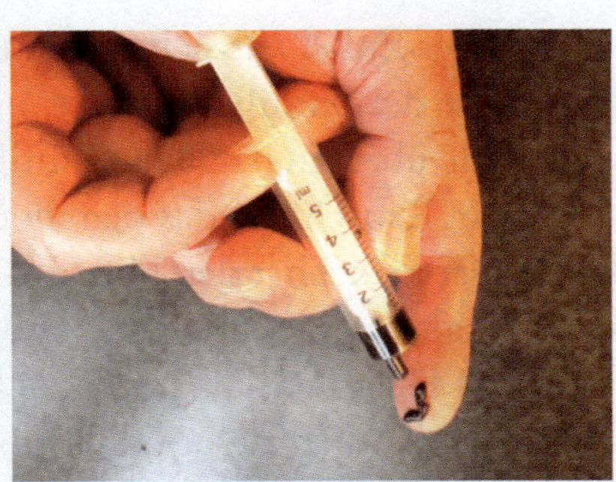

Etwas reines Öl von der Größe eines Reiskorns auf den Finger geben und den Finger in den Mund stecken – das ist ausreichend für Palliativmedizin. Für den Kampf gegen den Krebs empfiehlt Rick Simpson 60 Gramm in 90 Tagen.

Nahender Tod

Allah preisen und dann sterben

Allahu akbar – Gott ist groß

Auf einer Terrasse bei McDonalds habe ich eine Verabredung mit einem jungen türkischen Mann und seiner Freundin. Sie sind gerade aus Deutschland angekommen, nach einer anstrengenden Reise von mehreren Stunden in einem kleinen Auto, um für den Großvater etwas Hanföl abzuholen. Opa hat sich mehreren Chemo- und Strahlentherapien unterzogen. Jetzt hat er Metastasen in der Leber und bekommt schon Morphium. Ich erkläre, dass die Chance auf Heilung sehr gering ist und dass die einzige vernünftige Option noch darin besteht, ihm ein menschenwürdiges Lebensende zu ermöglichen.

Gras, ist das nicht Rauschgift?

Das ist eine Enttäuschung für sie, denn der Enkel hat sich zu Hause tagelang einen harten Kampf mit dem Rest der Familie geliefert, um sie von der Notwendigkeit des Hanföls zu überzeugen. Die Familie glaubt nicht daran und hält Cannabis für ein Rauschgift, das man doch nicht dem Großvater verabreichen kann! Der Enkel hat den Film „Run From The Cure" von Rick Simpson mehrmals gesehen und auch seiner Familie gezeigt, um sie von den Chancen auf Heilung zu überzeugen. In diesem Moment ist es meine Aufgabe, sofort deutlich zu sagen, dass bei seinem Großvater wahrscheinlich keine Hoffnung mehr besteht. Metastasen sind viel aggressiver als der ursprüngliche Tumor, und wenn die Leber geschädigt ist, geht alles sehr schnell. Ein würdiges Lebensende ist das Beste, das noch erreicht werden kann. Ich rede davon, guten

Schlaf und gutes Essen zu bekommen, sich gut und positiv zu fühlen, keine Schmerzen zu haben, wenig oder gar keine Notwendigkeit zu spüren, Morphium einzunehmen, sodass man davon keine negativen Nebenwirkungen hat, kurzum: nicht im Elend zu sterben, so wie das 65 Prozent der Menschen passiert. Der Enkel und seine Freundin verstehen das. Sie akzeptieren meinen Rat.

Der Patient muss das Hanföl selbst wollen

Wenn ich mit Patienten spreche, ist es meine Hauptaufgabe, bei ihnen im Kopf den Schalter umzulegen, um aus passiven Opfern Menschen zu machen, die mit Hilfe von Hanföl aktiv und unabhängig an der Bewältigung ihrer Krankheit arbeiten. Manchmal dauert das Umschalten lange – bis zu einer Stunde. In der Regel schaffe ich es jedoch in wenigen Minuten. Deshalb möchte ich immer gerne den Patienten persönlich sprechen; wohlmeinende Verwandte können die Botschaft meist weniger klar vermitteln. Wenn der Patient nicht in vollem Umfang von der Wirkung überzeugt ist, wirkt das Hanföl viel weniger effektiv: Man muss es wirklich selbst wollen! Manchmal nimmt man zu viel ein, wird schläfrig und high, aber gerade dann muss man selbst wieder weiter wollen. Der Enkel und seine Freundin verstehen das nur zu gut. Jetzt müssen sie es nur noch der Familie und dem Großvater beibringen!

Hellwach sterben

Dann habe ich eine Idee. „Seid ihr Muslime und der Opa auch?" Beide nicken. „Ist es nicht so, dass die Muslime für ideal halten, wenn der Sterbende sein Glaubensbekenntnis „Allahu akbar" noch selbst aussprechen und vielleicht sogar mit den Engeln kommunizieren kann, die seine Seele holen kommen?"

„Das stimmt!"

„Versichere dann deinem Großvater und der Familie, dass noch selbst wenn er anstelle von Morphium Hanföl gegen den Schmerz verwendet, er bis zum letzten Moment hellwach bleibt, anstatt sprachlos in einem Morphiumrausch unterzugehen. Erzähle deinem Großvater, dass er lediglich high wird, falls er versehentlich zu viel Öl einnimmt, und dabei vielleicht schon die Bekanntschaft mit den Engeln machen kann, die bald kommen, um ihn zu holen."

Der Enkel und seine Freundin lachen: So müsste man es gut erklären können! Begeistert machen sie sich auf den Weg nach Hause. Ich setze mich in mein Auto und stelle mir verwundert vor, wie in der Zukunft auch die gläubigen Muslime vielleicht Hanföl als palliatives Hilfsmittel einfordern werden. Hanföl mit dem muslimischen Glauben zu verbinden – das ist eine starke Kombination, gegen die nicht aufzukommen ist. Die Mauer des Cannabisverbots wird ganz bestimmt fallen. Inschallah, Deo Volente, so Gott will!

Über Sucht

Natürlich lebte man gesünder, wenn man absolut keine Drogen einnimmt, nur unbehandeltes Bio-Obst isst, reines Quellwasser trinkt und abends mit den Hühnern zu Bett geht. Aber das ist nicht die Realität!

Die Realität ist, dass der Mensch seit der Antike Drogen verwendet, um die Lebensqualität zu verbessern, ob das nun als Arzneimittel, für die Gesundheit oder in der Freizeit ist.

Unsere moderne Gesellschaft geht verkrampft mit Drogen um. Man gibt vor, dass einige Drogen schon süchtig machen, wenn man nur einen Blick auf sie wirft und es gefährlich sei, darüber objektiv zu diskutieren. Diese negative Haltung übt eine enorme Anziehungskraft aus, vor allem auf junge Menschen.

Leuten über bestimmte Drogen Angst einzujagen, macht sie schwach und die Drogen stark.

Es gibt zwei Arten von Sucht: körperliche und geistige. Cannabis macht nicht körperlich abhängig, sondern leicht geistig. Das gilt allerdings für jede angenehme Gewohnheit: Religion, Fußball, Fernsehen, Sex, Macht, Geld, Glücksspiel usw. Und dann gibt es auch noch Menschen, die genetisch mehr oder weniger anfällig sind für jegliche Form von Sucht.

Hinter Suchtverhalten steckt viel mehr als nur der Konsum einer Droge oder die Aufrechterhaltung einer angenehmen Gewohnheit - letztere liegt nun einmal in der Natur der Sache.

Die Bibel sagt, dass Gott den Menschen nach seinem Ebenbild geschaffen hat. Ein Mensch hat so wie Gott die Möglichkeit, seine eigenen Entscheidungen zu treffen, und teilweise sogar, seine eigene Realität zu erschaffen. Das unterscheidet den Menschen vom Tier. Viele Menschen haben aber Angst vor ihren fast göttlich anmutenden Möglichkeiten und eine Sucht ist als Ausrede ideal. Hören Sie einmal Menschen, die behaupten süchtig zu sein, aufmerksam zu: Sie werden häufig Ausreden und Zirkelschlüsse hören.

In unserer heutigen Zeit wird die Cannabissucht stark von den Medien, Mitarbeitern von Hilfsorganisationen und von Drogenbekämpfern propagiert. Das gibt ihnen Macht, Aufmerksamkeit, Zuschauer oder Leser und zieht Menschen an, die darin eine Gelegenheit sehen, sich ihrem göttlichen Potential zu entziehen.

Drogensucht wird auch von den Behörden missbraucht, um Bürgerrechte einzuschränken. Früher durfte ein Bürger nur durchsucht werden, wenn er aufgrund eines Straftatverdachts verhaftet wurde. Jetzt ist der vermutete Besitz von Betäubungsmitteln ausreichend, um das Filzen und Verhören von Jugendlichen zu rechtfertigen.

Die Griechen, die an der Wiege der Demokratie stehen, meinen, dass ein Bürger die Pflicht hat, den Behörden gegenüber ein gesundes Misstrauen zu pflegen. In unserer Zeit sollen wir einfach davon ausgehen können, dass das, was die Justiz tut, per Definition gerechtfertigt ist, vor allem, wenn es um Drogenbekämpfung geht. Im Fernsehen zeigt man uns schöne, gerechte Menschen, die als Polizisten an der Drogenbekämpfung beteiligt sind. Das sind kindische Filme, die uns an die Hearst-Illustrationen denken lassen.

Glücklicherweise fängt man langsam an zu verstehen, dass die Drogenbekämpfung schädlich für die sozialen Normen ist. Darüber hinaus haben die Behörden nun einen noch schwammigeren Maya-Begriff zur Verfügung, der staatliche Repression bis ins Unendliche rechtfertigt: Terrorismus.

Hoffentlich erkennt der Leser hier ein Muster!

Sucht

Jetzt hilft Jaqueline sich selbst

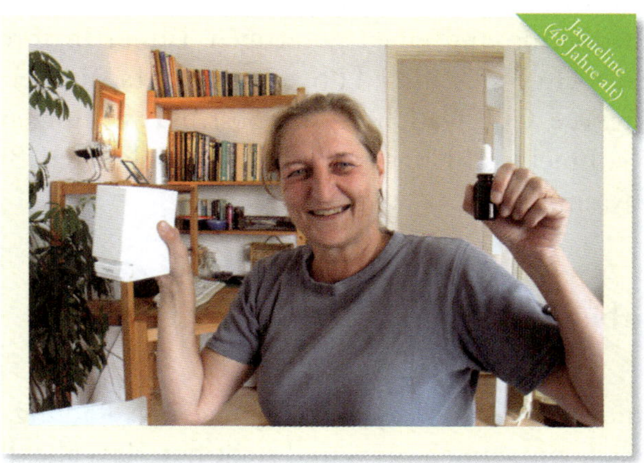
Jaqueline (48 Jahre alt)

Jaqueline van't Noordende ist zum Zeitpunkt des Interviews 48 Jahre alt. Sie ist erblich mit Suchtanfälligkeit belastet, denn beide Eltern sind frühzeitig an Alkoholmissbrauch gestorben. Die Mutter versteckte Schnapsflaschen hinter der Waschmaschine und im Küchenschrank. Der Vater war Lehrer und nahm Cognac in einer Thermoskanne mit zur Arbeit.

Jaqueline begann im Alter von 12 Jahren zu trinken, mit 14 rauchte sie ihren ersten Joint und mit 15 bot ihr jemand einen Joint mit chinesischem Heroin an. Davon wurde sie sofort süchtig. Jaqueline war zwischen ihrem 15. und 33. Lebensjahr dem Heroin, Kokain, Pillen und natürlich dem Alkohol verfallen. Für viele Jahre war sie der verrückteste weibliche Junkie in Den Haag und hatte die höchste Anzahl von Verhaftungen auf ihrem Strafenkonto. Sie beging Ladendiebstähle, fälschte Schecks und überfiel schließlich Geschäfte mit einer Waffenattrappe, die sie im Wartezimmer der Polizeistation gefunden hatte. Dabei wurde sie glücklicherweise schnell gefasst. Obwohl sie einen Nylonstrumpf über den Kopf gezogen hatte, erkannten Polizisten sie auf den Videos der Überwachungskameras sofort an ihrer Tätowierung, die sie auf ihrem Zeigefinger, dem „Abzugsfinger", hat („Hey, das ist ja Jaqueline!"). Sie verschwand für fünf Jahre hinter Gittern. Im Gefängnis unterzog sie sich einer Entziehungskur, studierte

Pädagogische Gruppenbetreuung für geistig Behinderte und schloss die Ausbildung mit einem Diplom ab. Im Jahr 2004 stellt sie fest, dass sie progressiv-rheumatoide Arthritis hat. Sie liebte ihre Arbeit und beschloss Arzneimittel zu nehmen, um weiterhin arbeitsfähig zu bleiben. Durch die vielen Medikamente bekam sie Magenbeschwerden, und im Jahr 2007 entdeckte man bei einer Untersuchung zwei Geschwüre. Man fand auch eine Zwerchfellhernie und einen gutartigen Tumor in ihren Lungen in ihren Lungen – ein Stück ihrer Lunge wurde daraufhin entfernt. Sie erhielt die Diagnose COPD (Chronisch obstruktive Lungenerkrankung). Das ist ein Sammelbegriff für die Lungenerkrankungen Bronchitis und Lungenemphysem.

Kaputtgearbeitet

Sie zeigt mir ihre Pillendose: jeden Tag eine volle Ladung. Sie zählt auf, was sie alltäglich einnehmen muss und stellt fest, dass alle diese Pillen für ihre Magengeschwüre natürlich nicht gut sind. „Seroxat, 40 mg, zweimal täglich. Für meine Depressionen bekomme ich zweimal täglich Paroxetin, für mein Magengeschwür zweimal täglich Nexium, dazu auch zwei Tabletten Celebrex, das sind Entzündungshemmer und Schmerzmittel – alles sehr schlecht für den Magen. Darüber hinaus alle paar Monate eine Lidocain-Injektion in meine Hand und auch noch ein Hormon, auf dessen Namen ich jetzt nicht komme, das gegen den Schmerz in meinem Knöchel und meinem Handgelenk wirken soll. Auch schlechtes Zeug. Ich habe mich buchstäblich kaputtgearbeitet in der Pflege für geistig und seelisch gehandicapte Mitmenschen, um es ihnen so angenehm wie möglich zu machen. Aufgrund von Etatkürzungen war ich bald alleine für acht Personen verantwortlich: Medikamente verabreichen, Essensverteilung, Duschen, und Sicherstellen, dass sie um neun Uhr ihre Tagesaktivität antreten können. Um sie ruhig zu stellen, werden diese Menschen täglich mit Medikamenten vollgestopft: Sie erhalten Oxazepam, Orap, Dipiperon, den ganzen Katalog. Sie vegetieren nur dahin und arbeiten auch nicht mit. Man muss sie stets schleppen, an ihnen zerren, sich mit ihnen abplagen. Das hat mich meine Gesundheit gekostet, hat mich buchstäblich verschlissen. Im Jahr 2008 hatte ich meine Lungenoperation, in diesem Jahr konnte ich sehr wenig arbeiten.

Durch Öl Ausgeglichenheit gefunden

Ich verdiente 1.750 Euro netto, ein gutes Gehalt. Als ich arbeitsunfähig wurde, mehr als 50 Prozent Invalidität, wurde mein durchschnittliches Einkommen der letzten Jahre zugrunde gelegt. Ich bekam jetzt 750 Euro netto vom Leistungsträger. Das bedeutete für mich Armut, denn ich musste plötzlich mit 55 Euro pro Woche auskommen. Von dem Betrag kaufte ich auch noch Gras, weil ich mich damit etwas besser fühlte. In einer Zeitschrift las ich einen Artikel über einen Jungen mit Migräne und über die Linderung, die das Hanföl zu Wege brachte. Also habe ich bei der Stiftung *Mediwiet* nachgefragt und eine kostenlose Probeflasche bekommen. Das Öl war toll, ich war das erste Mal in meinem Leben wirklich ruhig und ausgeglichen, hatte keine Probleme mehr mit meinem ADHS, war gelassen, hatte nicht mehr diese Schwankungen, fühlte mich zufrieden und im Gleichgewicht und hatte auch viel weniger Schmerzen von meinen Entzündungen. Auch meinem Magen geht es jetzt besser. Früher investierte ich mein ganzes Geld in Gras. Das waren zwei Tütchen für 20 Euro. Übrig blieben dann noch 15 Euro, davon kaufte ich Schwarzbrot und als warme Mahlzeit aß ich Haferflocken. Heute kaufe ich auf dem Markt

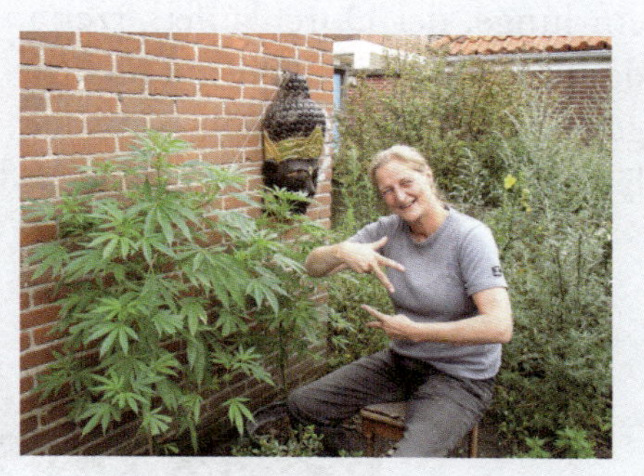

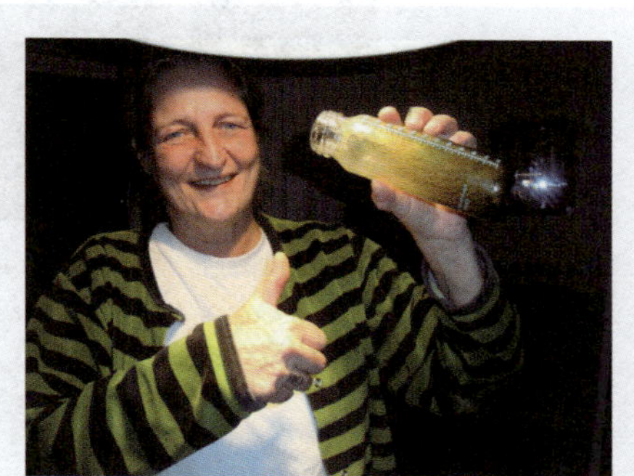

Jaqueline mit ihrem ersten hausgemachten Hanföl

preiswertes Gemüse und fühle mich viel besser. Alle drei Stunden nehme ich nun drei Tropfen ein.

Ich habe keine Probleme mehr mit meinem Knöchel und keine bohrenden Schmerzen mehr im Magen. Es fühlt sich an, als hätte ich mein Leben zurück! Meine Betreuer sind zufrieden und befürworten meinen Hanfölkonsum. Bald werde ich mein eigenes Gras ernten und mein eigenes Öl machen, und bis es soweit ist, heißt es halt überleben."

Ein paar Wochen später erhielt ich eine E-Mail von Jacqueline. Seit mehr als einer Woche nimmt sie keine Schmerzmittel mehr. Das Seroxat stellt sie langsamer ab. Die 40 Milligramm hat sie mittlerweile auf „nur" noch 30 Milligramm reduziert.

Sie hat viel weniger Bedürfnis zu kiffen und will sich das Rauchen auch noch ganz abgewöhnen. Außerdem hofft sie, dass die Jungs aus der Nachbarschaft ihre Pflanzen in Ruhe lassen. „Ein paar Straßen weiter lebt ein Junge, der Durchlauferhitzer aus Neubauten stiehlt, sie verkauft und damit seinen Haschkonsum finanziert. Ich habe dem Kerl ein paar Pflanzen geschenkt, damit er auch etwas hat, um das er sich kümmern muss. Jetzt lässt er hoffentlich meine eigenen Pflanzen in Ruhe."

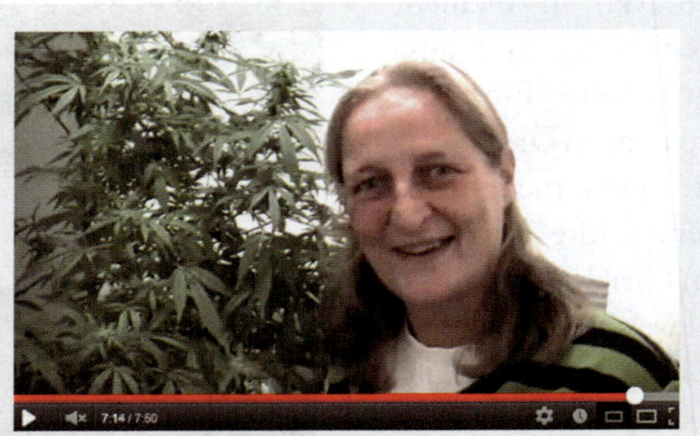

Geben Sie auf YouTube Jaqueline van't Noordende ins Suchfenster ein um das Interview mit ihr zu finden. [Das Interview ist in niederländischer Sprache.]

Trauma durch Gewalt

Nur noch den Vögeln vertrauen

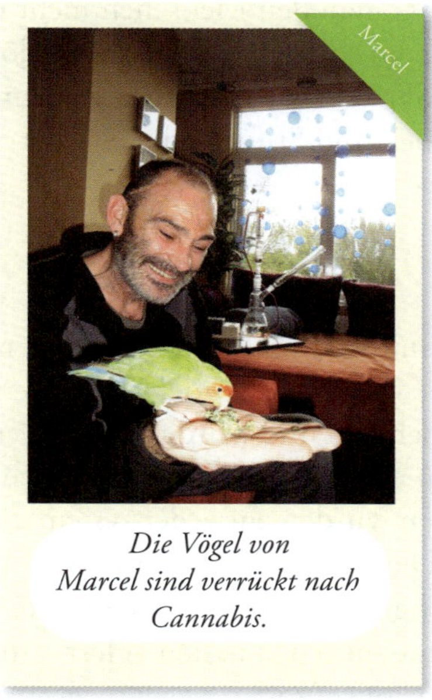

Die Vögel von Marcel sind verrückt nach Cannabis.

Die Mutter wollte verhindern, dass der Vater sie verließ und erzwang seine Aufmerksamkeit, indem sie ihr Baby Marcel mit Alkohol übergoss und in Brand setzte.

Marcels Trauma wurde ihm buchstäblich eingebrannt. Er erinnert sich an die Farbe der Flasche, das brennende Gefühl in seinen Augen, den Geruch seiner eigenen brennenden Haare, das angesengte Fleisch und daran, dass er von einem Feuerwehrmann gerettet wurde, der ihn nach draußen trug. Er erinnert sich an die Farbe, den Geruch und die Kühle seiner Jacke. Im Freien hielten die Schmerzen aber an und er erinnert sich, dass die Leute riefen: „Er brennt noch!"

Dieses Ereignis führte dazu, dass Marcel niemandem mehr vertraute. Misstrauen war sein Motto, Schlafen sein Problem. Die Mutter tat natürlich so, als ob dies alles ein Unfall gewesen sei. Sozialarbeiter trauten der Sache nicht, konnten aber nichts beweisen. Sie galten als Feinde der Familie und dies wurde den Kindern zuhause notfalls mit Gewalt eingetrichtert. Bevor die Sozialarbeiter zu Besuch kamen, erhielten die Kinder eine kräftige Tracht Prügel. Danach saßen sie brav nebeneinander auf der Couch. Sie wussten: „Diesen Menschen haben wir es zu verdanken, dass wir geschlagen werden" und so formierte sich aus der Not heraus eine Front gegen die Außenwelt. Die Kinder lernten, dass man den Menschen nicht vertrauen konnte, und Menschen, die mit einem Stift alles auf Schreibblöcken notierten, schon mal gar nicht. Daher war bei Marcel das Misstrauen überdeutlich sichtbar, als auch ich Schreibblock und Stift für dieses Interview auspackte.

Burnout

Eine Zeit lang wohnte Marcel mit einer jungen Frau zusammen, sie bekamen eine Tochter. Er erhielt zu der Zeit einen netten Job in einem Telemarketing-Unternehmen und wurde sogar ein erfolgreicher Verkäufer, denn er war immerhin ein sehr guter Lügner! Auch sein Chef konnte gut lügen, und Rechnungen wurden entweder systematisch nicht bezahlt oder so spät wie möglich. Die Beschwerden wurden immer zu einem gewissen „Herr van Dam" durchgestellt. Das war eine Rolle, die die Mitarbeiter im Callcenter abwechselnd spielen mussten. Herr van Dam versprach alles Mögliche, hielt aber nie sein Wort.

Marcel fand dies alles normal, stieg dabei zum Abteilungsleiter auf und führte 18 Mitarbeiter. Er lebte ganz für seine Arbeit, hatte für nichts anderes mehr Zeit und Aufmerksamkeit, und als er eines Tages nach Hause kam, war sein ganzes Haus leergeräumt: Seine Freundin war, zusammen mit dem Kind, verschwunden. Marcel versuchte verzweifelt, auf der Arbeit durchzuhalten, fegte zu Hause die Blätter auf dem Gartenweg vor sich her, war aber eigentlich angeschlagen und tief verwundet. Als sein Chef mit den Lohnzahlungen in Verzug geriet und ihn auch noch viele der „Herr van Dam-Fälle" bearbeiten ließ, wurde ihm alles zu viel und er landete mit einem Burn-out-Syndrom krank zuhause. Der Arzt verschrieb ihm eine Wagenladung Pillen, aber die machten die Sache nur noch schlimmer. Marcel wurde immer weltfremder und schließlich zu 100 Prozent arbeitsunfähig erklärt. Er litt zunehmend unter Alpträumen, wagte kaum mehr als eine Stunde lang zu schlafen, wog nur noch 54 Kilo und lebte fünf Jahre lang hinter geschlossenen Vorhängen.

Die nötige Distanz

Er wusste, dass Kiffen seine Ängste verminderte; daher nahm Marcel Kontakt zur Stiftung *Mediwiet* auf, um etwas Hanföl auszuprobieren. Vorsichtig begann er mit einem Tropfen vor dem Schlafengehen. Nach ein paar Tagen konnte er zum ersten Mal seit Jahren fast vier Stunden an einem Stück durchschlafen. Schlafen war immer eine beängstigende Erfahrung gewesen, weil er sehr genau wusste, was dann passieren konnte. Nun sorgt das Öl für Ruhe, Ausgeglichenheit und eine gewisse Distanz. Und genau diese Distanz hilft Menschen mit einem Trauma.

Frei wie ein Vogel

Marcel ist sehr zufrieden mit dem Öl, aber vor allem mit seinen zwei Vögelchen, die ihm überall im Haus hinterherfliegen. „Ich habe die Tiere einmal unter Einfluss von Rauschpilzen beobachtet und dachte mir dann, dass ich wirklich nur meinen Vögeln vertraue. Vögel lügen nie und sind immer ehrlich." Er erklärt auch, warum im Stadtviertel Schilderswijk in Den Haag so viele verschiedene Vögel vorkommen. „Menschen, die ins Gefängnis kamen, durften einen Vogel als Gesellschaft mitnehmen, und wenn sie frei kamen, ließen sie auch den Vogel frei."

Ich sage ihm, dass es Zeit sei, sich selbst auch etwas Freiheit zu gönnen. Ab sofort soll er sein eigenes Hanföl herstellen und ein paar Marihuana-Pflanzen züchten, dann koste es beinahe nichts. Dann habe man etwas zu tun, und man tue es für sich selbst. Irgendwann kann man sogar die Pillen zur Seite schieben.

Traumata sind manchmal wie Blätter auf einem Gartenweg. Man hat nicht darum gebeten und man kann sie zwar für eine Weile wie mit einem Besen vor sich her fegen, aber ab einem gewissen Punkt wird der Blatthaufen so groß, dass man nicht mehr weiterkommt. Man muss dann entspannen, den Haufen bei Seite schieben und Abstand nehmen. Hanföl sorgt auf natürliche Weise für Ruhe, Ausgeglichenheit und eine gewisse Distanz!

Hilfe, Überdosis!

In 10.000 Jahren ist noch nie jemand an einer Überdosis Cannabis gestorben, aber einige Leute legen es dennoch darauf an.

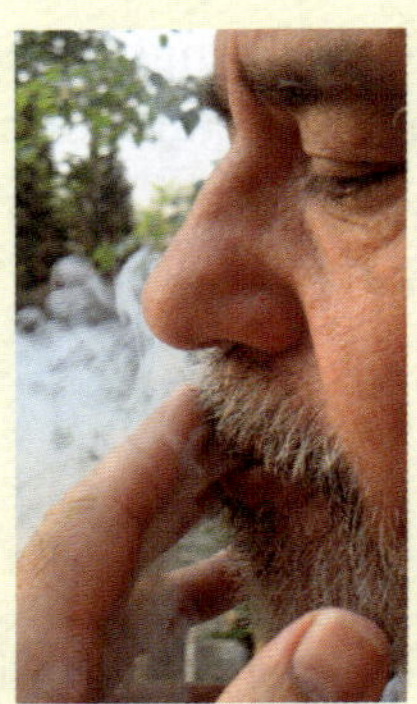

Gesunde Menschen bestimmen alles selbst. Will man einem Patienten dabei helfen, gesünder zu werden, muss man ihn so viel wie möglich selbst entscheiden und vor allem selbst tun lassen. Das nennt man „Gebrauch machen vom Placebo-Effekt" und es ist im Interesse des Patienten, dass es funktioniert!

Große Panik

Ich bin in Spanien, es ist spät in der Nacht, ich liege in einem kleinen Hotel, als plötzlich mein Handy klingelt. Nachdem es ein paar Mal geklingelt hat gibt der Anrufer auf, noch bevor ich abheben kann. Das fühlt sich nicht gut an. Jemand der so spät noch anruft und dann selbst das Gespräch vorzeitig abbricht, ist nervös und unsicher. Es handelt sich bestimmt um eine Notsituation. Ich rufe die Nummer zurück, die ich auf dem Display meines Telefons sehe. Meine innere Stimme sagt mir, dass dies eine Reihe von teuren Telefonaten werden kann. Ich habe einen gewissen Ivan am Telefon.

„Ich habe meinem Vater eine Überdosis Hanföl gegeben. Er ist 74, was soll ich jetzt tun? Ich weiß nicht, wie viel ich ihm verabreicht habe, weil es dunkel war. Ich dachte, dass nichts herauskommt und habe den Ballon der Pipette ein paar Mal gedrückt. Nach einer Stunde wurde Vater unwohl, er bekam weiche Knie und ist jetzt im Bett. Sollte ich einen Krankenwagen rufen oder einen Arzt?"

Ich frage ihn, was er meint, dass der Arzt dann tun soll – seinem Vater vielleicht noch eine Beruhigungsspritze verpassen? Ivan weiß das selbst auch nicht so genau.

Ich sage: „Schau mal, deinen Vater noch weiter vollzuspritzen hat nicht viel Sinn, er liegt nun schon schachmatt im Bett und das macht kaum einen Unterschied mehr! Es bleibt nichts anderes übrig, als abzuwarten."

„Ja, aber meinem Vater ist schlecht", sagt Ivan panisch.

Ich antworte, dass man daran wenig ändern könne, vielleicht werde er erbrechen, vielleicht aber auch nicht. Wenn man Space Cakes gegessen hat, wird einem auch manchmal übel und im schlimmsten Fall muss man sogar erbrechen. Das ist ok, weil man dann schnell alles aus dem Magen los ist; die Wirkung wird dann verkürzt und somit auch die Menge der Überdosis. Aber im Fall von Öl ist der Wirkstoff schon lange im Blut. Aus diesem Grund nimmt man ja das Öl über die Zunge ein. Jetzt könne man nicht mehr viel dran ändern.

Ruhig bleiben ist die beste Strategie

Ich sage zu Ivan, dass er sich beruhigen und mir seinen Vater ans Telefon holen soll, denn er selbst mache die Sache nicht gerade besser. Anstelle des Vaters bekomme ich Ivans Frau ans Telefon. Sie ist gelassener und leichter zugänglich, aber auch sie ist aufgeregt. Ich erzähle ihr die gleiche Geschichte:

„Ein Arzt kann nichts tun, und du bestätigst dem alten Mann nur die Idee, dass etwas sehr Ernstes im Gange ist, aber das ist absolut nicht der Fall. Er wird eine Weile den Einfluss des Öls fühlen und daran kann man wenig ändern. Es ist in 10.000 Jahren noch nie jemand an einer Überdosis Cannabis gestorben und das wird jetzt auch nicht passieren. Sage ihm das. Das Schlimmste ist in zwei Stunden vorbei und nach etwa fünf Stunden wird er nichts mehr davon spüren. Gib ihm etwas Süßes zu trinken. Die Hippies behaupteten früher immer, dass das hilft. Diese Achterbahnfahrt muss man einfach aussitzen. Vielleicht fühlt er sich morgen noch einen Tag lang blümerant und konfus, aber auch das geht vorbei."

Die Frau begreift, dass sie nichts anderes zu tun braucht, als ihren Vater und ihren Mann zu beruhigen.

„Ja, aber Vater ist schon 74!" wirft sie noch ein.

„Nun, auch das spielt jetzt keine Rolle, denn daran kann man nichts mehr ändern. ‚Die Würfel sind gefallen', wie Julius Caesar dazu sagen würde, nicht wahr?"

Endlich muss sie lachen und sagt ein wenig aufgeregt: „Wir haben Orangensaft."

„Das scheint mir ein wenig zu sauer", antworte ich, „gib ihm nur Wasser mit ein wenig Zucker, das scheint zu helfen, das haben die Hippies früher auch so gemacht. Die perfekte Lösung ist das allerdings auch nicht, denn vom Zucker wird einem auch manchmal übel, und dann hat man so ein teigiges Gefühl im Mund, wenn man extrem high ist. Die Devise lautet: einfach aussitzen. Und wenn ihm schwindlig wird, sollte er eben nicht herumlaufen, dann hat er halt Pech gehabt. Am nächsten Morgen geht das dann wieder. Man ist dann einfach der Überdosis ausgeliefert und es macht keinen Sinn, sich dagegen zu wehren."

Den Patienten selbst die Kontrolle überlassen

Ich bekomme Ivan wieder ans Telefon und frage ihn über die zugrunde liegenden Ursachen aus.

„Ja, ich gebe ihm immer seine Tropfen und es geht immer gut, nur jetzt habe ich gedacht, dass nichts herauskam. Ich konnte es im Dunkeln nicht gut erkennen, und so habe ich wie wild auf der Pipette herumgedrückt."

Ich frage, warum Ivan die Tropfen verabreicht. „Kann dein Vater das denn nicht selbst?"

„Nun ja, Vater liebt es, versorgt zu werden."

Das ist etwas, das ich nicht begreife. „Ich glaube eher, dass du es bist, der sich gerne um ihn kümmert und damit musst du einfach aufhören. Hanföl funktioniert am besten, wenn der Patient die Regie selbst führt. Wenn man alles für ihn regelt, manövriert man ihn in eine Position der Abhängigkeit, die nicht förderlich ist für die Genesung. Das Wort ‚Patient' bedeutet nicht umsonst in der englischen und französischen (patience) Sprache Geduld.

Der Patient ist also jemand, der geduldig abzuwarten hat. Das sollte man nicht stimulieren."

„Ja, aber dann vergisst er seine Tropfen zu nehmen", entgegnet Ivan.

Auch das ist kein gutes Argument, finde ich. „Du kannst ihm doch die Flasche ein paar Mal am Tag vor die Nase stellen, einen Spiegel dazu legen und wenn nötig, daneben sitzen bleiben und darauf hinweisen: ‚Vater, nimm deine Tropfen ein', dann kann er es selbst tun. Damals habe ich dir gesagt, dass ein Patient durch einen Blick in den Spiegel die Tropfen fallen sehen, sie zählen und somit sich selbst gut dosieren kann. Du nimmst ihm diese Kontrolle und Unabhängigkeit weg."

Zur Sicherheit eine Hanfölkur

Es stellt sich heraus, dass der Vater an Hautkrebs operiert worden war und die Kinder für ihn beschlossen hatten, eine Hanfölkur durchzuführen. Daher verabreichten sie ihm nun eine Flasche davon. Der Vater nahm das Öl also nicht wirklich aus freiem Willen: Der Sohn hatte sich das ausgedacht. Ich fand heraus, dass er das Öl im Kühlschrank aufbewahrte, weil er gehört hatte, dass es sich dann länger hält. Ich erkläre, dass das wohl wahr ist, wenn man das Öl jahrelang aufheben möchte, dass es jetzt aber wenig Sinn macht, weil diese Flasche Öl nach sechs bis acht Wochen aufgebraucht sein werde.

„Wenn das Öl kalt gelagert wird, verklumpt es, wird dick und zähflüssig und ist weniger genau zu dosieren."

Ivan bestätigt das und erzählt, dass er dem Hund schon einmal aus Versehen zwei Tropfen gegeben habe, weil das Öl so dickflüssig war.

Ich fahre fort: „Enthalte deinem Vater das Öl nicht länger vor. Gib ihm die Flasche in die Hand und sorge dafür, dass er seine Tropfen mehrmals am Tag einnimmt. Wenn er es selbst tut, wirst du sehen, dass es besser wirkt, denn dann fühlt er, dass er selbst etwas tut, anstatt passiv abzuwarten."

Am nächsten Tag rufe ich zurück und frage, wie es dem alten Mann ergangen ist.

„Also, mit Papa geht es gut, er hat den Tag ruhig verbracht und viel geschlafen. Jetzt nimmt er seine Tropfen selber ein und findet das auch viel besser. Was gestern Abend alles genau passiert ist, weiß ich nicht mehr, weil ich neben seinem Bett auf einer Matratze lag und eingeschlafen bin. Er scheint über mich rüber geklettert zu sein, um pinkeln zu gehen."

Ivan fragt mich, ob ich noch andere Erfahrungen mit Hanfölüberdosen habe und die habe ich tatsächlich!

Immer alles unter Kontrolle

Ich erzähle ihm, dass ein Freund von mir, der alles über Drogen weiß, zum Test einmal eine halbe Flasche Hanföl eingenommen hat – das sind etwa 130 Tropfen. Nach seinen eigenen Worten hatte er damit eine sehr schöne Zeit. Auf dem Höhepunkt seines Trips klingelten zwei Zeugen Jehovas an seiner Tür. Einer von ihnen war ein Bekannter, den er seit 20 Jahren nicht mehr gesehen hatte. Er ließ die beiden eintreten und sie verbrachten gemütliche Stunden im Gespräch. Mit Hanföl hat man immer alles unter Kontrolle. Allerdings fühlte sich mein Freund am nächsten Tag noch immer ein wenig blümerant.

Nur eine Pipette

Ein anderer Patient erzählte mir beiläufig, statt eines Tropfens eine ganze Pipette voll eingenommen zu haben, „so wie man es mir gesagt hat, eine Pipette. Aber jetzt bin ich ein wenig schwach auf den Knien, wie kann das denn sein?"

Meine Anweisung, die ich jedem neuen Patienten standardmäßig gebe ‚lautet, mit einem Tropfen dreimal täglich zu beginnen und am nächsten Tag dreimal zwei Tropfen zu nehmen, wenn es nicht gleich richtig wirkt. Das war diesem Patienten anscheinend völlig entgangen. Nein, er hatte auch nicht die Website gelesen, auf die ich immer explizit hinweise.

„Sie werden einen verpeilten Tag erleben. Setzen sie sich am Besten auf die Couch, schauen sie sich einen Film an und trinken dabei etwas Süßes. Nach drei bis fünf Stunden ist alles wieder normal – und Sie haben dann einen wirklich tollen Film gesehen."

Der Patient musste darüber lachen, und danach geht sowieso alles besser.

Warzen

Franco kann wieder laufen

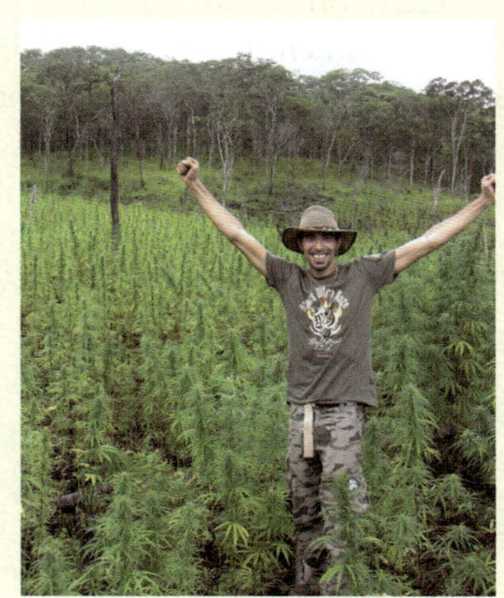

Franko (Jahre alt)

Franco ist General Manager von „The Green House Seed Company". Im Internet kann man ihn als Mitglied des „Greenhouse Strain Hunters Team" bewundern. Diese Gruppe macht Expeditionen in die ganze Welt, auf der Suche nach ursprünglichen Cannabissorten.

Im Jahr 2004 bekam Franco eine Warze am Fuß, auf der rechten Ferse. Weil das Laufen schmerzte, ging er zum Arzt. Der versuchte es zunächst mit Salben. Als das nicht half, versuchte er, die Warze mit flüssigem Stickstoff zu vereisen und das tote Gewebe der Warze zu entfernen.Das funktionierte aber auch nicht. Die Warze erweiterte sich zu einer sogenannten Mosaikwarze und formte eine große Wunde. Warzen auf der Fußsohle sind, bedingt durch die dicke Hornhaut, schwierig zu behandeln.

Danach versuchte es der Arzt mit Säure. Die Säure zerstört zunächst das Gewebe, woraufhin man versucht, es mit scharfen Klingen oder einem scharfen Löffel auszuschaben, in der Hoffnung, dass dies auch die Warze verschwinden lässt. Auch diese Technik führte aber zu einer schmerzhaften Wunde. Und was noch schlimmer war: Gegen die Warze half es nicht.

Tiefe Wunden

Von 2007 bis 2009 unterzog Franco sich sieben Behandlungen mit einem Laser. Aber auch hier entstanden tiefe, schmerzhafte Wunden, wegen denen er wochenlang nicht laufen konnte, und danach kamen die Warzen wieder. Dies änderte sich erst, als ich Franco in seinem Büro traf, weil ich Arjen Roskam, seinen Chef, den Gründer der *Green House Seed Company*, interviewen wollte. Da erzählte mir Franco von seinem Warzenproblem und ich gab ihm eine Flasche fünffach verdünntes Hanföl zum Ausprobieren. In der Woche darauf fühlte er fast sofort, wie das Öl ihm Linderung verschaffte: Die Schmerzen wurden weniger, auch wenn die Warze noch nicht verschwand. Also gab ich ihm unverdünntes Hanföl, das wir in der Regel nur für Krebspatienten verwenden. Das half! Nach ein paar Tagen konnte Franco den Unterschied schon spüren. Nicht nur, dass der Schmerz viel geringer wurde, er konnte auch sehen, dass die Warze sich im Umfang verringerte. Es entwickelte sich auch neue, intakte Haut und das war etwas, was er seit Jahren nicht erlebt hatte. Franco verwendete das unverdünnte Öl weiterhin, und nach 28 Tagen war die Warze weg!

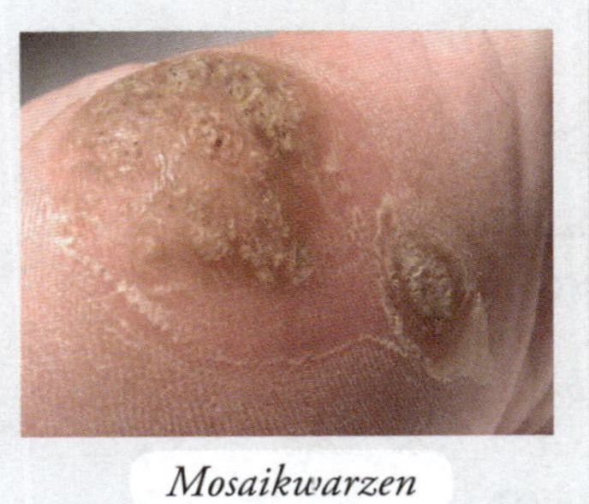

Mosaikwarzen

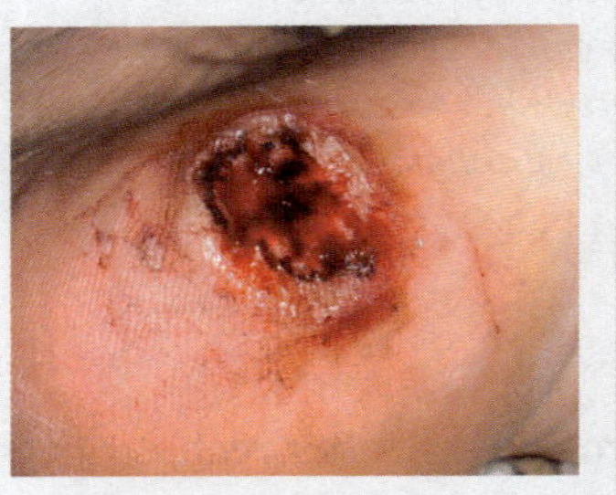

Die Wunde nach einer Behandlung

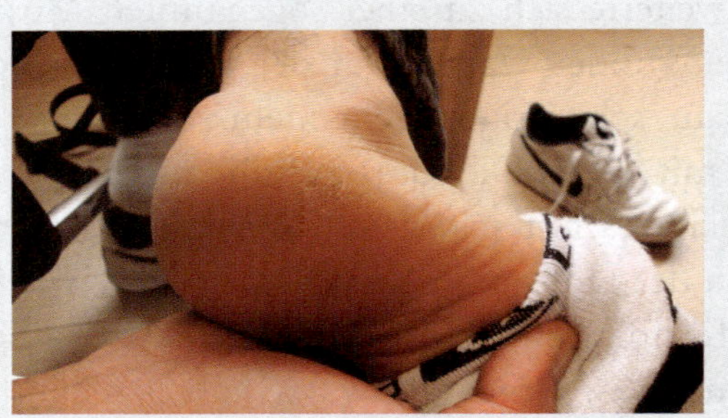

Nach 28 Tagen Einschmieren ist die Ferse wieder makellos.

Bakterien kann man mittlerweile gut mit Antibiotika bekämpfen, aber Viren sind viel kleiner. Da bietet die medizinische Wissenschaft nicht immer eine wirksame Gegenwehr.

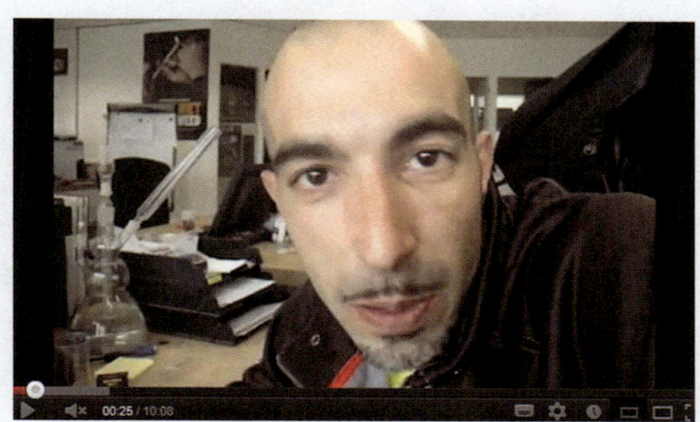

Geben Sie auf YouTube „Franco" und „Greenhouse" ins Suchfenster ein um sich sein Interview anzuschauen. [Das Interview ist in niederländischer Sprache.]

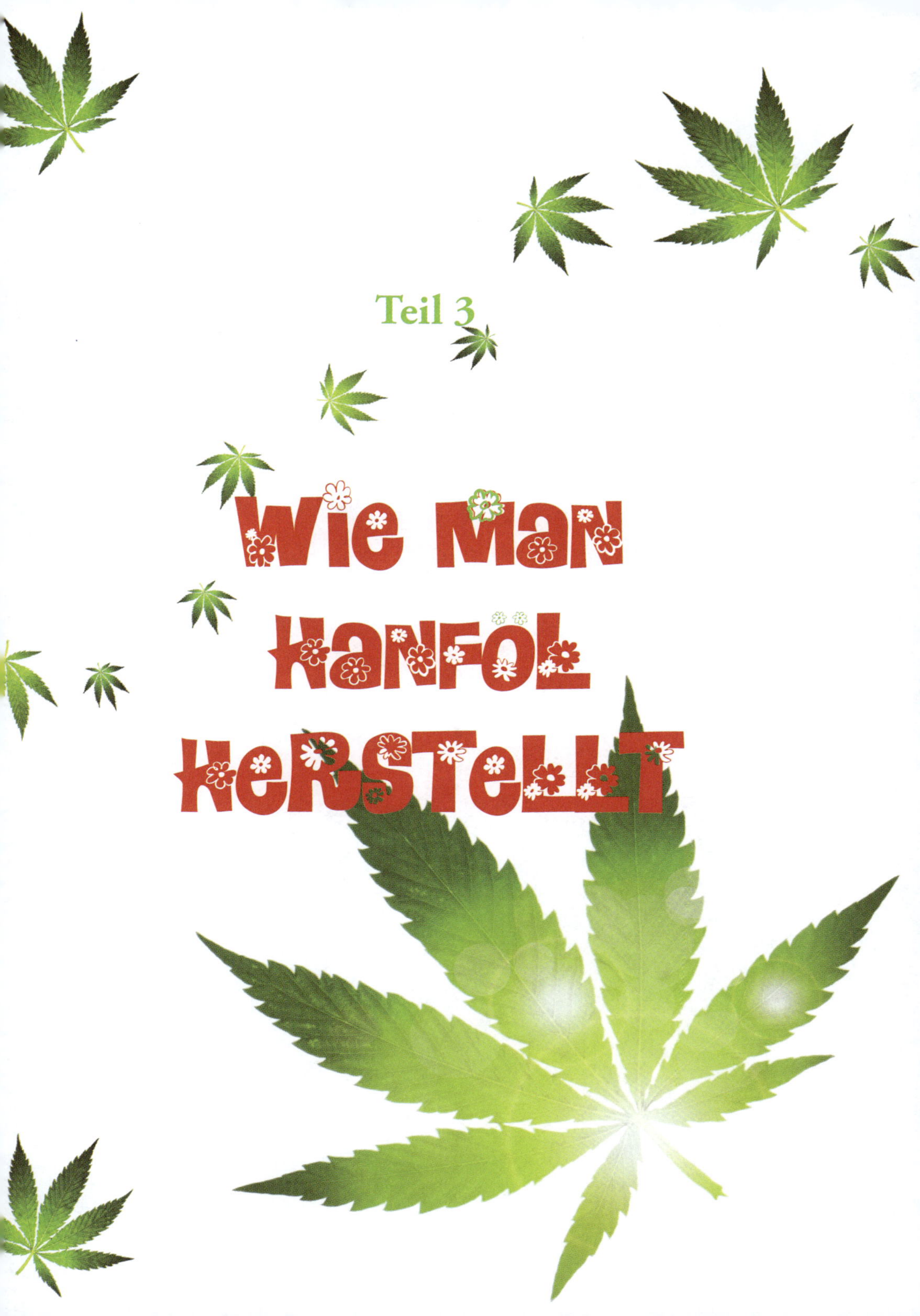

Teil 3

Wie man Hanföl herstellt

Eigener Anbau ist Gold wert!

Anmerkung des deutschen Verlags: Um hier auf der sicheren Seite zu bleiben, sehen wir uns genötigt, unsere Leserschaft erneut darauf hinzuweisen, dass die folgenden Informationen nicht als Aufforderung zu illegalen Handlungen aufgefasst werden sollten. Hanfanbau und -weiterverarbeitung ist in Deutschland (und in den meisten anderen Ländern auch) in der Regel verboten. Unter besonderen medizinischen Bedingungen kann jedoch von den Behörden eine Ausnahmegenehmigung erteilt werden. Weitere Informationen zu diesem Thema erhalten Sie vom *Selbsthilfenetzwerk Cannabis Medizin (SCM)*, dessen Adresse man im Internet findet.

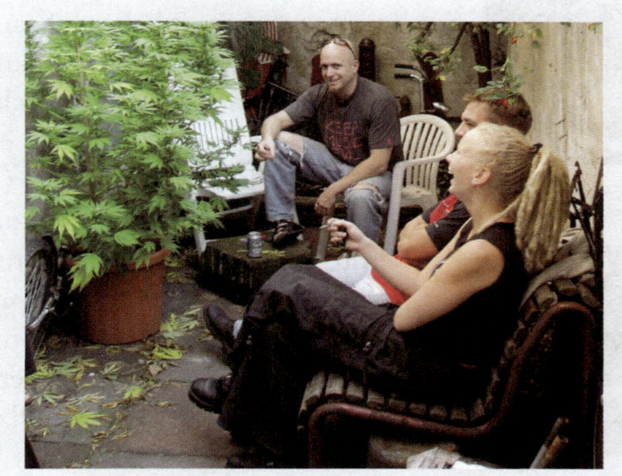

Eine Topfpflanze kann ein paar hundert Gramm Knospen und Blätter liefern, aus denen man zehn Prozent Öl gewinnen kann.

Sichere Qualität ohne Gifte

Selbstanbau ist einfach, preiswert, macht Spaß und liefert meistens die beste Qualität. Patienten entscheiden sich oft dazu, ein paar Pflanzen anzubauen, um daraus ihr eigenes Heilmittel herstellen zu können. Es gibt ihnen ein gutes Gefühl, wenn sie ihr Leben mit einer selbst hergestellten

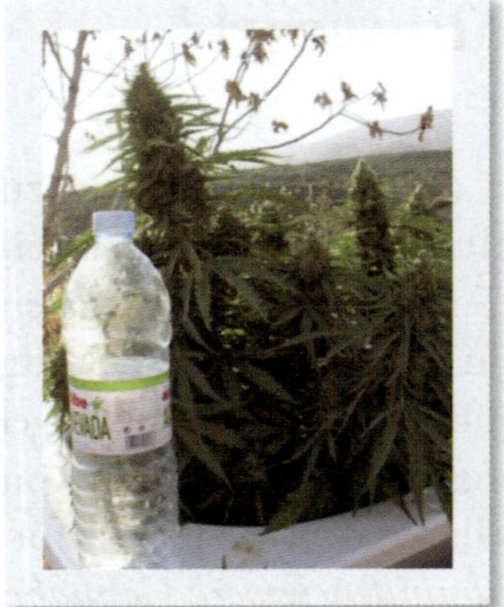

Arznei angenehmer gestalten können. Eine selbst hergestellte Volksmedizin scheint auch besser zu wirken!

Saatgut in allerlei Sorten

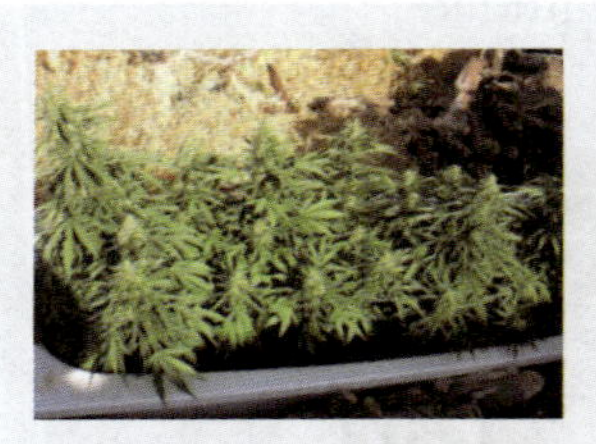

Cannabis ist eine einfache Pflanze, sie wächst schnell und ist schön anzusehen. Wer seine eigenen Pflanzen anbaut, kann auch selbst bestimmen, welche Sorten er verwenden möchte.

Ganz besonders einfach ist der Anbau mit modernem, weiblichem Saatgut. Hierbei entstehen nur weibliche Pflanzen. Saatgut ist im Internet in vielen verschiedenen Sorten erhältlich und alle haben einen anderen Geschmack und eine andere Cannabinoid-Palette. Schnelle Sorten sind nach 60 Tagen erntereif und machen so mehrere Ernten pro Jahr möglich. Sät man im April, kann man Anfang Juni ernten und dann erneut säen.

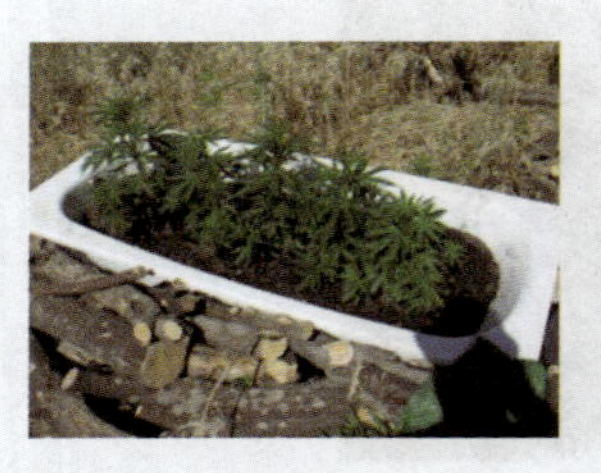

Im Unterschied zu Ablegern liefern Samen immer saubere, sterile Pflanzen, die frei von Ungeziefer sind.

Männlich oder weiblich?

Bei Aufzucht mit konventionell-gebräuchlichem Saatgut kann man erst am Ende der Saison, bei Pflanzenblüte, feststellen, welche davon männlich oder weiblich sind. Männliche Pflanzen blühen zwar früher bzw. zuerst, enthalten aber so wenig Cannabinoide, dass sie nie verwendet werden und eigentlich einen Verlust darstellen. Ein Züchter, der männliche Pflanzen rechtzeitig erkennt und entfernt, verhindert die Befruchtung der weiblichen Pflanzen. Um befruchtet zu werden, bilden weibliche Pflanzen immer mehr

Stempel aus. Um diese gegen Austrocknung zu schützen, bedeckt die weibliche Pflanze die Stempel mit einem dünnen, klebrigen Harzfilm. In diesem Harz befinden sich die Wirkstoffe. Ist der Höhepunkt der Blüte erreicht, erntet man die Knospen und trocknet sie, um sie rauchen zu können. Für die Herstellung von Öl wird die ganze Pflanze verwendet, Knospen wie Blätter.

Mit etwas Geschick kann der Züchter einige männliche Zweige in einem Wasserglas reifen lassen, mit dem Blütenstaub ein paar Knospen der weiblichen Pflanze befruchten und damit seinen eigenen Samen ziehen.

Viele Züchter schwören auf ihre selbstkreierten Sorten – nicht zuletzt, weil diese Methode spottbillig ist.

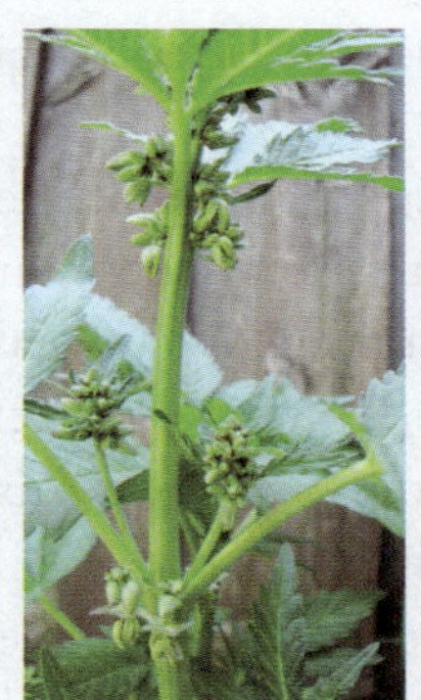

Männliche Pflanzen formen kleine Staubbeutel, die, einmal geöffnet, feinen gelben Blütenstaub verbreiten.

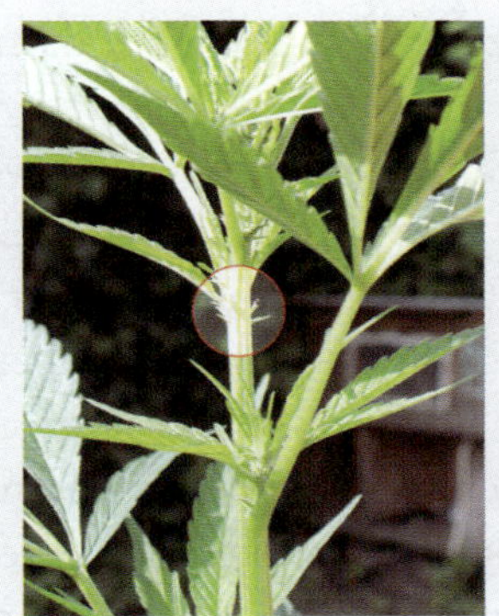

In den Blattachseln der weiblichen Pflanze wachsen kleine Härchen: die Stempel, an denen der männliche Blütenstaub hängen bleibt.

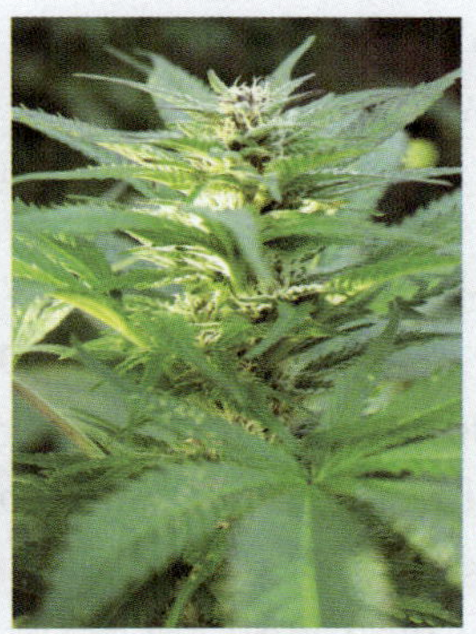

Wenn keine Befruchtung stattfindet, bildet die weibliche Pflanze immer mehr Stempel.

Anbau im Freiland

Freilandanbau ist am einfachsten, wenn man zeitig sät, die Pflanze vor Schnecken schützt bis sie mindestens 15cm hoch ist, und sie zeitig erntet. Eine Pflanze im Erdreich liefert drei bis fünf Mal so viel Ausbeute wie eine Topfpflanze. Der Ertrag einer Topfpflanze ist 25 bis 75g, eine gut wachsende Pflanze im Erdreich liefert 75 bis 500g. Für die Herstellung von Öl kann man die gesamte Pflanze verwenden und aus dem Gewicht an getrocknetem Gras etwa zehn Prozent Öl gewinnen.

Bei Tageslicht zu arbeiten, heißt, an die Jahreszeiten gebunden zu sein. Das bedeutet: im April / Mai säen und im September / Oktober ernten, wenn die Tage kürzer werden. Heutzutage gibt es sogar Grassorten, die in 90 Tagen oder noch kürzerer Zeit reif sind; damit sind in einer Saison zwei Ernten möglich.

Am besten sät man im Erdreich, direkt dort, wo die Pflanze nachher wachsen soll. So erhält man eine lange Pfahlwurzel mit vielen Seitenwurzeln und damit größerer Aufnahmefähigkeit, was letztendlich zu einem höheren Ertrag führt. Der Boden ist gut umzugraben und mit biologischen Düngemitteln zu versetzen. Die großzügige Verwendung von Wurmmist wird angeraten, wenn man denn an so etwas herankommt. Ratsam ist in jedem Fall eine Zusammenstellung vorfermentierter biologischer Düngemittel, die direkt verwendet werden kann. Wurmmist sorgt für gesunde Pflanzen mit tiefgrünen Blättern. Man bedenke auch: Was man der Pflanze an Düngemitteln zuführt, zahlt sich hinterher in mehr Pflanzengewicht aus. Der Boden muss gut angefeuchtet werden, bevor der Samen einige Millimeter – also nicht zu tief – gesät wird. Anschließen wird noch einmal zusätzlich etwas Wasser dazugegeben. Großzügiges, regelmäßiges Streuen von biologischem Schneckenkorn schützt vor Schnecken und ist ungiftig

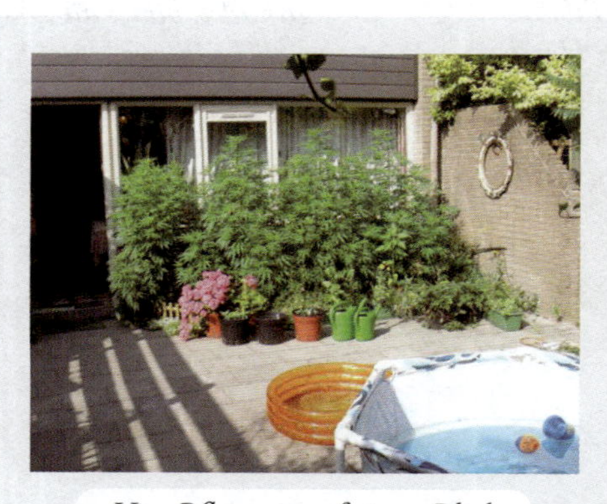

Vier Pflanzen auf einen Blick

für Mensch und Natur. Ab einer Pflanzenhöhe von zehn bis 15 Zentimetern sind Schnecken kein Problem mehr. Sie mögen vor allem die kleinen, saftigen Pflänzchen.

Fügt man *Fish-Mix* zusammen mit etwas *Alg-A-Mic* hinzu, wird man sich wundern, wie schnell die Pflanzen wachsen. *Fish-Mix* ist meiner Meinung nach der ideale Dünger für Freilandpflanzen. Es fettet den Boden, der auf diese Weise mehr Feuchtigkeit festhält, und bildet so eine gute Basis für Mikroorganismen. *Alg-A-Mic*, ein aus Seegras gewonnenes Pflanzenhormon, wird unmittelbar durch die Wurzeln aufgenommen. Es vermindert die Wahrscheinlichkeit auf Mehltau-Befall. Während der Blütezeit kann auch extra Phosphor zugeführt werden. Dieser ist unter dem Produktnamen *Bio-Bloom* erhältlich. Man sollte nicht zögern, flüssig zu düngen. Die Pflanze wird gestärkt und liefert umfangreichere Erträge.

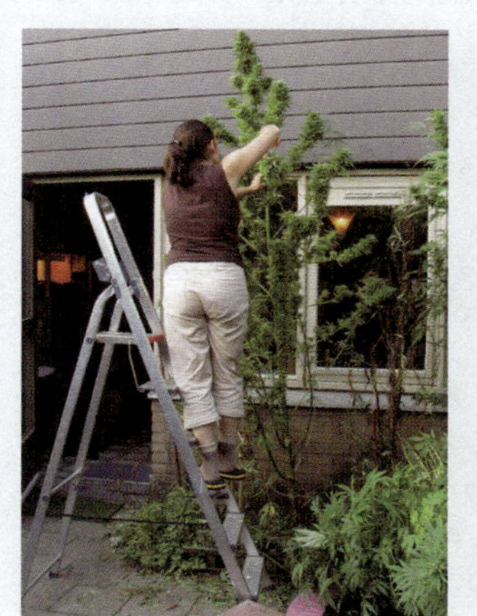

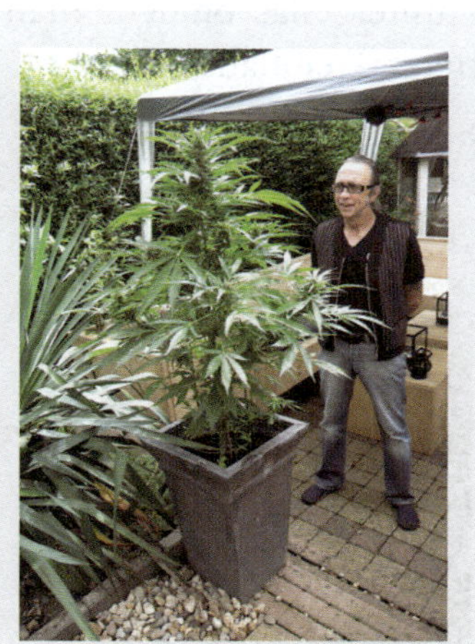

Pflanzen im Erdreich nehmen gut und gerne zwei bis dreimal so viel an Gewicht zu wie eine Topfpflanze. Die Pflanze rechts ist eine Positronics Mayday Express, erntereif im Juni nach 59 Tagen Wachstum.

Aufzucht im Treibhaus

Gras, das im Treibhaus gezüchtet wird, erreicht die beste Qualität, wenn das Treibhaus in gutem technischem Zustand sowie leicht zu erwärmen und zu lüften ist. Die Sonne ist kostenlos und gibt viel mehr Licht, als mit Lampen erzeugt werden kann. Anbau unter Glas ist eigentlich eine Art Freilandbepflanzung, nur ohne den Nachteil von Wind und Regen. Immerhin sorgt Regen auch für Luftverschmutzung und Verunreinigungen. Infolge der großen Lichtzufuhr können die Knospen im Treibhaus viel dicker und dichter wachsen als unter Kunstlicht. So sind problemlos zwei Ernten pro Jahr möglich. Gras aus dem Treibhaus ist preiswert und erreicht die höchste Qualität.

Für den Anfänger-Züchter ist Anbau im Freien am besten. Für die Kultivierung unter Glas braucht man Sachkenntnis und ein technisch gut ausgestattetes Treibhaus.

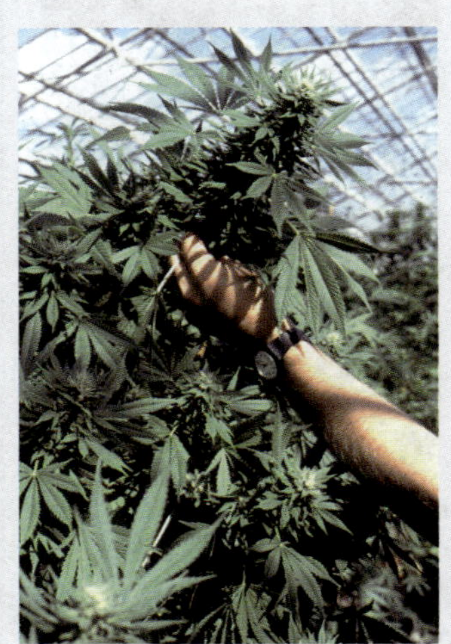

Um befruchtet zu werden, bilden weibliche Pflanzen immer mehr klebrige Stempel aus, die sich zu dicken Knospen ausformen. Ist der Höhepunkt der Blüte erreicht, erntet man die Pflanzen und trocknet sie. Die groben Blätter entfernt man mit einer Schere oder Schneidemaschine. Die unbefruchteten Knospen oder Sinsemilla (spanisch: ohne Samen) werden sodann luftdicht in Plastik verpackt.

Aufzucht unter Kunstlicht

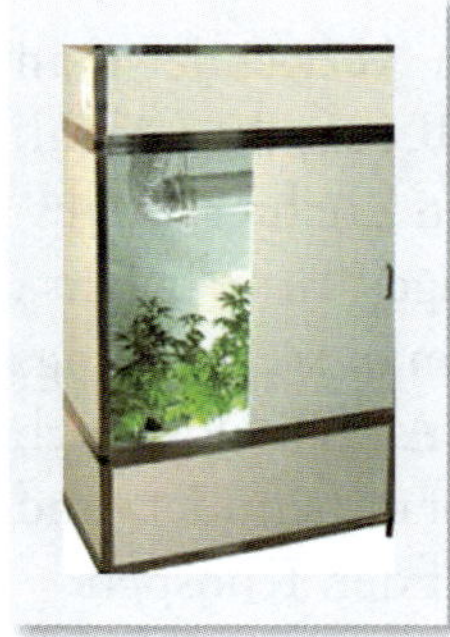

Kunstlicht hat den Vorteil, dass man überall, wo man einen oder mehr Quadratmeter Platz hat, seinen Anbau diskret betreiben kann. Will man so biologisch wie möglich anbauen, so verwendet man Blumentöpfe mit Erde und biologischen Düngemitteln. Will man lieber Hightech, dann wählt man ein Hydrosystem und Kunstdünger. Eigentlich versucht man mit Kunstlicht ein Idealklima zu schaffen; nachts nicht zu kalt und wenn die Lampen an sind, nicht zu heiß. Mit einem Luftabzug wird die warme Luft weggesaugt, nachdem sie durch einen Kohlenstoff-Filter geleitet wurde, denn nicht jeder findet den Geruch von Cannabis angenehm! Wichtig sind auch moderne, automatische Feuerlöscher; wenn etwas schief geht, retten sie so Haus und Hof, ohne die Ernte unbrauchbar zu machen. Man kann das Ganze in einer Zimmerecke platzieren, sich aber auch einen kompletten Zuchtschrank anschaffen. Im Internet sind gute und preiswerte Zuchtzelte erhältlich, wie zum Beispiel die *Growbox.*

Pflanzen aus Samen aufziehen hat den Vorteil, dass man steriles Pflanzenmaterial erhält. Mit Ablegern zu arbeiten, führt früher oder später zu Läusen und anderem Ungeziefer. Pflanzen aus Saatgut liefern auch mehr Endgewicht und mit den modernen Samen, die zu 100 Prozent weiblich sind, kann man verschiedene Sorten gleichzeitig züchten.

Nach der Aussaat stellt man die Lichtzeitschaltuhr in den ersten Wochen auf 18 Stunden und reduziert später auf zwölf Stunden pro Tag. Die Pflanzen denken dann, es sei Winter, stellen das Wachstum ein, fangen an zu blühen und sind meist nach acht Wochen erntereif. *Haze* und *Amnesia* gehören zu den Sorten, die neun bis zwölf Wochen benötigen.

Wie man das Öl herstellt

Wenn man Gras erntet, um die Knospen zu rauchen, verwendet man ungefähr 60 bis 70 Prozent der Pflanze, der Rest ist Abfall. Aus dem Abfall kann man Haschisch oder Tee herstellen, aber die meisten Züchter interessieren sich nur für die Knospen. Sie schneiden überschüssige Blätter heraus,. denn diese Abfallblätter enthalten weniger Harz; wenn man sie allerdings zur Ölherstellung verwendet, spielt das keine Rolle. Der Alkohol löst auch die relativ geringe Harzmenge, die sich auf dem Blattabfall befindet, und die Qualität des Harzes ist dabei genauso gut wie die auf den Knospen.

Gut trocknen

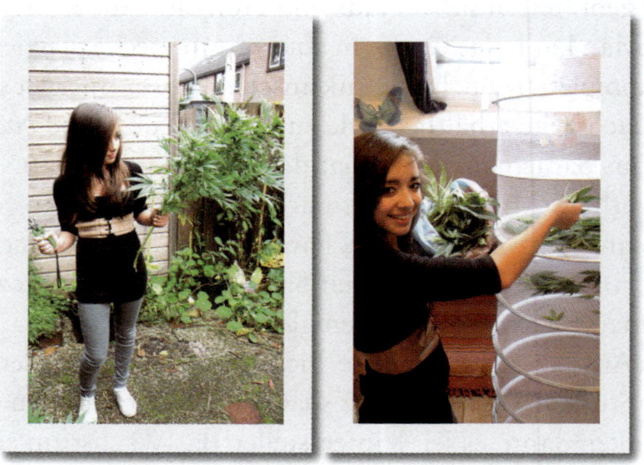

Zunächst schneidet man die Äste ab und entfernt die großen Blätter. Die Pflanzenteile trocknet man dann auf Zeitungspapier oder in einer Hängeaufbewahrung von IKEA, wie im Foto rechts zu sehen ist.

Wenn man die Zweige einfach brechen kann, sind sie ausreichend getrocknet. Das ist meist nach zwei Wochen der Fall. Man hält dann einen Zweig am Ende mit einer Hand fest und reißt mit der anderen Hand, in einer schnellen Bewegung, alle Blätter und Knospen ab. Wenn nötig, trocknet man das Ganze noch in einem Heißluftofen nach. Dann reibt man alles zwischen den Händen fein. Man verwendet hierzu besser keine Kaffeemühle oder Ähnliches, weil das aus irgendwelchen Gründen zu einem schlechteren Ergebnis führt: Man erhält dann nämlich weniger Öl.

Wenn das Gras wirklich trocken ist, lässt es sich sehr gut pulverisieren. Es nimmt dann auch weniger Volumen in Anspruch und man braucht weniger Alkohol, um das Öl zu extrahieren. Eine Alternative zum „Freiluft-Trocknen" besteht darin, das Gras in einen Backherd mit Heißluftfunktion zu geben. Dort trocknet man das Gras 15 bis 20 Minuten bei 75°C. Man sollte dabei darauf achten, die Temperatur niemals höher als die später im Prozess verwendeten 80°C werden zu lassen, mit denen man den Alkohol erhitzt und verdampft.

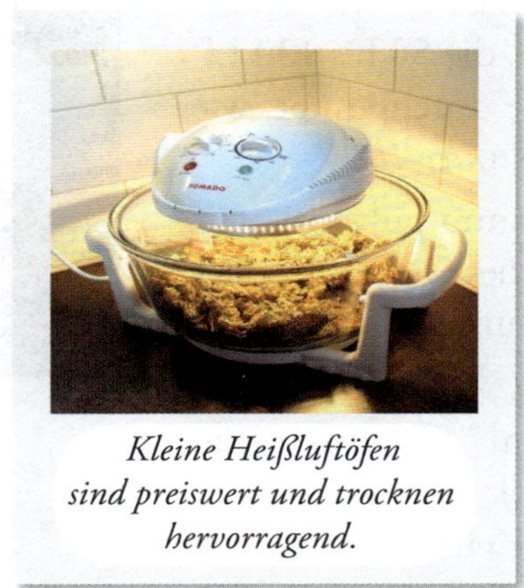

Kleine Heißluftöfen sind preiswert und trocknen hervorragend.

Benötigte Geräte und Materialien

Zutaten zur Herstellung von Hanföl mit Babyflasche und Alkohol

Für die Herstellung von fünffach verdünntem Hanföl in einer Menge von zehn Millilitern benötigt man folgende Gegenstände und Materialien:

- Babyflasche aus Glas. Glas ist vorzuziehen, weil der Alkohol auf die Dauer Babyflaschen aus Plastik zersetzt;
- Milchflaschenwärmer (oft preiswert gebraucht zu kaufen);
- Durchlüfterpumpe, die 50 bis 100 Liter Luft pro Stunde durchpumpt, wie zum Beispiel die *Tetratec 100*;
- Mindestens 20 Gramm pulverisiertes, vollkommen trockenes Gras. Schneide- und Blattabfall funktionieren, wie schon gesagt, auch.
- Mindestens 300 ml 95-prozentigen Reinigungs-Alkohol ohne Keton; Alkohol wird mit Keton versetzt, um ihn bitter und ungenießbar zu machen. Den bitteren Geschmack wird man nicht mehr los!
- Pipettenflasche mit Tropfpipette;
- Großer Bierkrug oder (Weck-)Glas;
- Nylon- oder Kniestrumpf;
- Silikon Luftschlauch 4/6 mm; diese Schläuche kann man im Aquaristikhandel beziehen.
- Dessertlöffel mit langem Stiel;
- zwei kleine Trichter, am besten in verschiedenen Größen, zum Auffüllen der Pipettenflasche;

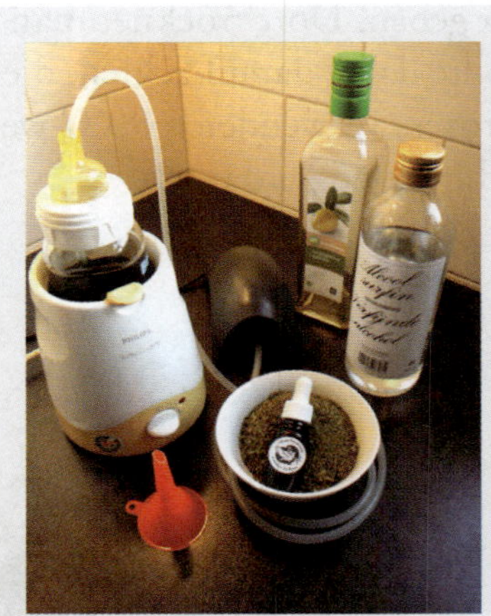

Hanföl kann man über Jahre im Kühlschrank aufbewahren.

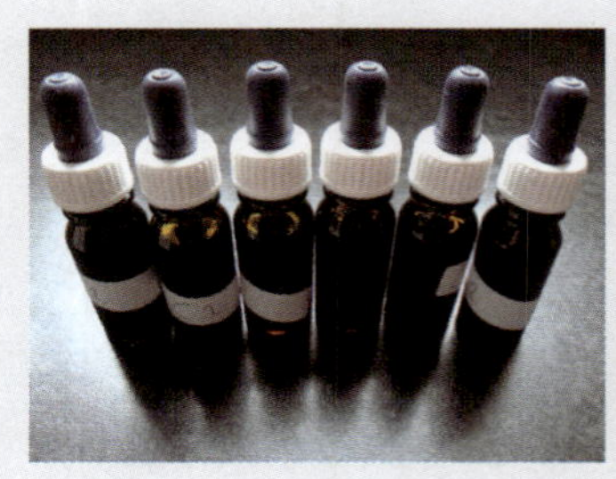

Beim täglichen Gebrauch keine Kühlung nötig. Mit Olivenöl verdünntes Hanföl ist zum Rauchen nicht geeignet.

- Olivenöl, natürlich am Besten in Bio-Qualität;
- eine Digitalwaage, die auf 0,1 Gramm genau messen kann.

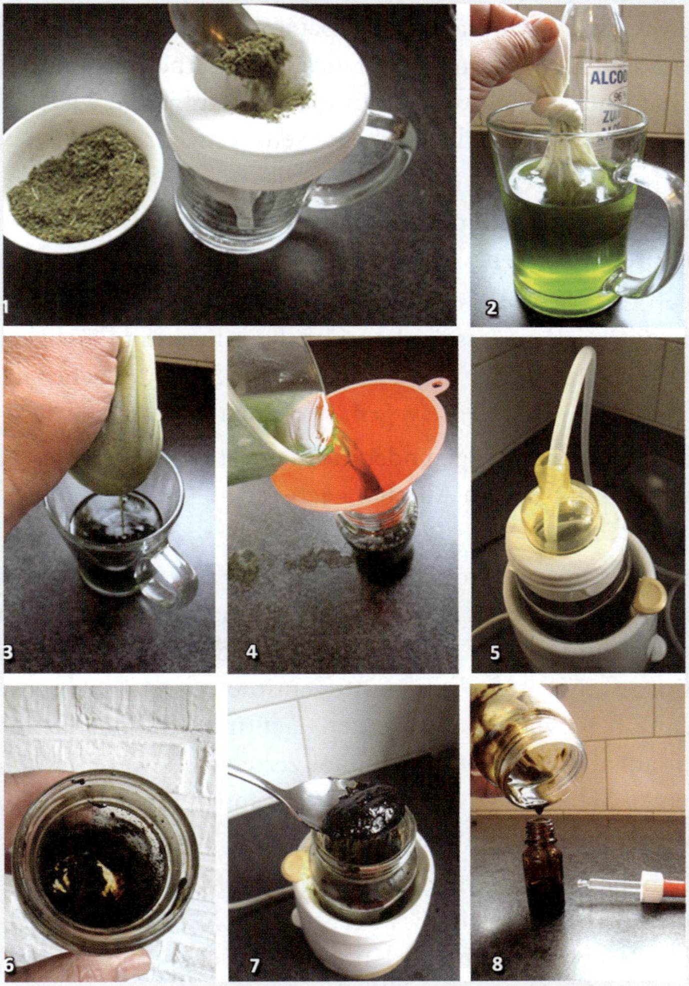

Die beschriebene Babyflaschenmethode ist einfach, sicher und preiswert. Fünffach verdünnt ist diese Volksmedizin immer ungefähr gleich stark, egal wo auf der Welt sie hergestellt wird.

Extraktion

Zuerst wiegt man die leere Babyflasche und das Gras und notiert von beidem das Gewicht. So kann man später genau nachwiegen, wie viel Öl sich in der Babyflasche befindet. Auf diese Weise erhält man immer die gleiche Qualität und Stärke. Auch kann man kontrollieren, wie effizient man arbeitet. Im Schnitt sollte die Ausbeute zehn Prozent reines Öl betragen.

1. Das pulverisierte Gras in einen Nylonstrumpf füllen und zuknoten. Einen zweiten Strumpf darüber ziehen, um das pulverisierte Gras noch besser zurückzuhalten.
2. Den gefüllten Strumpf dann in ein großes Glas geben und mit so viel Alkohol übergießen, dass der Beutel vollkommen mit Flüssigkeit bedeckt ist. Das Gras ungefähr fünf Minuten im Alkohol ziehen lassen und regelmäßig hin- und herbewegen, wie einen Teebeutel,
3. Den Beutel gut auswringen oder in einem Trichter abtropfen lassen. Ein bis zwei Mal mit neuem Alkohol nachspülen. Gummihandschuhe sind dabei empfehlenswert.
4. Den grün gefärbten Alkohol gießt man mit Hilfe des Trichters in die Babyflasche. Die Spitze des Saugers schneidet man ab, um den Luftschlauch hindurchzuführen. Der Sauger hilft dabei, Spritzer zu vermeiden, denn die können ansonsten bis zu 20 Zentimeter weit hochschießen und sind danach schwierig zu entfernen. Achtung: Billige Plastikschläuche werden auf die Dauer vom Alkohol zersetzt. Es wäre daher eine gute Idee, einen Schlauch aus Silikon zu verwenden (den man beispielsweise im Fachhandel für Laborbedarf bekommt).
5. Auf dem höchsten Temperaturstand des Milchflaschenwärmers verdampft der Alkohol in ein bis zwei Stunden. Man sollte dabei bedenken, dass Alkohol brennbar ist! Es kann daher nicht schaden, ein Fenster zu öffnen oder eine Dunstabzugshaube einzuschalten.
6. Nach ungefähr ein bis zwei Stunden ist der Alkohol dann verdampft. An der Flaschenwand ist jetzt ein schwarzer Belag zu erkennen. Das ist das Hanföl. Jetzt wiegt man die Flasche und subtrahiert das Gewicht der leeren und sauberen Flasche, das man zuvor notiert hat. Die Differenz ist das Gewicht des Hanföls. Dieses Gewicht, mit vier multipliziert,

ist die Menge an Olivenöl, die dem Hanföl hinzugefügt werden sollte. Während sich die Flasche im Wärmer befindet, kann man die beiden Öle gut mischen, denn warmes Öl vermischt sich einfacher als kaltes. Den Belag kann man mit einem langen Dessertlöffel von der Innenseite der Babyflasche kratzen, während man gleichzeitig das Olivenöl hochschiebt, um es wieder am Glas hinunterlaufen zu lassen.

7. Nach einigem Kratzen und Rühren erhält man ein gut vermischtes Hanföl in fünffacher Verdünnung.
8. Das Hanföl gießt man anschließend mit Hilfe des Trichters in eine Pipettenflasche. Aus der freien Hand umfüllen erfordert allerdings einige Übung. Ratsam wäre daher ein kleiner Glastrichter.

Eine fünffache Verdünnung wird am häufigsten verwendet. Man kann aber auch weiter herunter verdünnen, zum Beispiel auf das Zehnfache. Solch besonders stark verdünntes Öl kann man beispielsweise gut verwenden, um größere Hautflächen einzureiben, oder um Hunde, Katzen und Kinder zu behandeln.

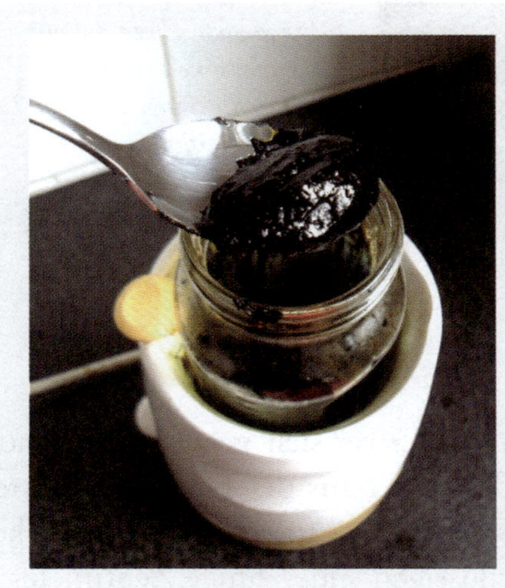

Wenn man die Babyflasche stündlich mit grünem Alkohol anfüllt, hat man am Ende des Tages eine beträchtliche Menge Hanföl produziert.

Den Alkohol zurückgewinnen

Da hochprozentiger Alkohol teuer ist, macht es bei regelmäßiger Herstellung von Öl Sinn, möglichst viel davon durch Verflüssigung des Alkoholdampfes zurückzugewinnen. Mit der im Folgenden vorgestellten Methode lassen sich 70 bis 80 Prozent des Alkohols zurückgewinnen.

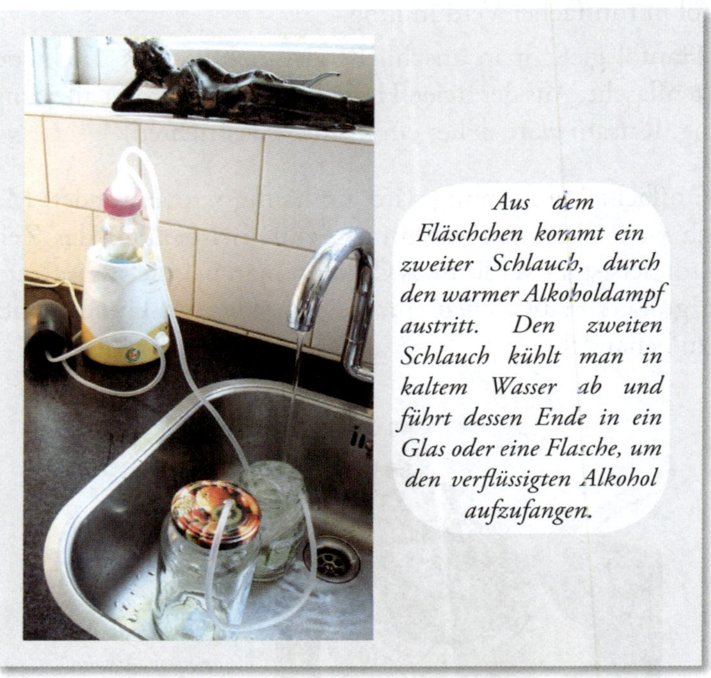

Aus dem Fläschchen kommt ein zweiter Schlauch, durch den warmer Alkoholdampf austritt. Den zweiten Schlauch kühlt man in kaltem Wasser ab und führt dessen Ende in ein Glas oder eine Flasche, um den verflüssigten Alkohol aufzufangen.

1. Mit einer Schere schneidet man zwei sich gegenüberliegende Löcher in die Spitze des Saugers, der später aus der Flasche herausragt (links in Foto 1 zu sehen). Durch die Löcher führt man zwei Silikonschläuche. Der Schlauch zum Verflüssigen endet einige Zentimeter unter der Spitze. Dieser Schlauch ist später für den Abzug des Alkoholdampfes verantwortlich. Der Schlauch, der saubere Luft einbläst, muss so lang sein, sodass er bis zum Boden der Flasche reicht. Um die Schläuche zu fixieren und die Löcher abzudichten, füllt man den Sauger danach mit flüssigem Silikonkleber auf.

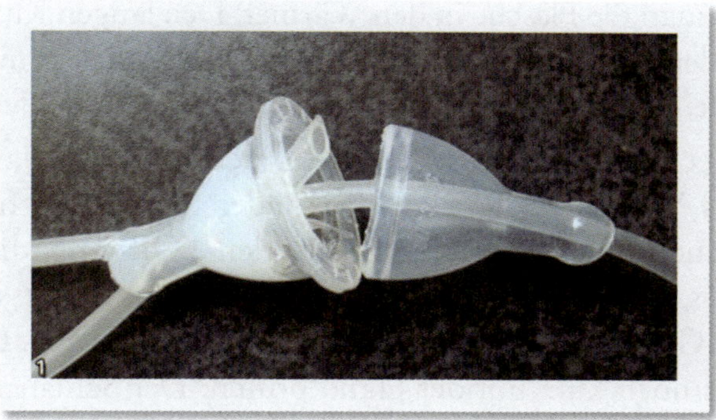

2. Man nimmt nun einen zweiten Sauger und schneidet dessen unteren Rand ab. In die Spitze schneidet man ein kleines Loch, um den Luftschlauch hindurchzuführen, der zum Boden der Flasche führt. Man sollte darauf achten, das Loch nur so groß zu schneiden, dass der Schlauch geradeso durch die Öffnung passt. Dann bleibt der Sauger von allein wie eine Art umgekehrter Regenschirm am Schlauch hängen. Nun schiebt man diesen abgeschnittenen Sauger an die Unterseite des anderen Saugers, sodass beide eng aneinander liegen. Die Funktion des unteren, abgeschnittenen Saugers ist es, das kurze Ende des Verflüssigungsschlauches vor Ölspritzern zu schützen.

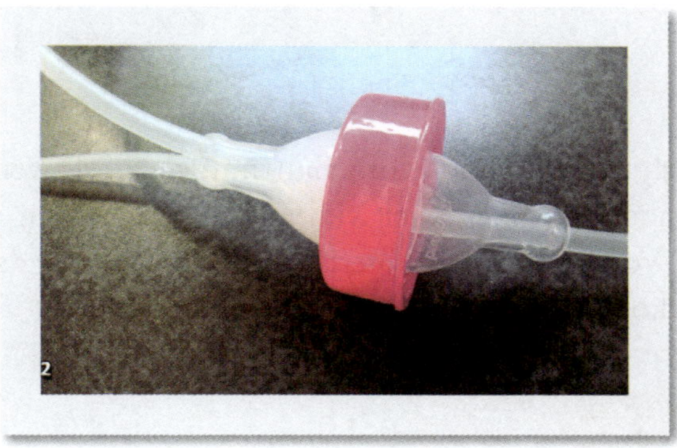

Sobald dieser Schritt geschafft ist, schaltet man die Luftpumpe ein und kontrolliert, ob die Babyflasche gut abgedichtet ist und kein Alkoholdampf ausströmt. Das kann man durch vorsichtiges Riechen feststellen oder man kann die Flasche kurz unter Wasser tauchen. Wenn keine Luftblasen sichtbar werden, ist alles in Ordnung.

3. Jetzt stellt man die Flasche in den Wärmer. Den langen Kühlschlauch, in dem sich der Alkoholdampf wieder verflüssigen soll, legt man am Besten in Schlaufen, die man mit Klebeband fixiert hat, in ein offenes Weckglas.
4. Nun öffnet man den Wasserhahn ein klein wenig, sodass kontinuierlich kaltes Wasser in das Glas fließt oder tropft. Das freie Ende des Kühlschlauchs steckt man durch eine kleine Öffnung, die man in den Deckel des Alkoholauffangbehälters gebohrt hat. Jetzt setzt man die Anlage in Gang und lässt sie ein bis zwei Stunden laufen. Die Schläuche sollte man noch kurz mit der Hand prüfen: Der Schlauch, der aus der Babyflasche ragt, sollte warm sein, während sich der Schlauch, der in den Auffangbehälter führt, kalt anfühlen sollte.

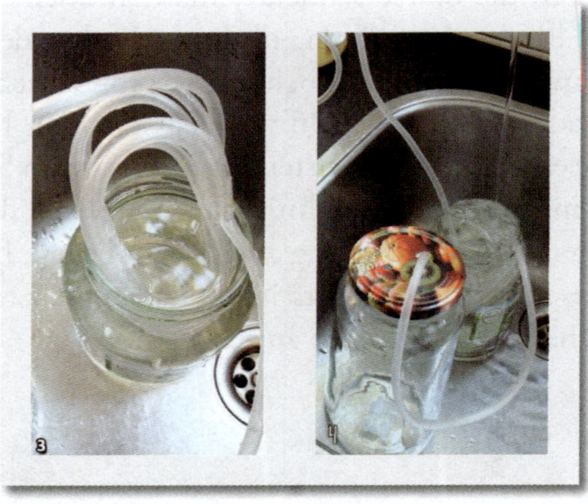

Den verflüssigten Alkohol kann man nun dazu verwenden, das Gras im Säckchen noch ein oder zwei Mal auszuspülen. Man wiederholt den Vorgang vom Verdampfen und Verflüssigen und kann damit 50 bis 75 Prozent des Alkohols zurückgewinnen.

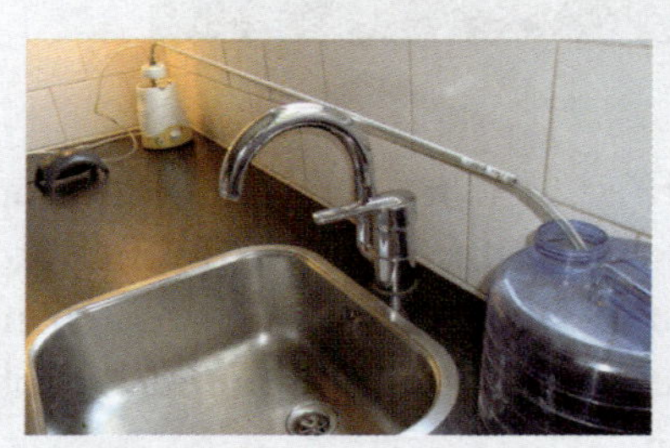

So geht es auch: Man lässt den Alkoholdampf in einer langen Aluminiumröhre bei Zimmertemperatur verflüssigen.

Hanföl mit einem Dampfdestillierer herstellen

Will man mit einem Schlag seine komplette Ernte zu Öl verarbeiten, dann ist ein Dampfdestillierer das ideale Gerät.

Ein Dampfdestillierer ist eigentlich zum Destillieren von Wasser gedacht, wird aber auch zum Destillieren von Alkohol verwendet. Die Methode ist sehr praktisch – besonders in Ländern, in denen Alkohol verboten ist, wie zum Beispiel in verschiedenen muslimischen Ländern. Ähnlich wie man bei uns heimlich Gras unter Kunstlicht anbaut, brennt man in anderen Ländern Alkohol mit einem Dampfdestillierer. Aber aufgepasst: Selbst Alkohol zu brennen, ist in den Niederlanden verboten; der Gesetzgeber befürchtet Steuerverluste. Aber glücklicherweise liegt Branntweinproduktion nicht in unserer Absicht![4] Mit einer kleinen Veränderung ist das Gerät hervorragend geeignet, um auf recht einfache Art und Weise größere Mengen Hanföl herstellen zu können.

Ein Dampfdestillierer ist ein Edelstahltopf mit einem Aufsatz. Der Alkohol im Topf wird erwärmt, verdampft und über eine Metallröhre in den Aufsatz geleitet. In diesem Aufsatz befindet sich ein Ventilator, der die Röhre kühlt. Der Alkoholdampf verflüssigt sich und landet tröpfchenweise über einen Auslauf in einem dazugehörigen Auffangbehälter.

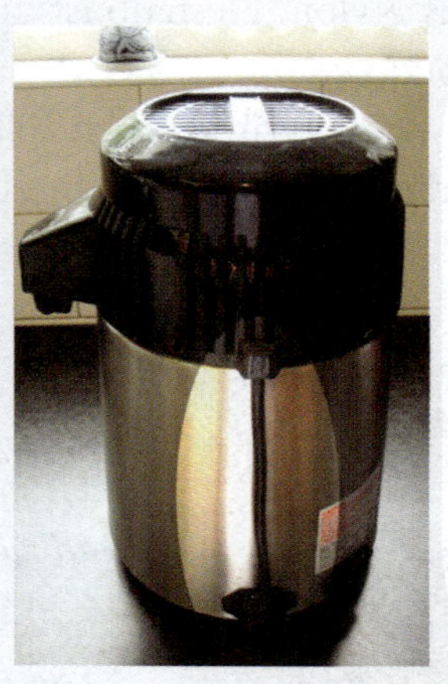

Ein Dampfdestillierer aus Edelstahl. Auf dem Foto ist gut zu erkennen, dass der Aufsatz durch ein Kabel mit dem Gerät verbunden ist. Bei diesem Aufbau schaltet sich der Ventilator gleichzeitig mit dem Wärmeregler der Heizspirale ab. Am besten verbindet man aber den Ventilator mit einem direkten Stromkabel zur Steckdose, damit er ununterbrochen laufen kann.

Ein Dampfdestillierer ist vor allem praktisch, wenn man schnell vier bis fünf Liter Alkohol verdampfen lassen will. Zwischenzeitlich kann man den Topf einige Male

4 Eine genehmigungsfreie, private Nutzung von Brenngeräten oder sonstigen zur Herstellung oder Reinigung von Branntwein geeigneten Geräten ist in Deutschland nur dann erlaubt, wenn die Geräte einen Raumgehalt von nicht mehr als 0,5 Liter aufweisen.

ausschalten und neuen Alkohol hinzufügen, bis die Flüssigkeit im Topf einen hohen Ölgehalt erreicht hat. Den letzten Rest trocknet man besser von Hand ein, um ein Anbrennen zu verhindern.

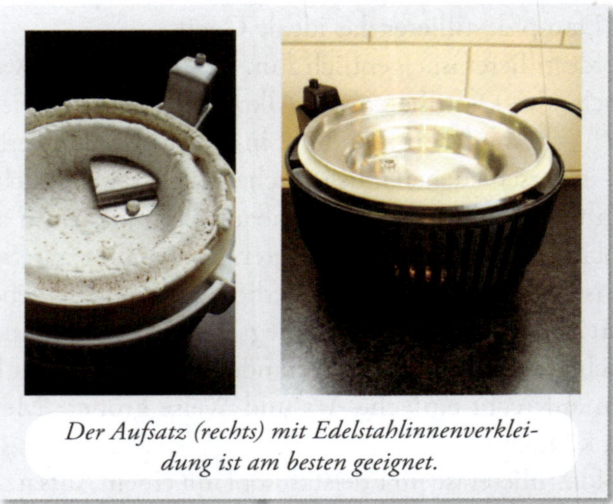

Der Aufsatz (rechts) mit Edelstahlinnenverkleidung ist am besten geeignet.

Dampfdestillierer gibt es in zwei Ausführungen: Ein Gerät mit Nylon-Verkleidung ist im Foto links oben zu sehen. Hitze in Verbindung mit Alkohol zersetzt allerdings das Nylon. Deshalb ist die Ausführung mit der Edelstahlverkleidung zu bevorzugen.

Um den Dampfdestillierer wirklich für die Hanfölproduktion brauchbar zu machen, ist eine kleine Veränderung notwendig. Im Internet kann man hierzu einen neuen Thermostat bestellen.

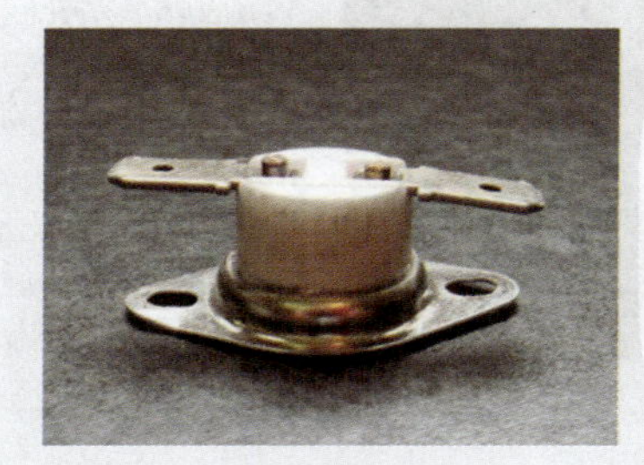

ESKA Temperatur-Schalter. Bestellnummer (bei Conrad): 532830, Serie 36TXE21

Den Dampfdestillierer umbauen

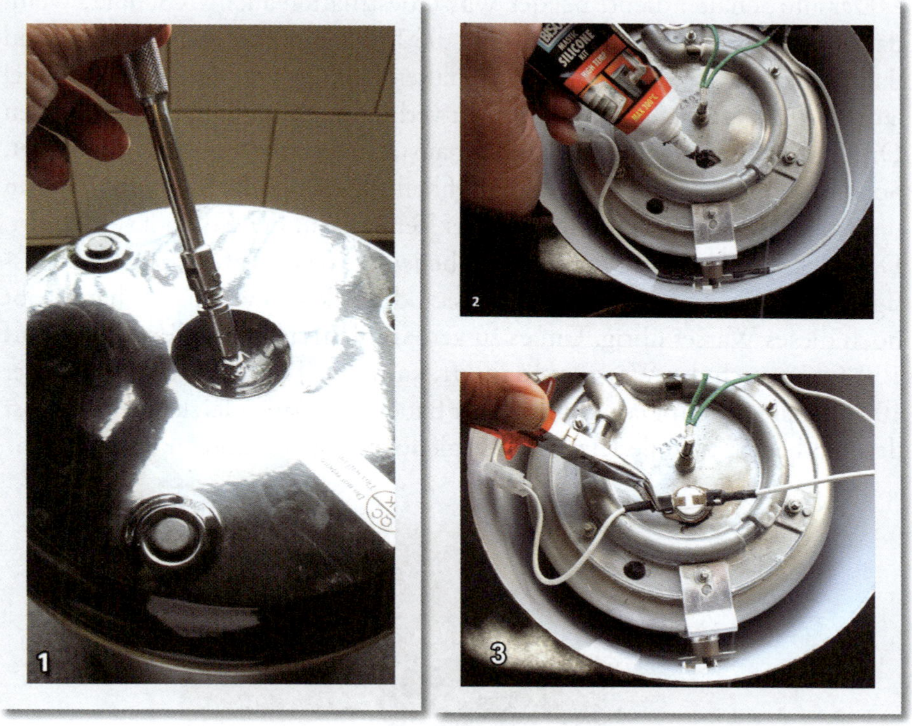

1. Man dreht das Gerät um und entfernt den Bodendeckel. Nach dem Entfernen des Deckels kann man die Unterseite des eigentlichen Topfes sehen. Hier kann man dann deutlich zwei lange Drähte erkennen, die am Schalter zusammenlaufen (am unteren Rand in Foto 2 zu erkennen).
2. Eine ausreichende Menge Ofenkitt auf dem Topf anbringen.
3. Den neuen Temperaturschalter gut in den Ofenkitt drücken und 24 Stunden trocknen lassen.
4. Die langen Drähte vom alten Schalter entfernen und am neuen Temperatur-Schalter anbringen.
5. Den Bodendeckel wieder anschrauben.

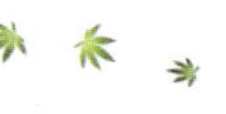
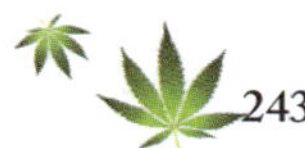

Über die Temperatur

Der alte Schalter diente bei der Wasserdestillation auch als Schutz. Wenn das Wasser im Topf verdampfte, stieg die Temperatur bis auf 150°C an, und dann schaltete der alte Temperaturschalter das Gerät ab. Aber 150°C ist viel zu heiß für Hanföl; es droht dann zu verbrennen. Deshalb muss man den Originalschalter gegen einen Schalter austauschen, der bei 90°C abschaltet. Solange sich flüssiger Alkohol im Topf befindet, steigt die Temperatur dann niemals höher als 78°C, weil bei dieser Temperatur der Alkohol verdampft. Dass der Alkohol „95 Prozent" hat, bedeutet, dass fünf Prozent der Flüssigkeit aus Wasser bestehen. Sobald sich der Alkohol verflüssigt hat, bleibt noch dieses Wasser übrig. Um es zu verdampfen, steigt die Temperatur auf 100°C. Ist auch das Wasser verdampft, kann die Temperatur auf weit über 100°C steigen – ein Dampfdestillierer hat eine enorme Heizkapazität. Es ist deshalb besser, die allerletzten Flüssigkeitsreste von Hand zu verdampfen.

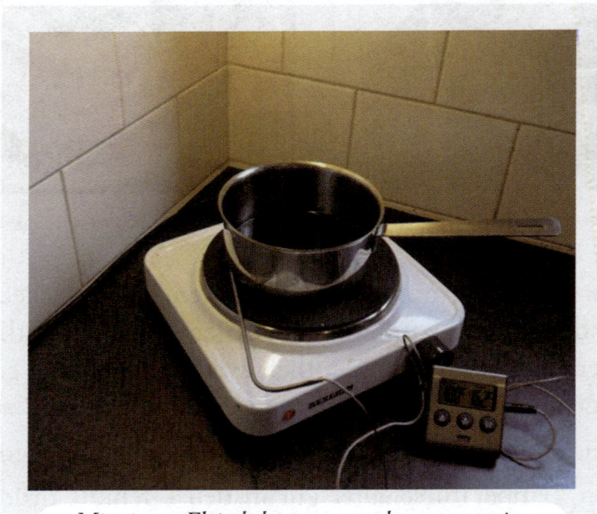

Mit einem Fleischthermometer kann man eine elektrische Kochplatte präzise einstellen.

Hanfölherstellung mit dem modifizierten Dampfdestillierer

1. Man nimmt einen Nylonstrumpf, stülpt ihn über ein hohes Glas oder eine Vase und füllt das Ganze mit Cannabis. Es ist darauf zu achten, dass das Cannabis trocken und fein ist. Dann nimmt es weniger Volumen in Anspruch und man benötigt viel weniger Alkohol für den Herstellungsprozess.
2. Der Nylonstrumpf wird zugeknotet und ein zweiter Strumpf darüber gezogen, um zu verhindern, dass Staub und Pulver in den Alkohol gelangen. Diesen Beutel wird dann mit Alkohol übergossen, sodass er ganz mit Flüssigkeit bedeckt ist. Der Alkohol löst den Harzfilm, der das Gras überzieht. In diesem Harz befinden sich die Cannabinoide, für deren Gewinnung man diesen ganzen Aufwand betreibt.
3. Nun füllt man den grün gefärbten Alkohol in ein anderes Glas um und wiederholt den Vorgang mit neuem Alkohol. Nach ein paar Spülvorgängen hat sich das Harz vom Gras gelöst.
4. Den grünen Alkohol gießt man nun in den Topf des modifizierten Dampfdestillierers. Unter den Auslauf stellt man einen Auffangbehälter.

Am besten verwendet man für die Extraktion des Öls 95-prozentigen Alkohol. Der letzte Rest Flüssigkeit, der sich dann noch im Dampfdestillierer befindet, sind die fünf Prozent Wasser, die sich im Alkohol befanden. Die sollte man besser von allein, außerhalb des Destillierers, verdampfen lassen, um ein Anbrennen zu verhindern.

Achtung: Das Ganze sollte man nicht auf einem Gasherd ausführen; wegen des Alkohols besteht Brandgefahr! Am besten verwendet man eine elektrische Kochplatte. Zusammen mit einem Föhn kann man das Eindampfen relativ schnell bewerkstelligen und den Vorgang gut kontrollieren. Man muss verhindern, dass das Öl zu dickflüssig wird. Solange es noch warm ist, sollte es gerade noch fließfähig sein. Warmes Öl kann man relativ einfach umfüllen oder in eine Spritze aufziehen. Ist das Öl dann abgekühlt, wird es fest und zäh. Man kann das Öl dann zwar noch aus einer Spritze drücken, aber von selbst läuft es dann nicht mehr heraus.

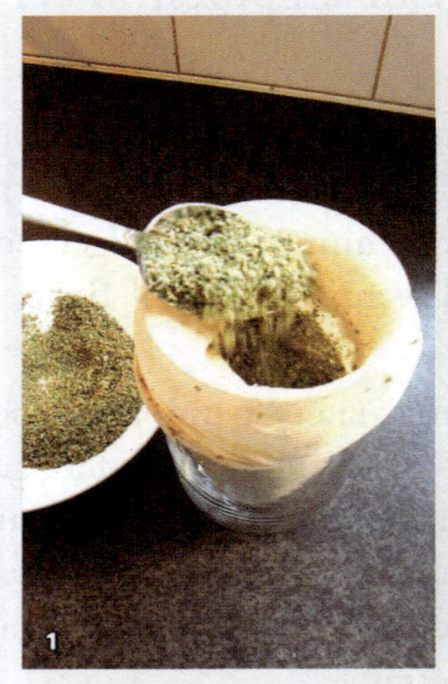
1

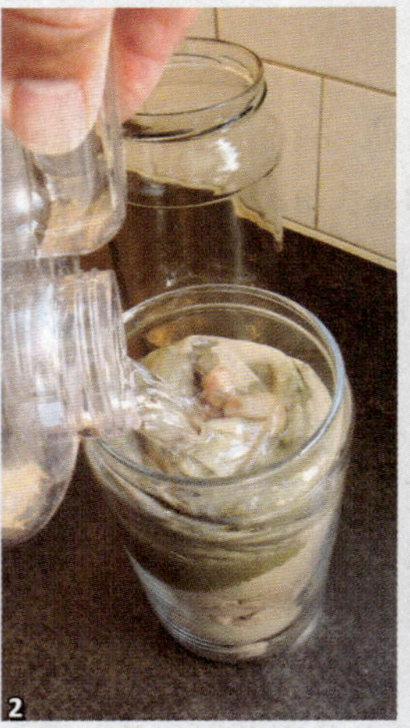
2

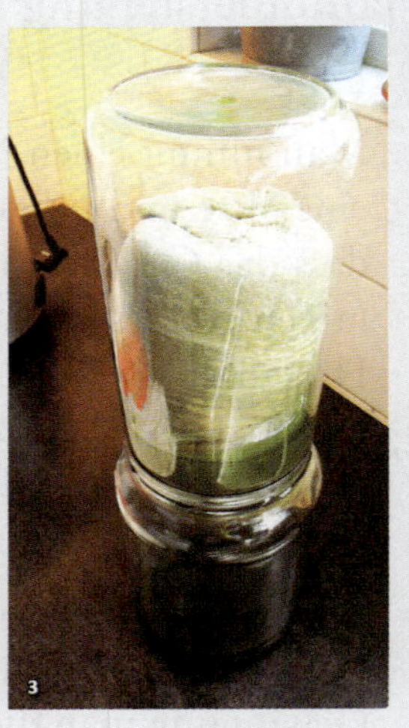
3

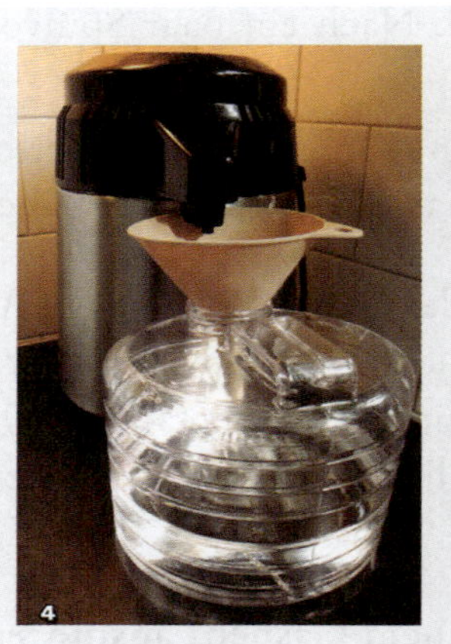
4

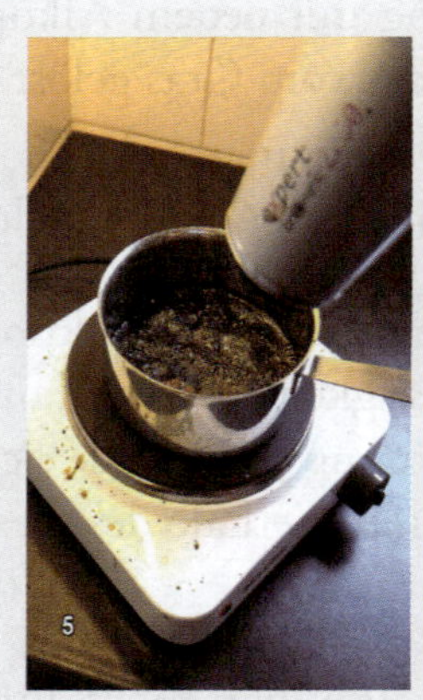
5

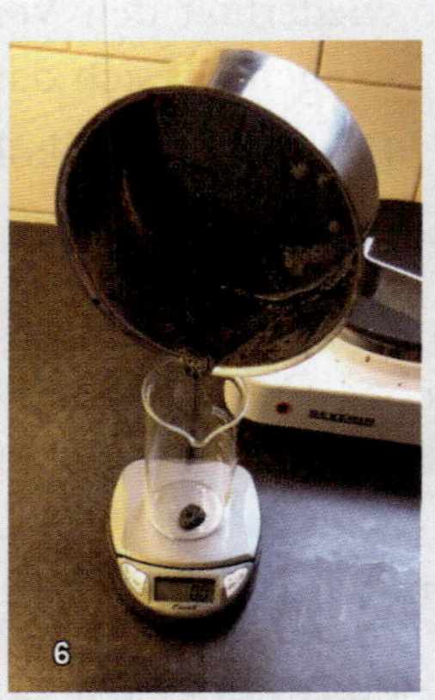
6

Anwendungshinweise für fünffach verdünntes Hanföl

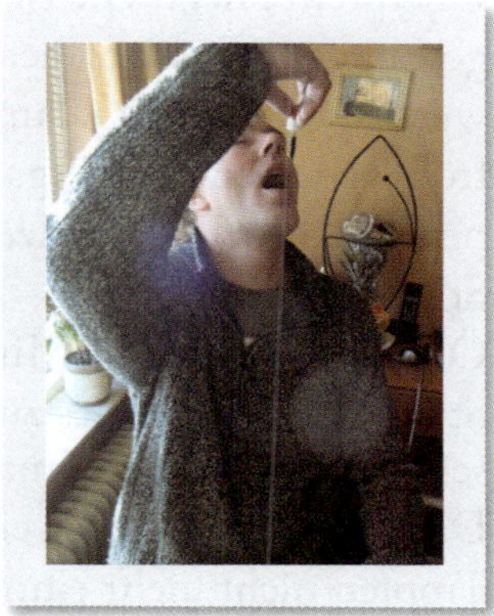

Verdünntes Hanföl kann bei allen Erkrankungen verwendet werden. Bei einem Krebsleiden kann es für Linderung sorgen, aber die Konzentration reicht in dieser Form nicht aus, um den Krebs vollständig zu bekämpfen. Auch bei Warzen ist unverdünntes Hanföl effektiver. Das Öl wird unter die Zunge getropft.

Wenn man während der Einnahme in den Spiegel blickt, kann man die Tropfen gut sehen und genau zählen. Wer keinen Spiegel verwenden mag, kann das Öl auch auf einen Löffel tropfen, um die einzelnen Tropfen vor der Einnahme zählen zu können. Das Öl entfaltet nach 10 bis 15 Minuten seine Wirkung, die vier bis fünf Stunden anhält. Wenn man sein Öl drei Mal über den Tag verteilt einnimmt, ist der Tagesbedarf abgedeckt. Man nimmt zunächst ein bis zwei Tropfen, und falls noch keine Wirkung spürbar ist, erhöht man die Dosis am nächsten Tag mit einem extra Tropfen – bis sich entweder die gewünschte Wirkung einstellt oder man high wird.

Man kann auch ausprobieren, ob eine einmalige tägliche Einnahme ausreicht, beispielsweise abends. Wenn man das Öl kurz vor dem Schlafengehen einnimmt, wird man gut und tief schlafen und am nächsten Tag ausgeruht erwachen.

Medizinisches Cannabis ist eine Volksmedizin und ein Selbstversorgungsmittel, das vom Konsumenten eine aktive Haltung verlangt. Vor allem zu Beginn muss man herausfinden, welche Vorgehensweise die beste Wirkung zeigt.

Entdecken der eigenen Grenzen

Es ist vernünftig, bei Gelegenheit festzustellen, wo die persönliche Obergrenze liegt. Die ist nämlich für jeden unterschiedlich. Ich habe stark gebaute Männer gesehen, denen schon nach einem Tropfen schwindelig wurde, und ältere Damen, die fünf Tropfen einnahmen und danach fröhlich einen Spaziergang unternehmen konnten. Zur Entdeckung der persönlichen Obergrenze nehme man zwei Tropfen und dann jede halbe Stunde einen weiteren – gerade solange, bis man eine Wirkung spürt. Das Öl beginnt nach 15 Minuten zu wirken, sodass man nach einer halben Stunde den Effekt des zuletzt eingenommenen Tropfens ziemlich gut einschätzen kann. Wenn man high wird, hat man seine Obergrenze entdeckt. Dann weiß man, wie weit man gehen kann, und wenn man diesen letzten Tropfen nicht mehr einnimmt, wird man auch nicht high!

Hanföl verursacht ein Gefühl, bei dem man sich träge, warm und sehr entspannt fühlt. Meist wird man auch etwas schläfrig.

Highwerden

Von Hanföl wird man anders high als vom Rauchen: Die Wirkung ist weniger heftig, man behält stets die Kontrolle und hat keine Halluzinationen oder Flashbacks – ein Joint könnte so etwas verursachen. Beim Rauchen von Cannabis entsteht durch die Verbrennungshitze neues THC. Das sorgt für Euphorie. Beim Öl ist davon keine Rede, weil es auf maximal 80°C erhitzt wird – gerade heiß genug, um den Alkohol verdampfen zu lassen. Hat man zu viel Öl eingenommen, dann nennen wir diesen Zustand der Einfachheit halber zwar „high“, aber eigentlich ist es ein Übermaß von Entspannung und Trägheit.

Wenn man von Hanföl high geworden ist, gilt es, ruhig abzuwarten, bis der Zustand vorübergeht. Man verwende keine Medikamente oder Beruhigungsmittel – die helfen ohnehin nicht gegen den Zustand und sind auch vollkommen unnötig. Besser setzt man sich auf die Couch, schaut fern oder macht ein Nickerchen. Nach ein paar Stunden ist alles vorbei und merkt man nichts mehr davon. Etwas Süßes zu trinken, scheint den Effekt zu reduzieren.

Hanföl ist nicht giftig, es macht nicht süchtig und es ist noch nie jemand an Cannabiskonsum gestorben. es gibt also keinen Grund zur Sorge.

Highwerden ist eine Art Wellenreiten auf den eigenen Gedanken und Gefühlen. Alles, was man fühlt und denkt, kommt aus dem eigenen Inneren. Weisheitslehrer betonen oft, dass der Sinn des Lebens darin besteht, sich selbst kennenzulernen. Cannabis kann dabei helfen; aber zu sich selbst zu finden ist nicht jedermanns Sache oder wird nicht von jedem als angenehm empfunden. Doch wenn man nicht mit sich selbst leben kann oder sich selbst lieben lernt – wie sollte man es dann mit Anderen können?

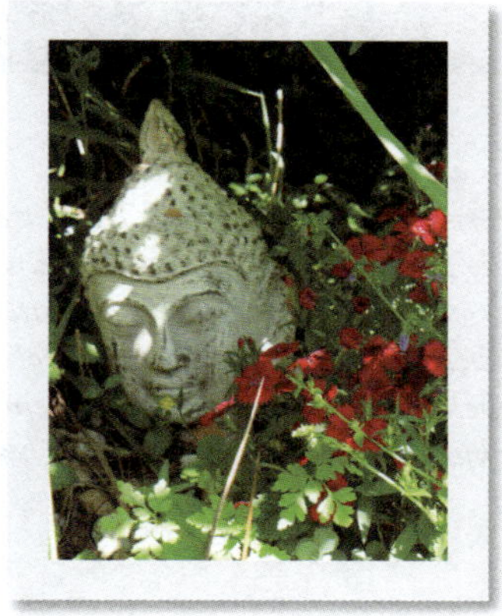

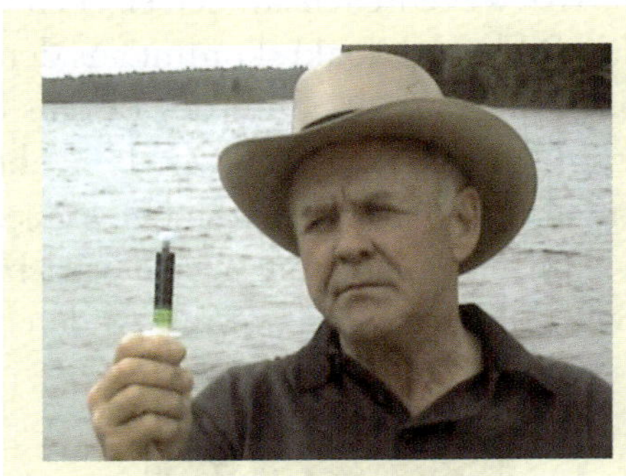

Der Kanadier Rick Simpson dokumentiert im Internet-Film „Run From The Cure", wie Menschen mit Krebsleiden und verschiedenen anderen Krankheiten sich mit unverdünntem Hanföl geheilt haben. Seine beeindruckende Dokumentation „Run from the Cure" finden Sie auf Youtube.

Kann Cannabis Krebs heilen?

Prinzipiell ja! Dass Cannabis in der Lage ist, Krebs zu heilen, ist mittlerweile zu wiederholtem Male wissenschaftlich bewiesen worden. Das amerikanische Krebsinstitut veröffentlichte am 10. August 2012 eine Übersicht über 35 wissenschaftliche Studien, bei denen es um die Wirkung der Cannabinoide gegen Krebszellen ging.[5]

Die Untersuchungen bestätigten die positive Auswirkung von Cannabis auf Krebs-Gliome in Gehirn und Nerven; auf Hautkrebs und Darmkrebs; auf die Verringerung von VEGF[6], das wachstumsfördernd auf Tumoren

5 National Cancer Institute: Cannabis and Cannabinoids, an overview, 10 August 2012. http://www.ncbi.nlm.nih.gov/books/NBK65755/

6 VEGF = Vascular endothelial growth factor, fördert das Wachstum neuer Blutgefäße, die Tumoren mit Blut versorgen, damit sie wachsen können.

wirkt; auf die Ausbreitung von Metastasen und auf die Autophagie-Aktivierung (programmierter Zelltod bei Krebszellen). Auch die Schmerzreduktion bei Krebsleiden konnte in den Untersuchungen nachgewiesen werden. Gesundheitsschäden durch Cannabis wurden nicht gefunden. Die hartnäckige Behauptung, eine medizinische Wirkung von Cannabis sei nicht ausreichend wissenschaftlich untersucht oder bewiesen, kann man also getrost als Anachronismus abtun. Es gibt mittlerweile hunderte, vielleicht sogar tausende von Untersuchungen, die sich in den letzten Jahren hiermit befasst haben. Der heutige Ansatz, Krankheiten mit synthetischen Arzneimitteln zu bestreiten, stellt eine Sackgasse dar. Es wird immer schwieriger, neue Medikamente zu entwickeln. Präparate und ärztliche Behandlungen werden immer teurer und auf die Dauer unbezahlbar. In den westlichen Ländern steigen die Kosten der Gesundheitsversorgung jährlich im Schnitt um sieben Prozent. Das bedeutet eine Verdoppelung der Kosten alle 15 Jahre. Die aktuelle Euro-Krise verbleicht dagegen. Die zukünftige Krise im Gesundheitswesen ist viel schwerwiegender!

Gesundheitsversorgung wird eine Angelegenheit für einen kleinen, erlesenen Kreis von Privilegierten. Die Lösung besteht in der Fähigkeit zur Selbsthilfe. Man muss dafür sorgen, dass die teuren Aspekte der Gesundheitsversorgung immer weniger notwendig werden. Hanföl ist preiswert zu produzieren, und jeder kann es herstellen. Es ist nicht zu patentieren und stellt somit eine ideale Volksmedizin dar. Der Kampf um Gesundheit und Wohlbefinden für jedermann könnte mit Cannabis gewonnen werden.

Hilfe! Diagnose: Krebs

Regelmäßig werde ich von verzweifelten Menschen um Hilfe gebeten, die Rick Simpsons „Run From The Cure“ im Internet gesehen haben und die für sich selbst, Freunde oder Angehörige Heilung suchen. Fast immer handelt es sich dabei um Menschen mit Krebs in weit fortgeschrittenem Stadium, mit Metastasen, die sich Chemo- und Bestrahlungstherapien unterzogen und vielerlei alternative Mittel und Behandlungen ausprobiert haben, die im Internet zu finden sind. Ich muss dann immer erst deren Erwartungen weit herunterschrauben:

In „Run From The Cure“ sieht man die Erfolgsgeschichten. Was man nicht sieht, sind alle anderen Menschen, die in den vier Jahren von Rick

Simpson mit Hanföl behandelt wurden, aber es *nicht* überlebt haben. Wenn man eine Chemotherapie durchlaufen hat, ist das Immunsystem beeinträchtigt. Unversehrtheit aber ist wesentlich für die Wirkung von Cannabis gegen den Krebs. Metastasen sind aggressiver als es der ursprüngliche Tumor jemals war.

In solchen weit fortgeschrittenen Fällen lautet meine Botschaft: „Früher oder später werden wir alle sterben, und oft ist Krebs dabei die Ursache. Es sieht so aus, als ob dies nun auch bei dir der Fall ist." Meist sind Patienten dann erstaunt und sagen zu mir: „Du bist der Erste, der mir das so deutlich sagt." Ärzte reden oft um den heißen Brei herum und sprechen über weitere mögliche Behandlungen, als ob der Mensch ewig leben könnte. Ich finde, das ist Volksverdummung. Wenn man weiß, dass jemand dem Tode nahe ist, dann sollte man ihm das auch sagen. „Falls du jemals den Wunsch hattest, eine Kreuzfahrt in den norwegischen Fjorden zu machen oder Menschen aus deiner Familie oder deinem Freundeskreis zu besuchen, die du jahrelang nicht gesehen hast, dann solltest du das jetzt tun. Versuche, das Schönste aus der Zeit zu machen, die dir noch bleibt", lautet dann mein Rat. Die meisten Menschen reagieren positiv und folgen meinem Rat. Meine Erfahrung ist, dass Hanföl ihnen dabei helfen kann. Oft sterben Krebspatienten in einer Art Nebel aus Schmerz und Elend. Sie ertrinken geradezu in einem Übermaß an Morphium. Morphium wird verwendet, um die Schmerzen zu lindern, die der Krebs verursacht. Man benötigt mehr und mehr davon, aber damit verstärken sich auch die Nebenwirkungen. Der Patient leidet dann unter Verstopfung, kann nicht mehr zur Toilette, will auch nicht mehr essen – letztendlich stirbt er. Er wird schläfrig, hat Halluzinationen, spricht mit Menschen, die nicht anwesend sind, leidet unter Schlaflosigkeit und Depressionen. Hanföl kann den Schmerz vermindern, sodass man weniger oder kein Morphium mehr benötigt und der Patient folglich auch weniger unter den Nebenwirkungen leidet. Hanföl sorgt für einen guten Schlaf, erhält den Appetit, sorgt für Ruhe und Distanz und für gute Laune. „Es kommt nicht von ungefähr, dass man in Coffeeshops so viele lachende Menschen antrifft", erkläre ich dann, und die Patienten verstehen auf einmal, was Hanföl für sie bedeuten kann: ein angenehmeres und würdevolles Lebensende; und Menschen, die sich gut fühlen, leben natürlich außerdem länger.

Anwendungsempfehlung für reines Hanföl bei Krebsleiden

Kleine Dosen zur Steigerung der Lebensqualität

Zwei kleine Tropfen (in der Größe eines kleinen Reiskorns) kurz vor dem Schlafengehen einnehmen.

1. Hanföl verlangsamt das Tumorwachstum und fördert die Rückbildung.
2. Es lindert Schmerzen, so dass weniger oder kein Morphium erforderlich ist.
3. Hanföl vermindert die Nebenwirkungen von Chemotherapie und Bestrahlung.
4. Der Patient schläft gut, behält seinen Appetit und seine gute Laune.

Krebsbekämpfung nach dem Verfahren von Rick Simpson

Rick Simpson empfiehlt, 60 Gramm reines Hanföl in 90 Tagen einzunehmen und gegebenenfalls die Kur zu wiederholen. Anfänger sollten drei bis fünf Mal täglich eine kleine Menge Öl einnehmen und diese Menge im Laufe eines Monats allmählich auf beinahe ein Gramm pro Tag steigern. Falls sich diese Menge als problematisch herausstellen sollte, wird empfohlen, die einzunehmende Menge für ein paar Tage zu reduzieren und danach erneut zu versuchen, auf die empfohlene Dosis zu kommen.

Ich selber bin übrigens der Überzeugung, dass die tägliche Einnahme einer geringen Menge Cannabis das Risiko verringert, Krebs und altersbedingte Erkrankungen wie Demenz, Alzheimer und Parkinson zu bekommen.

Hanföl bei Hautkrebs

Im Falle von Hautkrebs sollte das Öl zwei Mal täglich unverdünnt auf die kranke Stelle gegeben und - wenn möglich - mit einem Pflaster abgedeckt werden. Bei dieser Form von Krebs wirkt das Öl sehr gut, weil sich der Wirkstoff direkt im betroffenen Gewebe konzentriert und nicht erst im ganzen Körper verteilt - wie das bei der Aufnahme durch den Magen oder den Mund geschieht.

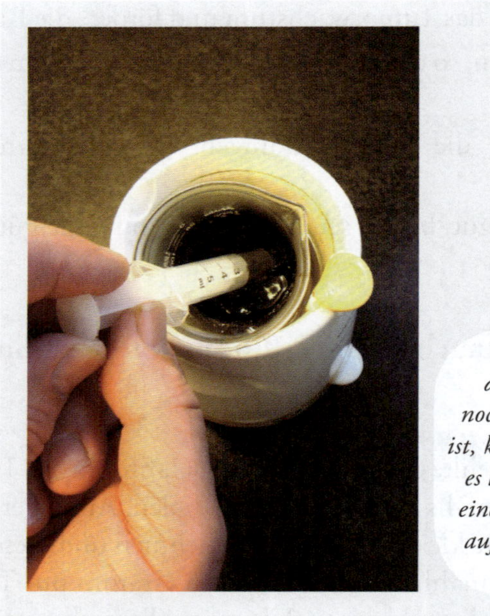

Wenn das Öl noch warm ist, kann man es leicht in eine Spritze aufziehen.

Medizin nach Maß

Wenn es einmal legal möglich sein wird, viele verschiedene Sorten Cannabis zu züchten, können vielleicht noch bessere Resultate als heute erzielt werden. Man kann sich leicht vorstellen, dass man gegen Schlaflosigkeit, gegen die Parkinson-Krankheit oder Krebs jeweils eine andere Sorte Cannabis als Ausgangsmaterial für die Herstellung von Öl verwenden könnte. Patienten testen dann erst einige Sorten Öl, um schließlich die für sie beste auszuwählen. Eine Besonderheit von Cannabis ist die große Vielfalt. Es wird also bei einem bestimmten Patienten oft eine Sorte zu finden sein, die besser anschlägt als eine andere. Bei synthetischen Medikamenten ist das Produkt immer gleich, was automatisch dazu führt, dass es nicht bei jedem gleich gut hilft.

Natürlich oder synthetisch?

Unternehmen aus der Pharmaindustrie versuchen, die Wirkstoffe aus Cannabis zu isolieren und synthetisch herzustellen. Indem man kleine Veränderungen vornimmt, ein Molekül entfernt oder zugibt, entsteht ein neues Mittel, das man patentieren lassen kann. Die Pflanzenheilkunde lehrt aber, dass Wirkstoffe aus Pflanzen meist mit Zusatzstoffen einhergehen, die die Wirkung noch verstärken und die Nebenwirkungen vermindern. Synthetische Medikamente sind sehr rein und enthalten keinerlei Zusatzstoffe. Deshalb haben diese Medikamente oft auch Nebenwirkungen. Hanföl als Extrakt aus ganzen Pflanzenteilen hat also gegenüber synthetischen Cannabisprodukten diesen entscheidenden Vorteil.

Eigene Medizin ist immer die beste Wahl

Cannabiskonsumenten empfinden selbst gezüchtetes Gras zur eigenen Verwendung immer als das beste. Ähnliches gilt auch für Patienten: Öl, das aus deren eigenem Pflanzenanbau stammt, wirkt am besten. Mit den Pflanzen selbst umzugehen, sie zu ernten und zu verarbeiten, kann für große Zufriedenheit sorgen. Die Idee und das Gefühl, nicht länger Opfer einer Krankheit zu sein, gibt Kraft. Selbst hergestelltes Hanföl ist deshalb immer zu bevorzugen. Eigenes Gras ist Gold wert!

Hanftee

Eine weitere interessante Alternative für die medizinischen Anwendung von Cannabis ist die Zubereitung von Hanftee. Der Tee ist in der Wirkung vergleichbar mit dem Öl, aber weniger gut zu dosieren. Auch dauert es länger, bis eine Wirkung eintritt: ungefähr 50 bis 60 Minuten. Der Tee kann im Kühlschrank einige Wochen haltbar bleiben. Die im folgenden Rezept erwähnten Mengen liefern genügend Tee für zehn Tage, bei einer Ausgangsmenge von nur zwei bis vier Gramm. Das ist also extrem effizient, denn wenn man die verwendete Menge rauchen würde, wäre diese in wenigen Tagen verbraucht.

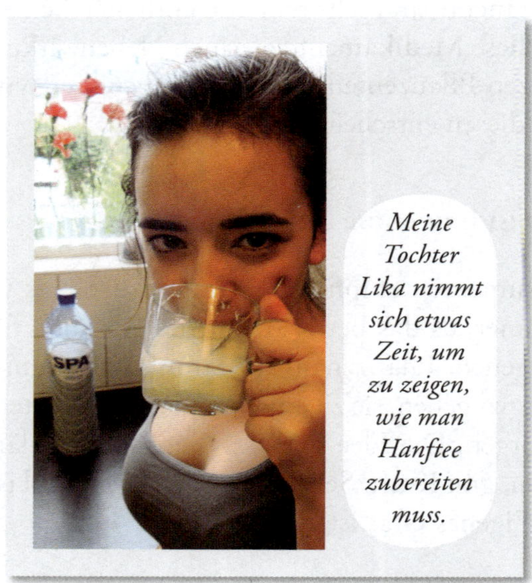

Meine Tochter Lika nimmt sich etwas Zeit, um zu zeigen, wie man Hanftee zubereiten muss.

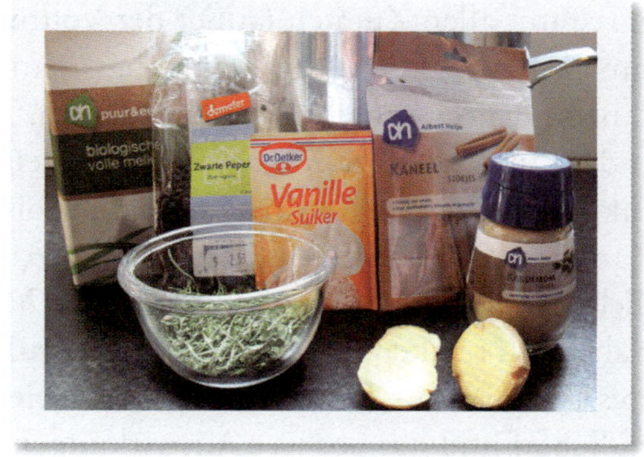

Zur Herstellung von medizinischem Hanftee benötigt man:

- 1 Liter Wasser;
- 1 Liter Vollmilch;
- 1-2 Zimtstangen;
- einige Kardamomkerne oder -pulver;
- 2-3 Scheiben Ingwer in der Größe einer Euro-Münze;
- 6 schwarze Pfefferkörner;
- 1 Säckchen Vanillezucker;
- 2-4 Gramm gutes Gras.

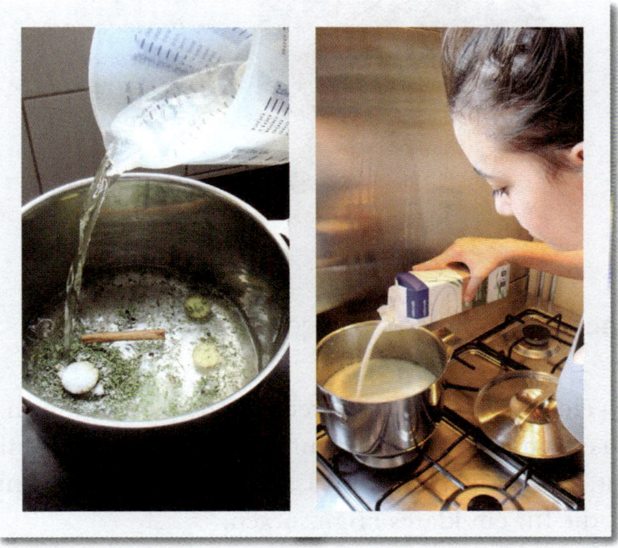

Man lässt den Tee mit allen Zutaten (außer der Vollmilch) eine Stunde auf kleiner Flamme im Wasser kochen. Dann fügt man die Milch hinzu und lässt das Ganze noch eine halbe Stunde köcheln. Abkühlen lassen, gut umrühren und dann den Tee durch ein Teesieb in eine Flasche füllen.

Im Kühlschrank kann man den Tee in einer Flasche bis zu zwei Wochen aufbewahren. Man trinkt täglich eine halbe oder ganze Tasse davon und kann je nach Belieben Zucker oder Honig hinzufügen. Man kann den Tee aufwärmen oder aber kalt trinken. Hanftee hat eine beruhigende Wirkung und ist besonderes geeignet zur Entspannung der Skelettmuskulatur. Er sorgt für besseren Schlaf und hat positive Auswirkungen auf den Darm.

Man sollte aber beachten, dass man von einer großen Tasse bereits high werden kann.

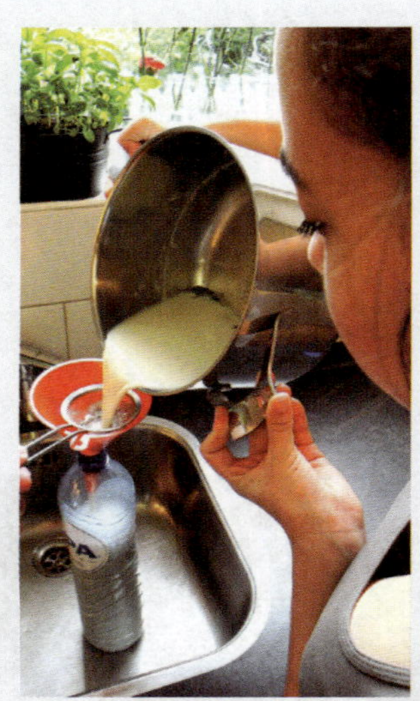

Bitte beachten Sie: Hanftee ohne Milch verliert nach drei Tagen seine Wirksamkeit. Tierisches Milchfett bindet das THC und macht die aktiven Bestandteile im Kühlschrank bis zu zwei Wochen haltbar.

Hanfkuchen oder -kekse (Space Cake)

Man kann einen Space Cake zubereiten, indem man einfach etwas Hasch oder Gras zu einem Kuchenteig hinzufügt. Wenn man aber zunächst Hanfbutter macht, hat das den Vorteil, dass man lediglich die Cannabinoide zu sich nimmt, die für ein klares High sorgen.

Cannabinoide lösen sich nicht in Wasser, sondern werden durch das tierische Fett in echter Butter gebunden. Bei der Verwendung von Hanfbutter kann man durch das Abwiegen auch jedes Mal Kuchen mit gleicher Stärke backen und so Überraschungen vermeiden. Hanfbutter kann man auch beim Backen und Braten verwenden, für allerlei Gebäck und Kekse oder aber einfach auf dem Brot.

Zur Herstellung von Hanfbutter benötigt man:

- einen großen Topf;
- ein Teesieb;
- zwei Päckchen Butter.
- 10 bis 15 Gramm Gras.

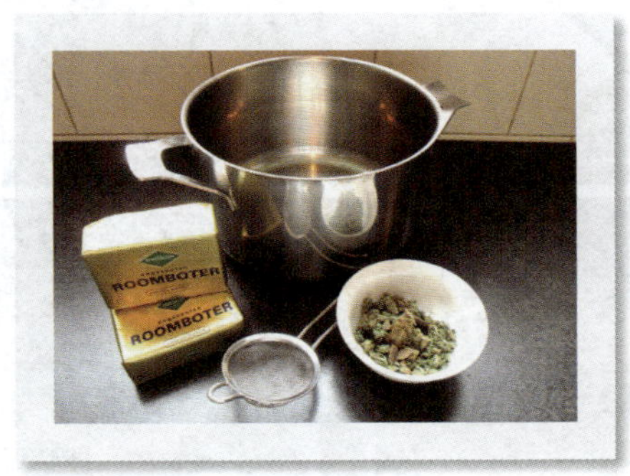

So macht man Hanfbutter

1. Den Topf mit Wasser füllen, das Gras pulverisieren und zusammen mit der Butter in den Topf geben.
2. Die Mischung eine Stunde auf kleiner Flamme köcheln und dann abkühlen lassen. Die Butter wird dann wieder fest und schwimmt auf dem Wasser.
3. Die Buttermasse aus dem Topf abschöpfen und im Wasserbad in einem Topf erwärmen.
4. Die im Wasserbad geschmolzene Butter dann durch ein Teesieb gießen, um alle Grasreste zu entfernen.

5. Die gesäuberte Butter kann nun wieder erhärten. Man erhält Hanfbutter mit einer gleichmäßigen Farbe.

Im Kühlschrank oder Gefrierfach lässt sich Hanfbutter sehr gut aufbewahren.

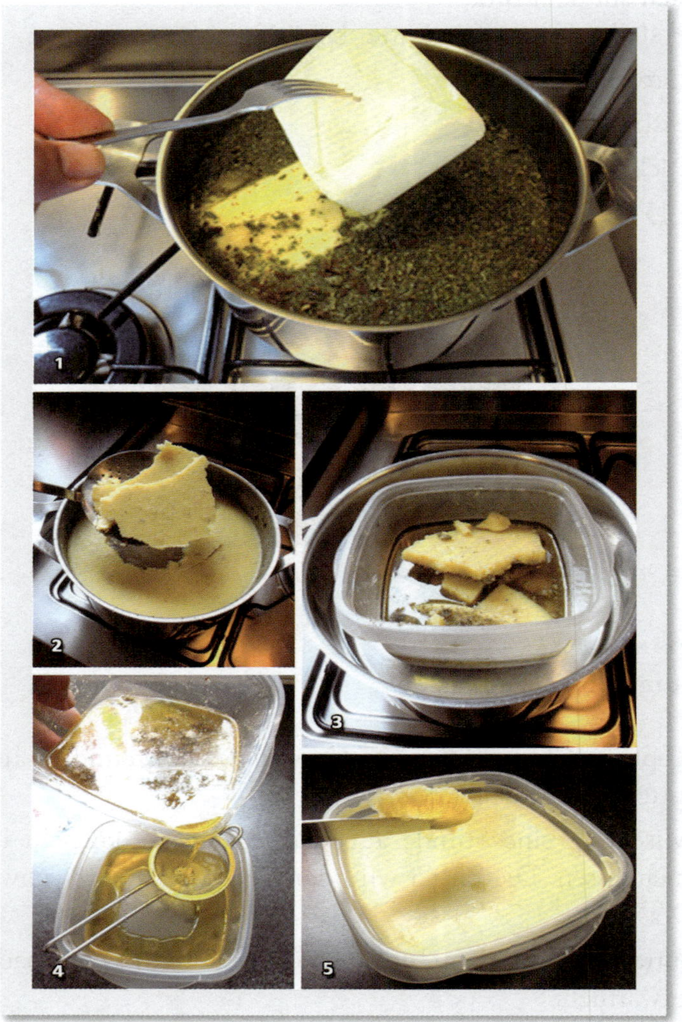

Der große Vorteil von Hanfbutter als Cannabinoid-Lieferant für Kuchen und Kekse besteht darin, dass man bei ihrer Zubereitung eine Art raffinierender Wirkung erzielt, bei der letztendlich nur noch die Cannabinoide gegessen werden. Der Trick mit der Butter macht es möglich, viel besser zu dosieren, als man das mit einem Stück Haschisch oder etwas Gras in einem Kuchen könnte. Das High von einem Kuchen, der mit Hanfbutter gebacken wurde, ist zudem klarer, als wenn man mit Rohmaterial arbeitet.

So backt man einen Space Cake

Man kauft eine Backfertigmischung im Supermarkt und alle Zutaten, die auf der Packung aufgeführt sind. Die vorgeschriebene Menge Butter ersetzt man zum Teil durch Hanfbutter.

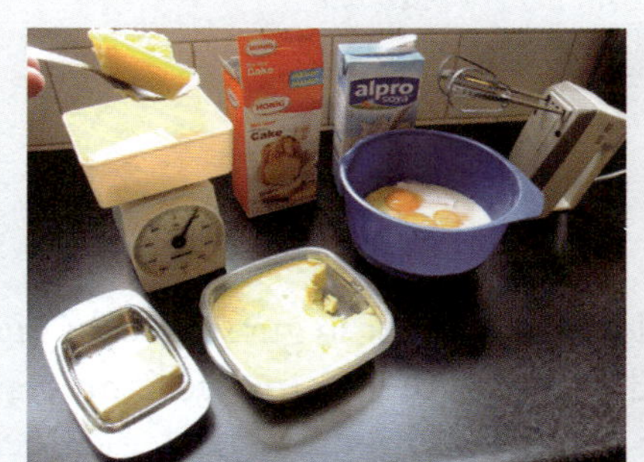

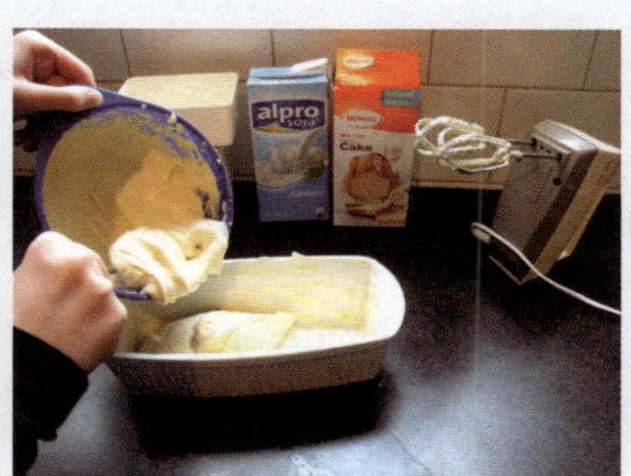

Space Cakes sind mit Hanfbutter einfach und verlässlich zu machen.

Alle Zutaten müssen dann gut vermischt und die Mischung in eine vorgefettete Backform gegeben werden.

Mit einem Space Cake kann man auf eine angenehme Weise Cannabinoide zu sich nehmen. Die Wirkung stellt sich nach ungefähr 50 bis 60 Minuten ein und hält einige Stunden an. Es ist eine andere als beim Rauchen oder bei der Verwendung von Öl: Sie ist stärker und weniger gut zu kontrollieren, weil sie erst etwa eine Stunde nach dem Verzehr einsetzt.

Der Vorteil aber ist: Man weiß genau, wie viel wirksame Substanz man in seinem Kuchen verarbeitet hat, weil die Hanfbutter gewogen und abgemessen wurde. Auch ist die Wirkung klarer, weil man bei der Herstellung der Butter eine Art Raffinierungsprozess eingesetzt hat.

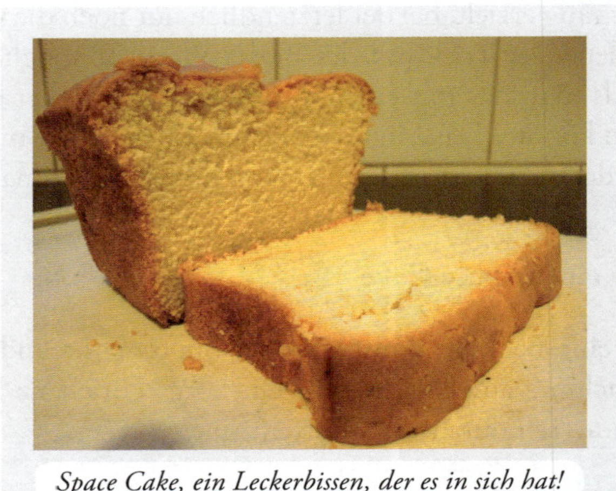

Space Cake, ein Leckerbissen, der es in sich hat!

Überdosis?

Der Nachteil beim Space Cake ist allerdings, dass er so gut schmeckt und man unter Umständen schnell zu viel davon isst! Auch beim Tee kann man schnell des Guten zu viel trinken. Der Unterschied zwischen einer kleinen Tasse und einem Becher kann beträchtlich sein.

Wenn man aus Versehen zu viel gegessen oder getrunken hat, dann sollte man sich hinsetzen oder hinlegen. Am besten den Hörer vom Telefon abheben und das Handy ausschalten, um ungestört zu bleiben und etwas Süßes trinken, beispielsweise Fruchtsaft oder Tee. Nach einer Stunde ist die stärkste Wirkung vorbei, und nach vier bis fünf Stunden ist man wieder voll da. Am nächsten Tag fühlt man sich dann ganz normal. Hat man mehrere Stücke Kuchen gegessen und fühlt sich wirklich unwohl, sollte man nicht zögern, sich notfalls auch zu übergeben. Das wirkt erleichternd.

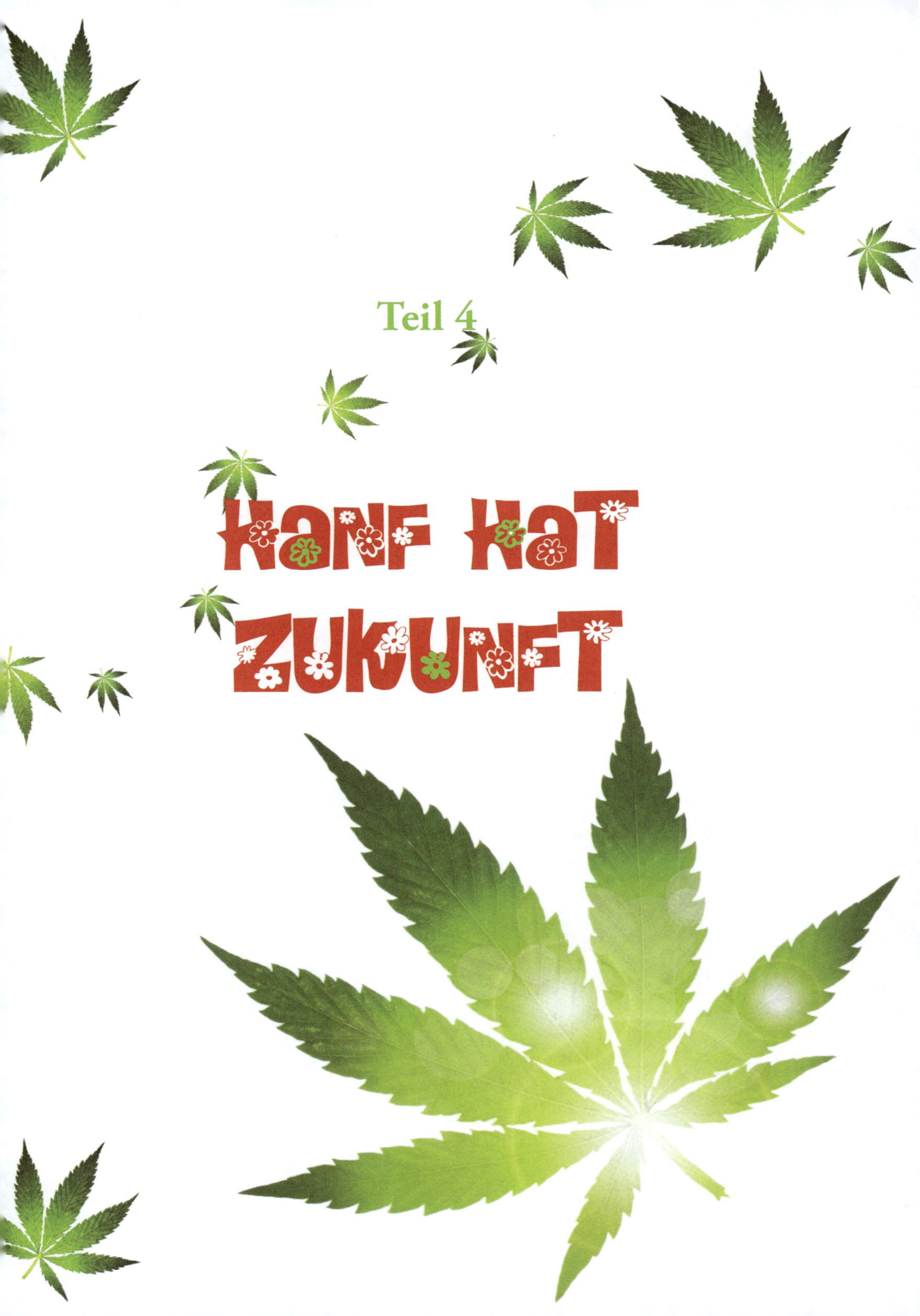

Teil 4

Hanf hat Zukunft

Hanf ist unsere Zukunft!

Durch das Verbot von Cannabis und Nutzhanf wurde der Menschheit eine auf Erdöl basierende Wirtschaft mit allen damit verbundenen negativen Folgen aufgezwungen. Eine Aufhebung des Hanfverbotes könnte den Weg in eine neue, grüne Zukunft eröffnen, die sich zu einem großen Teil auf eine Wirtschaft und Welt stützen könnte, deren Basis Hanf ist.

Hanf, ein ideales Landbaugewächs

Hanf ist ein ideales Landbaugewächs. Es kann auf Böden wachsen, die für gewöhnliche Nahrungsmittelpflanzen zu arm, zu nass oder aber zu trocken sind. Hanfanbau geht somit nicht auf Kosten von landwirtschaftlichen Flächen, die für die Aufzucht von Nahrungsmittelpflanzen benötigt werden. Hanf kann ohne Verwendung von Kunstdünger und Pestiziden angebaut werden. Mit einer Erntereifezeit von 90 Tagen sind in wärmeren Klimazonen mehrere Ernten pro Jahr möglich. Für die Bauern ist es sehr einfach, ihr eigenes Saatgut herzustellen, das dann nicht immer neu gekauft werden muss. Als Gewächs ist Hanf sehr flexibel und kann sich in einigen Generationen an die lokalen Umstände anpassen. Die meterlangen Wurzeln können Wasser tief aus dem Erdreich aufnehmen und bleiben nach der Ernte im Boden zurück. Der Ackerboden wird durch die aus CO_2 bestehende Biomasse angereichert, die Wurzeln halten die Erde fest und verhindern Erosion. Auch darum ist Hanf eine ideale Pflanze für Länder der Dritten Welt. Lokale Bauern können ihre eigenen spezifischen Arten züchten und stellen ihr eigenes Saatgut her.

Ernten sind mehrmals im Jahr möglich. Hanf kann mit Maschinen bearbeitet und geerntet werden, aber vollständig von Hand geht es auch. Damit könnten sehr viele Arbeitsplätze in Dritte-Welt-Ländern geschaffen werden. Die Ölsaat ist sehr nahrhaft, und ausgepresst kann sie für Mensch und Tier verwendet werden. Das Öl enthält alle essentiellen Fettsäuren (EFA), die ein Mensch benötigt, um gesund zu bleiben, und die er sonst nur durch den Verzehr von Fleisch oder Fisch aufnehmen kann. Den Hanfanbau in Ländern der Dritten Welt zuzulassen, führt zur Beseitigung lokaler, chronischer

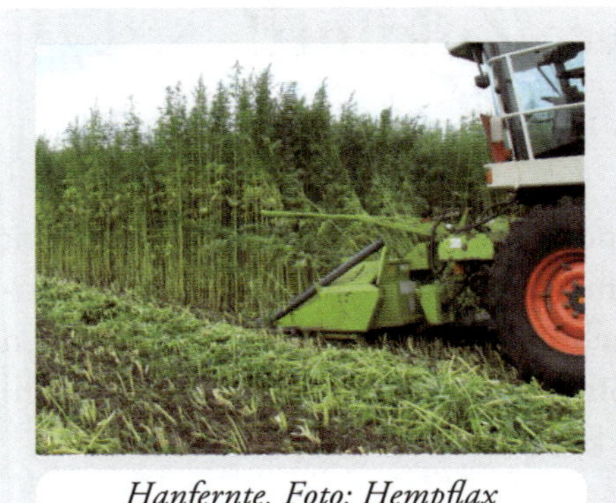

Hanfernte. Foto: Hempflax

Unterernährung. Unterernährung ist vor allem die Abwesenheit von genügend Nährstoffen in der Nahrung.

Nahrungsmittelhilfe wird oft in Form von Getreide oder Reis geliefert. Das ist gut für die westlichen Bauern, die ihr Produkt an die Organisationen verkaufen, aber es hat wenig Nährwert. Fügt man jedoch fünf Prozent Hanfmehl hinzu, erhält man ausgewogene Nahrung. Wenn aus der Saat Öl gepresst wird, kann man aus dem Pressgut ausgezeichnete und nahrhafte Kekse backen. Gibt man Schulkindern in der Dritten Welt jeden Tag einen Hanfsamenkeks, dann können sie gesund aufwachsen.

Biologisch abbaubares Plastik aus Hanf

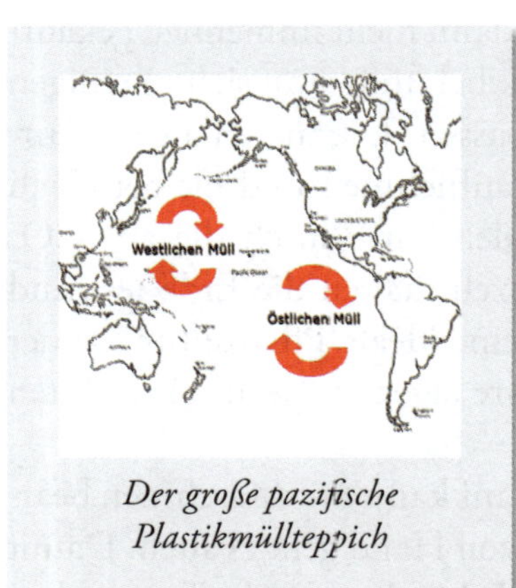

Der große pazifische Plastikmüllteppich

Im Pazifischen Ozean wurden zwei riesige, aus Kunststoffabfällen bestehende, schwimmende Müllhalden entdeckt – jeweils zehn Meter tief und so groß wie Europa. Weil dieser Kunststoffabfall ursprünglich aus Erdöl hergestellt wurde, ist er biologisch nicht abbaubar, weshalb diese Deponien hunderte, wenn nicht sogar tausende von Jahren bestehen bleiben werden. Das Plastik wird durch Sonne und Meerwasser in immer kleinere Partikel zersetzt. Diese Partikel fungieren als eine Art Staubsauger und Bindemittel für giftige Abfallstoffe, die von Menschen ins Meer gekippt werden. Durch Meerestiere werden die Kunststoffteilchen nach und nach in die Nahrungskette aufgenommen und das Gift landet schließlich wieder auf unseren eigenen Tellern.

Biologisch abbaubares Plastik aus Hanfsamenöl

Aus Hanfsamenöl können biologisch abbaubare Kunststoffe hergestellt werden, wie man sie als Plastiktragetaschen in Supermärkten verwendet, Überhaupt sind diese Kunststoffe ideal als Verpackungsmaterial, denn sie ergeben ein Plastik, das man einfach in die Büsche werfen kann und das dort in Kompost umgewandelt wird! Das ist zwar lieber nicht unbedingt wörtlich zu nehmen, aber man wird wohl verstehen, dass es Verschwendung ist, Kunststoff und Nylon aus einem Material herzustellen, das annähernd für die Ewigkeit gemacht ist, um es dann für Produkte des einmaligen Gebrauchs zu verwenden. Es wäre besser, den Kunststoff, der aus Erdöl hergestellt wurde, für hochwertige und langlebige Produkte zu reservieren!

Papier aus Hanf

Die Hanfpflanze enthält etwa 85 Prozent Zellstoff und eignet sich damit ideal zur Herstellung von Papier. Im Vergleich dazu enthält Holz nur 20 Prozent Zellstoff. Die restlichen 80 Prozent muss man mit Chemikalien, die stark umweltbelastend sind, aus dem Holz entfernen. Bäume brauchen etwa 20 bis 30 Jahre, bevor sie reif sind zur Ernte; Hanfpflanzen dagegen brauchen nur 90 Tage! Auf Hanffeldern wird pro Hektar fünfmal mehr CO_2 aus der Luft gefiltert als in der Waldwirtschaft! Hanfpapier ist stärker als Papier aus Holz und hält beinahe ewig. Deshalb druckte man früher Geld, Verträge und wichtige Bücher, wie die Bibel, auf Hanfpapier.

In unserer heutigen Zeit muss man sich zunehmend die Frage stellen, ob die Abholzung der Wälder und die Zerstörung der Natur für so etwas Banales wie Papier geschehen muss. Weltweit werden 42 Prozent aller gefällten Bäume verwendet, um Papier herzustellen.

Die Unabhängigkeitserklärung der Vereinigten Staaten stammt aus 1776 und ist immer noch in perfektem Zustand, weil sie auf Hanfpapier gedruckt wurde.

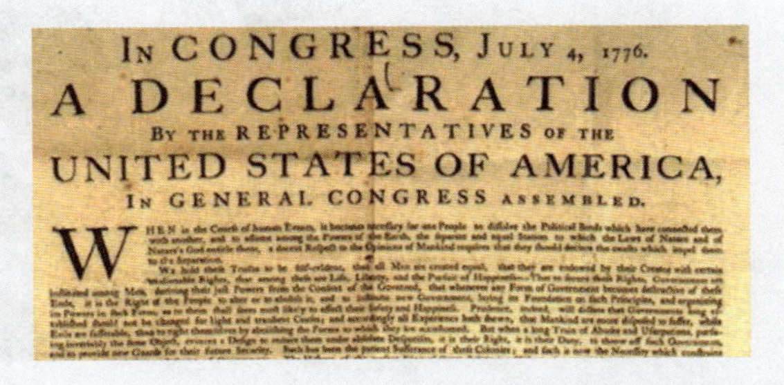

IN CONGRESS, JULY 4, 1776.

A DECLARATION

BY THE REPRESENTATIVES OF THE

UNITED STATES OF AMERICA,

IN GENERAL CONGRESS ASSEMBLED.

Hanf zur Faserherstellung

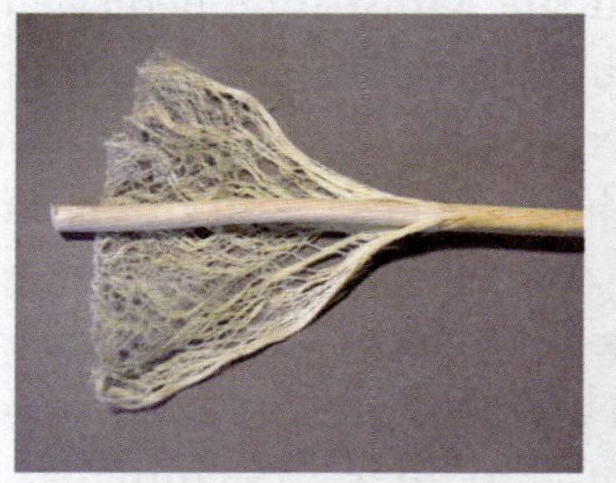

Hanfkleidung ist stark. Im Sommer kühl zu tragen und im Winter warm. Fotos: Hemp Works, Amsterdam

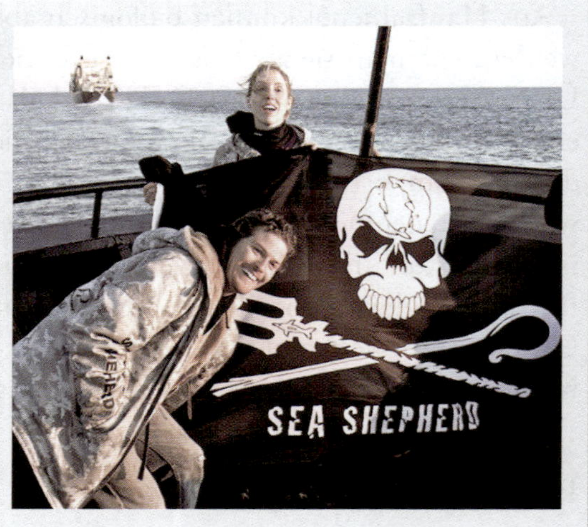

Traditionell verwendet man die langen Fasern aus dem Hanfstengel, um Taue, Segeltuch, Leinwand und Kleidung anzufertigen. In Italien züchtete man früher Hanfsorten, die fünf bis sechs Meter hoch wuchsen. Die Faser ist sehr viel stärker und haltbarer als Baumwolle. Ohne Leinwand aus Hanf gäbe es heute keine *Nachtwache* oder *Mona Lisa* mehr. Die originalen Jeanshosen von Levi Strauss, die zunächst für amerikanische Goldsucher produziert wurden, waren aus Hanffasern hergestellt und hatten den Ruf, unzerstörbar zu sein. Unsere heutigen, modernen Baumwolljeans hingegen sind längst nicht mehr so unverwüstlich und verschleißen entsprechend schneller.

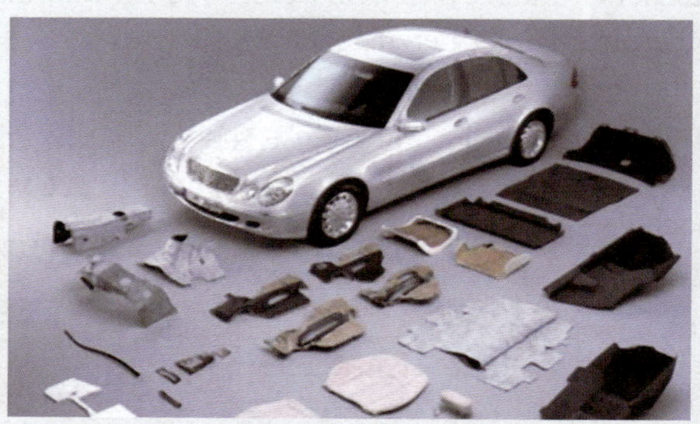

Hanffasern werden in starke, leichtgewichtige Karosserieteile verarbeitet, beispielsweise für Mercedes. Foto: HempFlax

Baumwolle, der große Verschmutzer

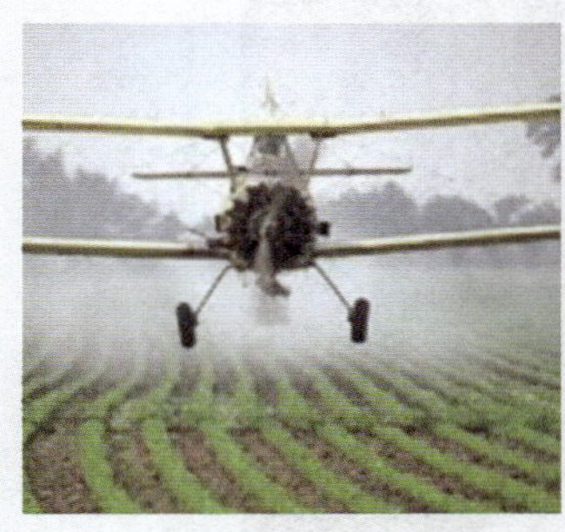

Weltweit benötigt der Baumwollanbau 2,5 Prozent der landwirtschaftlichen Nutzfläche, verbraucht aber auch 25 Prozent aller Pestizide jährlich und ist damit der am stärksten verschmutzende Anbau. Man rechnet mit 20.000 Todesfällen jährlich. Die Kultivierung verbraucht zudem riesige Mengen an Wasser: Für ein Kilogramm Baumwolle werden 7.000 bis 9.000 Liter Wasser eingesetzt!

Baumwolle ist nach der Tulpenzwiebel das am stärksten die Umwelt belastende Landbaugewächs der Erde. Mehr als die Hälfte aller Pestizide, die jährlich weltweit verwendet werden, gehen auf die Rechnung der Baumwollindustrie. Die Weltgesundheitsorganisation WHO schätzt, dass die in der Baumwollindustrie verwendeten Pestizide und Entlaubungsmittel direkt oder indirekt für 20.000 Todesfälle pro Jahr verantwortlich sind. Darüber hinaus ist Baumwolle eines der Gewächse mit dem höchsten Wasserverbrauch pro Hektar. Es wäre also aus mehreren Gründen eine gute Sache, das Nutzhanfverbot aufzuheben und Baumwolle, wenn möglich, durch Hanf zu ersetzen. Nutzhanf bietet als Gewächs gegenüber Baumwolle viele Vorteile: Kleidung aus Hanf ist im Winter warm, im Sommer kühl, nimmt weniger leicht Schmutz und Geruch auf und muss daher weniger häufig gewaschen werden. Sie ist um ein Vielfaches haltbarer als Baumwolle, so dass man weniger oft neue Kleidung kaufen muss. Glücklicherweise wird in zunehmendem Maße biologische Baumwolle angebaut; das ist sicherlich eine Verbesserung – aber die große Wasserverschwendung bleibt.

Hanffasern für militärische Zwecke

Hanf war für das Militär immer ein strategisch wichtiges Gewächs: zur Herstellung von Segeln und Tauen für Schiffe, aber auch zur Anfertigung von Kleidung, Planen, Zelten, Hängematten und Seesäcken.

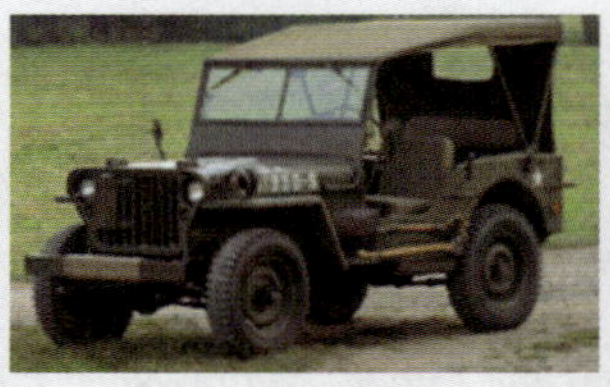

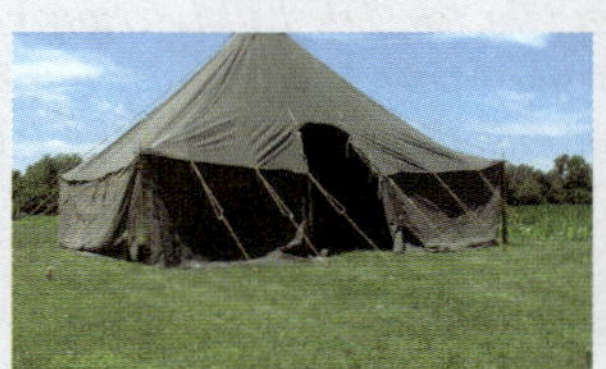

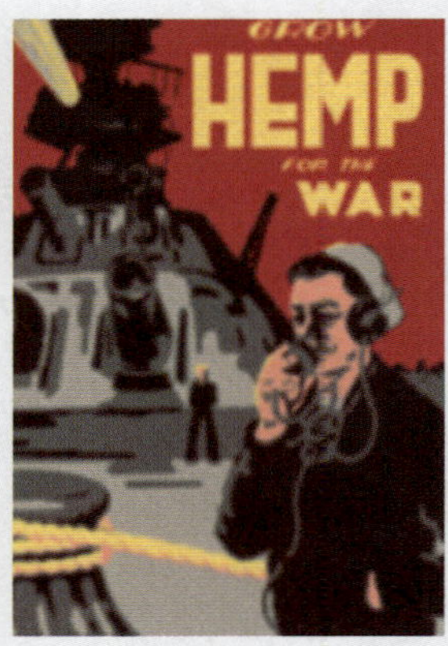

Im Zweiten Weltkrieg wurde das Hanfverbot für die Produktion vorübergehend aufgehoben, weil Sisalfasern aus Asien nicht verfügbar waren.

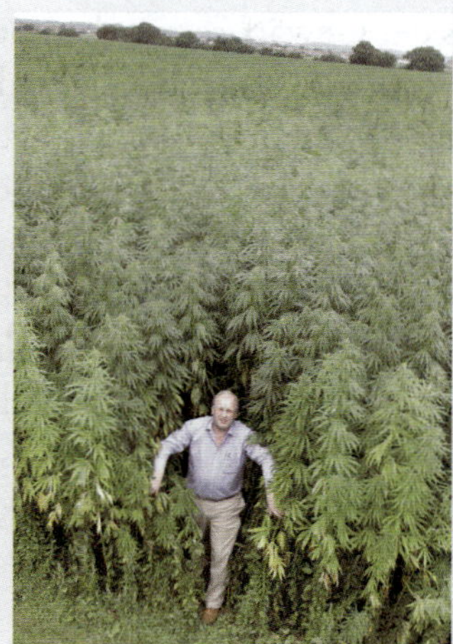

In unserer zunehmend umweltbewussten Zeit erlebt Industriehanf ein interessantes Comeback. In Ländern wie Kanada, Australien und Neuseeland sind Experimente mit Hanf in vollem Gange.

Hanfhackschnitzel als Holzersatz

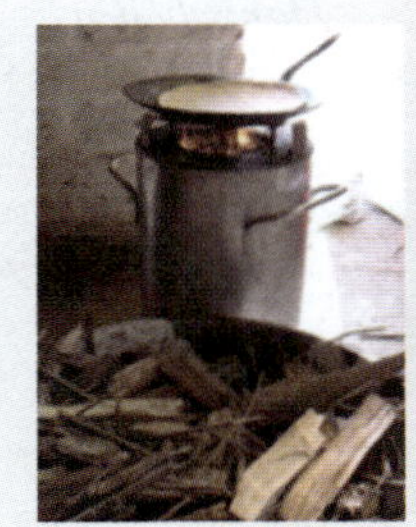

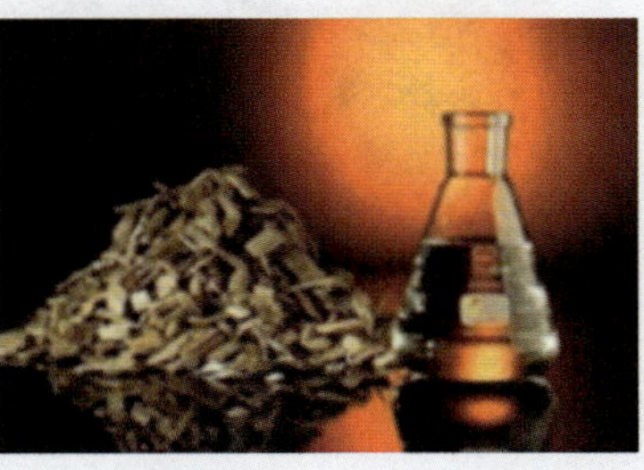

Hanfschäben können in Ländern der Dritten Welt auch als Brennstoff zum Kochen verwendet werden. Sie reduzieren so den Kahlschlag.

Wenn die Samen und Fasern geerntet sind, bleibt das holzähnliche Hackgut, die Schäben, übrig. Die Schäben kann man als Baumaterial verwenden und Spanplatten und Beton daraus herstellen. Die Schäben verbrennen zudem sehr gut, sodass sie sich zur Energieerzeugung eignen. Dadurch entsteht keine zusätzliche CO_2-Belastung, weil das CO_2 im Jahr zuvor von den Pflanzen aus der Luft gefiltert wurde. Außerdem lässt sich mit Hilfe von Bakterien aus den Schäben Ethanol herstellen; ein relativ sauberer Kraftstoff, der Benzin und Diesel ersetzen kann.

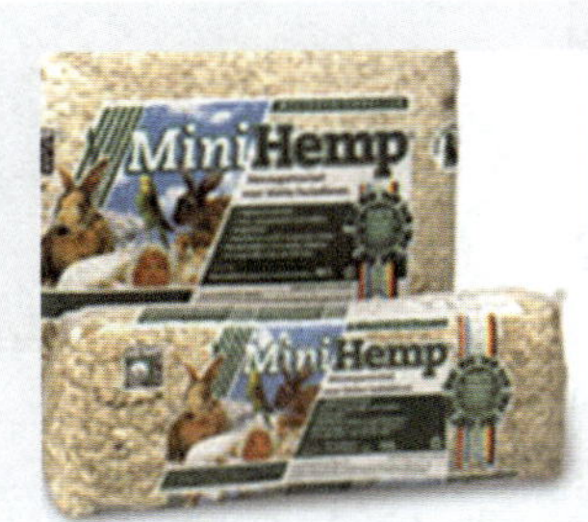

Hanfhackschnitzel stauben nicht und sind deshalb bestens geeignet als Einstreu für Haustiere und Pferde. Foto: HempFlax

Hanfhackschnitzel zur Betonherstellung

Schäben, die mit Kalk und Wasser zu einem Brei vermischt werden, härten in einer Art Beton (*Hempcrete*) aus, der sechsmal leichter und um ein Vielfaches stärker ist als herkömmlicher Beton. Hanfbeton enthält viel Luft, daher sind Hanf-Betonwände im Sommer kühl und im Winter warm. Hanf-Beton ist ideal, um in Ländern der Dritten Welt Häuser zu bauen, weil er einfach vor Ort zu erzeugen ist. Er enthält viel CO_2, das zuvor in den Schäben aufgestaut wurde. Einmal zu Beton verarbeitet, bleibt das CO_2 Hunderte bis Tausende von Jahren darin enthalten!

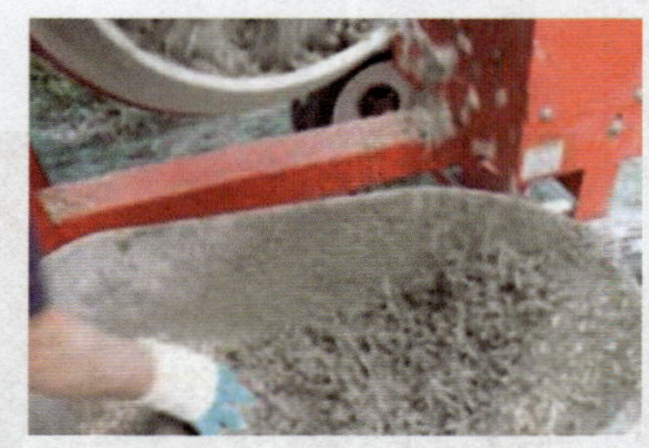

Die Hanfschäben werden mit Kalk und Wasser zu „Hempcrete" vermischt.

Der Kalk, mit dem der Hanfbeton erstellt wurde, wird im Laufe der Jahre noch mehr CO_2 aufnehmen, sodass der Beton noch weiter versteinert und immer härter wird. Theoretisch ist Hanfbeton dann auch tausende von Jahren haltbar.

Siehe auch *www.hempbuilding.com!*

Hanfsamenöl für die Körperpflege

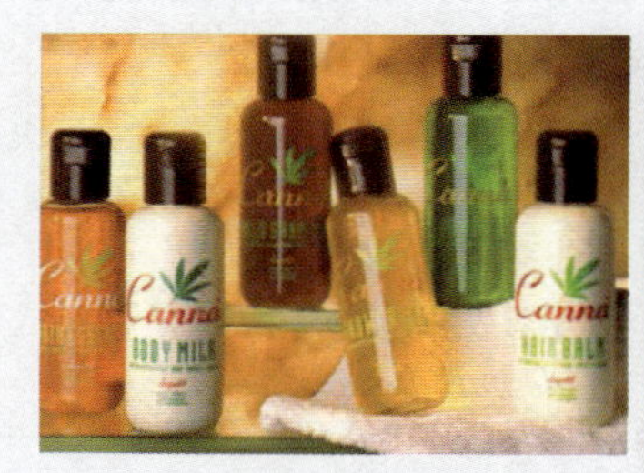

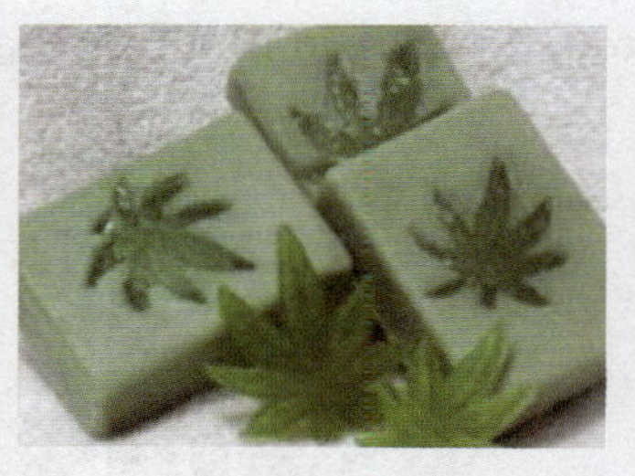

Hanfsamen enthalten ein Öl, das als hochwertiges Nahrungsmittel, Hautpflegeprodukt, Farbe, Tinte, biologisch abbaubarer Kunststoff und als Brennstoff verwendet werden kann. Früher verwendete man es auch als Lampenöl, weil es ohne Rauch brannte. Gebraucht man Hanföl als Shampoo, lässt es die Haare weich werden – verwendet man es in Seife, bekommt man davon eine weiche Haut. Wenn man einen Esslöffel Hanföl einem warmen Bad hinzufügt, und sich gemütlich darin einweichen lässt, steigt man am Ende mit einer babyweichen Haut aus der Wanne.

Hanfsamenöl als ideales Nahrungsmittel

Hanfsamenöl enthält essentielle Fettsäuren, die den Menschen gesund halten und die er andernfalls nur durch Fleisch oder Fisch aufnehmen kann. Es beinhaltet als einziges Pflanzenöl GLA (Gamma-Linolensäure). Das ist eine wichtige Energiequelle für die Produktion der Endocannabinoide, die wiederum ausschlaggebend für das reibungslose Funktionieren des menschlichen Immunsystems sind. Hanföl enthält Omega-3 und -6 und GLA in idealen Proportionen. Ich nenne es daher die gesündeste Substanz der Erde.

Über Buddha wird gesagt, dass er sieben Jahre fastete. Er soll pro Tag nur weißen Reis und einen Löffel Hanfsamen zu sich genommen haben. Wenn der Hanfanbau in Ländern der Dritten Welt wieder zugelassen wird, kann das Welternährungsproblem gelöst werden. Das Öl kann zum Verkauf aus den Samen gepresst werden. Aus den Samenrückständen kann man ausgezeichnete und gesunde Kekse pressen: für menschliche oder tierische Nahrung. Sie können auch getrocknet und dann zu sehr nahrhaftem Mehl geschrotet werden. Wenn man herkömmlichem Mehl aus Getreide, Reis oder Tapioka 10 bis 15 Prozent Hanfmehl hinzufügt, wird es damit zu einem vollwertigen Nahrungsmittel aufgewertet. Hanföl kann bei der Herstellung verschiedener Nahrungsmittel wie beispielsweise Müsli, Kekse, Energieriegel, Butter, Milch, Fruchtsäfte, Tofu und vielem mehr verwendet werden.

Hanfsamen-Kuchen als Tierfutter

Der große Vorteil von Hanfsamen als Futtermittel ist, dass jeder Bauer ihn selbst lokal anbauen kann. Kühe, die mit Hanfsamen-Kuchen und rohen Hanffasern gefüttert werden, geben zehn Prozent mehr Milchfett. Dies ist wichtig, weil ein Landwirt für den gelieferten Milchfettanteil bezahlt wird und nicht für die gelieferte Litermenge. Damit will man vermeiden, dass die Milch mit Wasser gestreckt wird. Die Fasern sorgen bei der Kuh für eine bessere Verdauung – die Kühe bleiben länger gesund und leben länger. Alles in allem sind das nur Vorteile für den Landwirt! Schweine wiederum hören mit dem Schwanzbeißen auf, werden ruhiger, bewegen sich weniger und erbringen deshalb mehr Fleisch und Gewicht.

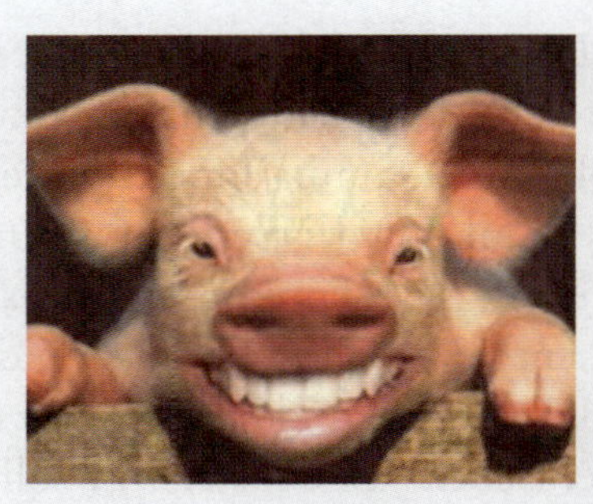

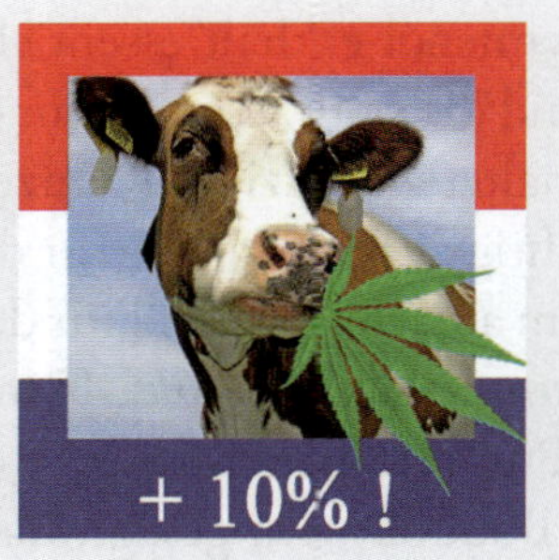

Hanfsamenöl für die Automobilindustrie

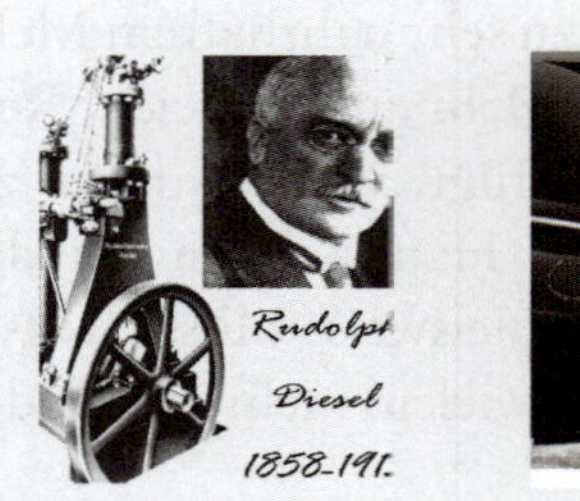

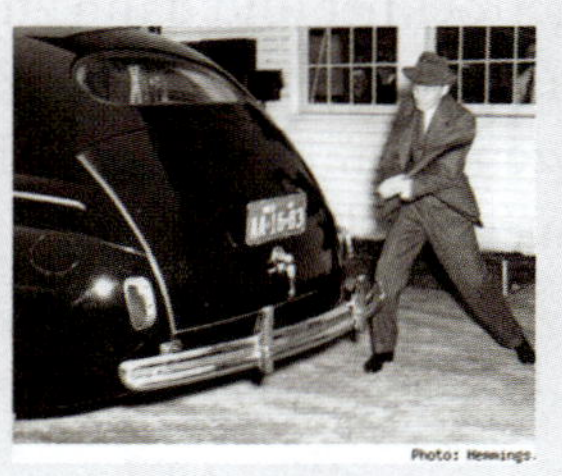

Der Traum der frühen Automobilindustrie: Dieselmotoren, die durch Pflanzenöl angetrieben werden, und Autos, die aus Hanfplastik gefertigt werden. Beide Materialien können jedes Jahr aufs Neue umweltfreundlich von US-Landwirten angebaut werden. Foto rechts: Henry Ford schlägt mit einem Vorschlaghammer auf den Kofferraum seines aus Hanfplastik gefertigten „Hempcar", um zu zeigen, dass er noch nicht mal eine Beule hineinschlagen kann.

Rudolph Diesel entwickelte im Jahre 1897 den ersten Dieselmotor, der auf Bioölen wie Erdnussöl, Sonnenblumenöl und natürlich dem am häufigsten verwendeten Öl der damaligen Zeit, Hanföl, laufen sollte. Dieselmotoren haben eine höhere Verbrennungstemperatur als Benzinmotoren und müssen daher stärker gebaut und aus hochwertigeren Materialien gefertigt werden.

Die Erdölindustrie dagegen befand sich damals noch in den Kinderschuhen. Erdöl und Benzin waren spottbillig. Bis auf den heutigen Tag werden sie subventioniert. Außerdem ist ein Benzinmotor billiger in der Herstellung. Diese Preise sorgten dafür, dass der umweltschädlichere Benzinmotor von der aufstrebenden Automobilindustrie bevorzugt wurde.

Hanfsamenöl für die Herstellung von Biokraftstoff

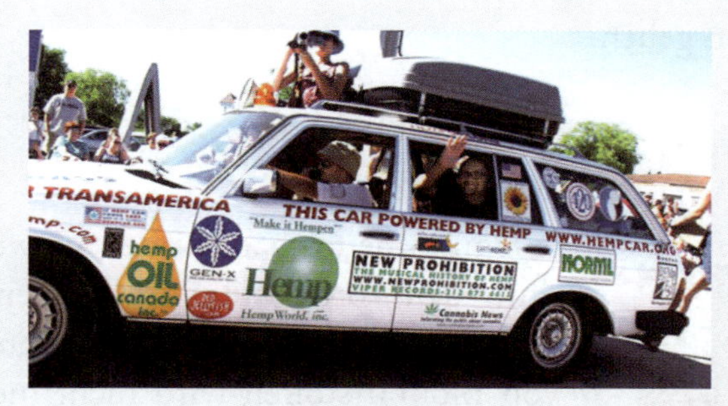

Dieser Mercedes fuhr 20.000 Kilometer quer durch die USA, um das zu demonstrieren. Sehen Sie sich dazu auch die Website www.hempcar.org an.

Gibt man auf Google „Hempcar" ein, dann kann man das Auto der grünen Zukunft fahren sehen!

Mit einer kleinen Anpassung sind moderne Dieselautos in der Lage, mit Pflanzenöl betrieben zu werden.

Dieselautos können also sauber mit reinem Hanfsamenöl laufen. Die Hanf-Chips können durch Vergärung in Biokraftstoff umgewandelt werden und damit Benzin ersetzen. Wichtig zu wissen ist, dass die Abgase aus diesen Biokraftstoffen sehr sauber sind, wenn man sie mit Erdölprodukten vergleicht. Die Mineralölwirtschaft sieht die Endlichkeit der Ressource Erdöl und versucht als Energielieferant den Mobilitätsmarkt im Griff zu behalten. Sie setzt auf elektrisches Fahren oder Fahren mit Wasserstoff. Für beide Alternativen wird Strom aus umweltschädlichen Kraftwerken oder Anlagen verwendet, die mit fossilen Brennstoffen betrieben werden oder noch schlimmer: mit Kernenergie. Aber das wird so nicht erwähnt.

Man sollte sich deshalb in der Zukunft nicht täuschen lassen: Elektrisches Fahren ist nicht sauber oder CO_2-neutral. Es wird nur eine andere Form von Energie verwendet, für die der Verbraucher teuer bezahlt und die auf Kosten der Umwelt geht.

Als Argument gegen Biokraftstoffe wird angeführt, dass sie auf Kosten von Nahrungsmitteln produziert werden und deshalb die Preise steigen. Das ist nicht ganz richtig, denn die Preise steigen vor allem durch den Klimawandel, durch Spekulationen und die stetig steigenden Preise für Diesel und Erdölprodukte (wie Kunstdünger), die für die Bearbeitung von landwirtschaftlichen Flächen und für den Transport der Endprodukte benötigt werden. Hanf kann auf Böden wachsen, die zu arm oder zu trocken sind für gewöhnliche Nahrungsmittelpflanzen. Das Problem ist, dass Nutzhanfanbau verboten ist. Biokraftstoff muss aber nicht auf Kosten der Nahrungsmittelproduktion gehen.

Hanf ist gut für die CO_2-Bilanz

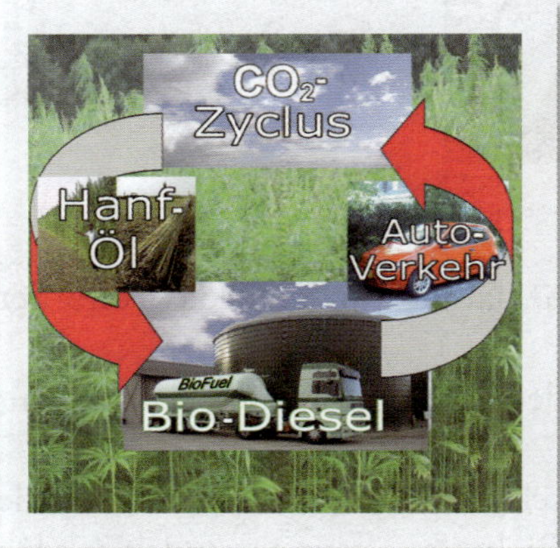

Hanfsamenöl hat bei der Verwendung den Vorteil eines geschlossenen CO_2-Kreislaufs. Bei der Verbrennung von Biokraftstoffen wird nicht mehr CO_2 in die Umwelt ausgestoßen, als im Jahr zuvor durch die Pflanze umgesetzt wurde.

In der Erdölwirtschaft wird das CO_2, das im Laufe von Hunderten Millionen von Jahren von den Pflanzen aus der Luft aufgenommen und gebunden wurde, in nur 150 Jahren zurück in die Erdatmosphäre geblasen. Das schafft eine unnatürlich schnelle Zunahme des CO_2-Gehalts in der Luft und ist wahrscheinlich eine der Ursachen der globalen Erwärmung.

Hanf nimmt von allen Landbaugewächsen pro Hektar die größte Menge an CO_2 aus der Luft auf. Das von den Pflanzen aufgenommene CO_2 wird später bei der Verbrennung von Kraftstoff aber nicht in gleicher Menge wieder an die Luft zurückgegeben. Ein Teil bleibt in Form von Wurzeln, Blättern und organischem Material im Boden zurück. Ein anderer Teil, die Schäben und die Fasern, können zu Plastik, Beton, Isolationsmaterial und Papier verarbeitet werden. Dieses CO_2 wird also über einen längeren Zeitraum im Material gebunden.

Fahren mit Hanfkraftstoff würde damit jedes Jahr den CO_2-Gehalt in der Atmosphäre reduzieren. Es wäre, so verrückt es auch klingt, gut für die Umwelt!

Der Stromschwindel

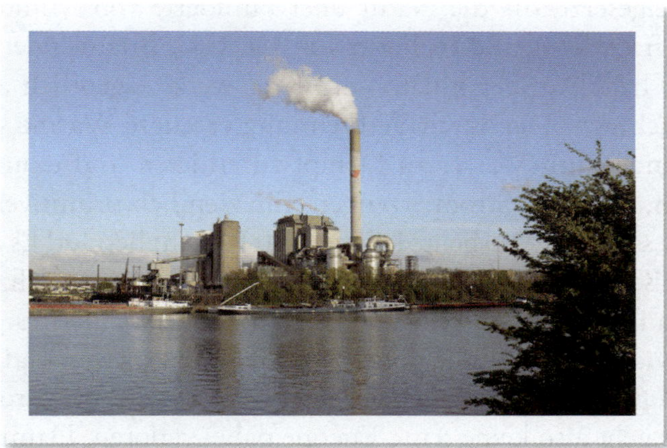

In den vorangegangenen Kapiteln haben wir gesehen, wie einige Industrielle die Welt für ihre eigenen Zwecke manipulieren. Die Hanfverschwörung, angezettelt von Hearst und Konsorten, war ein Vorbote der heutigen Welt, in der die wirkliche Macht bei den Unternehmen liegt. Die Welt wird nicht länger von religiöser oder politischer Überzeugung gelenkt, sondern aus dem Wunsch heraus gesteuert, Geld zu verdienen. Multinationale Unternehmen sind heutzutage mächtiger als mancher Staat. Große Unternehmen haben ein klares Ziel: nämlich Geld zu verdienen. Ihre gesamte Struktur ist dahingehend ausgerichtet und entworfen worden, deshalb arbeiten sie sehr effizient und effektiv.

Staaten und Länder werden überwiegend von demokratisch gewählten Politikern geführt, die behaupten, das öffentliche Interesse zu verteidigen, doch ihre Eigeninteressen spielen ebenso eine wichtige Rolle. Das schwächt ihre Position, denn Politiker müssen sowohl ihre Basis berücksichtigen, als auch ihre eigenen Zukunftschancen sichern, die sie mit einer allzu starken Haltung in Gefahr bringen könnten.

Das Ergebnis ist, dass die Politik gegen große Unternehmen, die viel besser organisiert und informiert sind, kaum eine Chance hat. Der Stromschwindel ist dafür ein gutes Beispiel, denn er illustriert, wie Politiker allzu gerne der Illusion anhängen, dass die Umwelt vom sauberen elektrischen Autofahren profitiert. Dass der Strom zum Antrieb in umweltschädlichen Kraftwerken generiert wird, die vor allem mit fossilen Brennstoffen betriebenen werden, bleibt dem Bürger verborgen. Durch die Verbrennung von fossilen Brennstoffen wird in kürzester Zeit noch immer eine riesige Menge an CO_2 freigesetzt, die die Natur über Hunderte von Millionen Jahren aus der Luft entfernt und in Form von Öl, Gas, Braun- oder Steinkohle gespeichert hat. Darüber hinaus sind Kraftwerke eigentlich altmodische Dampfmaschinen. Die durch Verbrennung erzeugte Wärme wird wiederum verwendet, um Wasser zu Dampf zu erhitzen und damit Turbinen anzutreiben, die dann Strom erzeugen. Ein ziemlich primitiver und mühsamer Prozess, dessen Ausbeute lediglich 60 Prozent beträgt! Es ist bekannt, dass in großem Stil zentral erzeugte Energie viel weniger effizient als die Produktion in kleinem Stil ist. Deshalb sind nun Hochleistungsheizkessel in der Entwicklung, die im Privathaushalt das Haus heizen und gleichzeitig Strom erzeugen. Durch Stromerzeugung vor Ort wird der Stromtransport unnötig, es geht also keine teure Energie dabei verloren. Damit wird auch teure Infrastruktur, wie zum Beispiel Hochspannungsleitungen und Umspannwerke, überflüssig.

Weil nun das Ende der Erdölressourcen in Sicht kommt, versucht *Big Oil* auf dem Energiemarkt Fuß zu fassen und fördert Alternativen – wie das elektrische Autofahren oder Wasserstoff als Energieträger. Dabei sind aber dennoch hochtechnologische Fabriken notwendig. So bleibt der Verbraucher abhängig, zahlt einen hohen Preis, und die Umwelt wird weiterhin mit CO_2-Emissionen belastet, weil der Strom überwiegend aus fossilen Brennstoffen erzeugt wird.

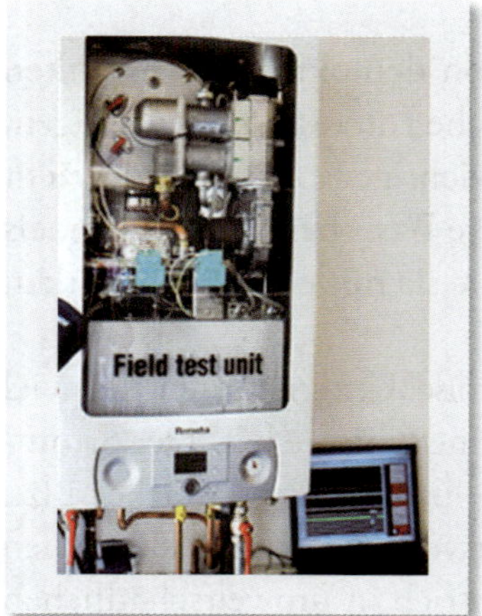

Wenn das Hanfverbot aufgehoben wird, kann in Ländern der Dritten Welt auf Böden, die zu arm oder zu trocken sind für den gewöhnlichen Nahrungsmittelanbau, Nutzhanf angebaut werden. Anders als Nahrungspflanzen kann Hanfsamenöl immer kommerziell verwertet werden. Bei Nahrungspflanzen spielt auch das Aussehen eine wichtige Rolle. Ein armer Bauer in einem Land der Dritten Welt kann auch ohne Dünger und auf kargen Böden Hanfsamenöl als Kraftstoff produzieren, das die gleiche Qualität hat, wie das seines

Kollegen im Westen, der mit Dünger und teurer Ausrüstung arbeitet. Landwirte in der Dritten Welt erzeugen etwas weniger Öl pro Hektar, können dafür aber häufiger ernten. Nebenprodukte wie Fasern, Hackschnitzel und ausgepresste Samen liefern vor Ort Arbeitsplätze und Brennstoff. Die ausgepressten Samen können als Tierfutter dienen, oder helfen, das Welternährungsproblem zu lösen.

Die Aufhebung des Hanfverbots wäre gut für die Wirtschaft, die Umwelt und die Beseitigung von Hunger in der Welt. Als Genussmittel verwendet, würde Cannabis die katastrophalen Folgen von Alkoholmissbrauch reduzieren und die Menschen mitfühlender werden lassen. Dürfte man es als Medizin gebrauchten, würde es erheblich zur Verbesserung der Lebensqualität von Millionen beitragen und Schäden reduzieren, die durch übermäßigen Gebrauch von synthetischen Medikamenten entstehen.

Ich hoffe, dass dieses Buch deutlich gemacht hat, wie viel von dem Elend in unserer heutigen Gesellschaft auf das Verbot von Hanf zurückgeführt werden kann. Ebenso hoffe ich, mit diesem Buch aufgezeigt zu haben, dass eine Aufhebung des Verbots die tausende Jahre alte Symbiose zwischen Mensch und Hanf wiederherstellen kann und damit der schleichenden Zerstörung unserer Umwelt und unserer Zivilisation ein Ende bereitet.

Es ist Zeit für eine grüne, tolerante, gesunde und menschenwürdige Gesellschaft. Es ist Zeit für den heilenden Hanf!

Index

T

U

V

W

Z

Heilen mit Berührung

Streichen Sie den Stress weg!

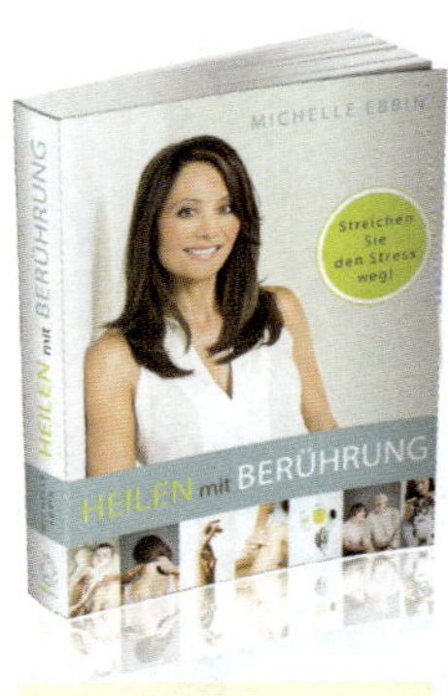

250 Seiten
19,80 €

Menschen reagieren auf Berührung. Berührung ist entscheidend für die Gesundheit von Körper und Geist. Seit Jahrhunderten setzen Kulturen rund um den Globus sie als starke Kraft zum Heilen ein. In unserer zunehmend berührungsfeindlichen, von Stress geprägten Kultur neigen wir dazu, dieses uralte Wissen zu vergessen und zahlen mit unserem Wohlbefinden dafür.

Jetzt zeigt Michelle Ebbin, die führende Expertin für Berührungstherapie, bekannt aus der Fernsehshow Dr. Oz, in ihrem Buch, wie Sie Ihr Leben wirklich verändern können, mit der Hilfe eines neuen modernen Ansatzes zu natürlicher Gesundheit, der aus einer einzigartigen Kombination uralter Weisheit und innovativer Forschung schöpft. HEILEN MIT BERÜHRUNG ist eine Sammlung erprobter Berührungstherapielösungen, um jedes Familienmitglied zu beruhigen und zu heilen – angefangen von Babys über Großeltern bis hin zu den Haustieren. Durch das Entmystifizieren altbewährter Techniken der Berührungstherapie wie etwa

- Akupressur,
- Reflexzonenmassage und
- Cranio-Sacral-Therapie

teilt die Autorin ihren wertvollen Einblick und bietet klare Schritt-für-Schritt-Hilfsmittel, begleitet von wunderschönen Farbfotos, um eine Reihe körperlicher und emotionaler Stressfaktoren zu lindern, zum Beispiel

- Rückenschmerzen,
- Kopfschmerzen oder
- Angst.

Ihre Lösungen sind schnell und einfach und dauern jeweils nur zwei bis drei Minuten; sie erfordern nur wenige Schritte, und die meisten ihrer Tipps können jederzeit, überall und sogar unterwegs angewendet werden. Ferner zeigt das Buch leistungsfähige Strategien der Berührungstherapie, um die Intimität in Beziehungen zu vertiefen, eine Verbindung zu Kindern aufzubauen und allgemein die Kommunikation durch Berührung zu verbessern.

Durch HEILEN MIT BERÜHRUNG können wir unsere Gesundheit buchstäblich in die Hand nehmen und Körper, Seele und Geist hegen und pflegen.

Krebs natürlich heilen

Wie Sie sofort beginnen können Ihre Gesundheit zu retten

Walter Last sammelte als Chemiker und Heilpraktiker 40 Jahre Erfahrung im alternativmedizinischen Bereich. Seine Erkenntnisse fasst er in diesem Praxisbuch zur natürlichen Krebsheilung in 10 Kapiteln komprimiert zusammen.Krebs, der aus schulmedizinischer Sicht als unheilbar gilt, ist schon durch eine Vielzahl alternativer Methoden überwunden worden - manchmal auch ohne jegliche Methode. Einerseits ist dies ermutigend, denn es zeigt, dass es zahlreiche Wege gibt, Krebs zu heilen. Für jemanden, der mit der Krankheit konfrontiert ist und nicht weiß, wo er anfangen und welche Methode er wählen soll, kann gerade das aber auch verwirrend sein.

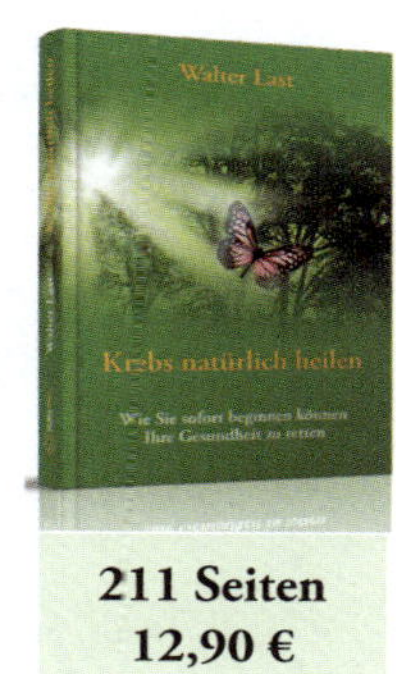

211 Seiten
12,90 €

In diesem Buch hat Walter Last die verfügbaren Optionen zu einem ganzheitlichen Programm verdichtet, das Ihnen die beste Chance geben wird, Ihren Krebs zu überwinden - ganz egal wie fortgeschritten er sein mag.

Die wichtigste Rolle, so erkannte Walter Last nach langjähriger Erfahrung, spielt dabei der menschliche Geist. Ihr Körper wird immer versuchen, die Erwartungen Ihres Geistes zu erfüllen. Das feste Erwarten der Heilung ist daher der wichtigste Schritt überhaupt.

Erwarten Sie ein Wunder - und arbeiten Sie dann daran, es wahr werden zu lassen.

Das Große Gerson Buch

Die bewährte Therapie gegen Krebs und andere Krankheiten

Krebs. Gelbsucht. Migräne. Arthritis. Herz-Kreislauf-Erkrankungen. Emphyseme. Seit Jahrzehnten betrachtet die orthodoxe Medizin diese chronischen oder lebensbedrohlichen Krankheiten als unheilbar. Aber jetzt bietet die Gerson-Therapie Hoffnung für alle, die auf Besserung all dieser und vieler anderer Krankheiten hoffen. Trinken Sie sich einfach gesund!Als eine der ersten alternativen Therapien überhaupt hat die Gerson-Methode im Lauf der letzten 60 Jahre Tausende von Patienten geheilt. In dieser wegweisenden und neu überarbeiteten Ausgabe enthüllen Charlotte Gerson und der medizinische Journalist Morton Walker noch weitere, bisher nicht beschriebene Heileffekte von organischen Früchten und Gemüsen. Das Safttrinken nach Gerson kann nicht nur die Effekte vieler degenerativer Krankheiten zurückbilden es kann auch Leben retten. Die Gerson-Therapie zeigt Ihnen: wie Sie Krebs besiegen können, indem Sie die Chemie Ihres Körpers verändern; spezielle Entsaftungstechniken für maximale Heilerfolge; wie Sie Allergien, Übergewicht, Bluthochdruck AIDS, Lupus und andere Krankheiten bekämpfen. Dieses einzigartige Werk wird für jeden, der es anwendet, eine Quelle der Inspiration und der Hilfe sein. Die Gerson-Therapie bietet eine mächtige Heilungsoption, die den Test der Zeit bestanden hat. Sie kann auch für Sie funktionieren!

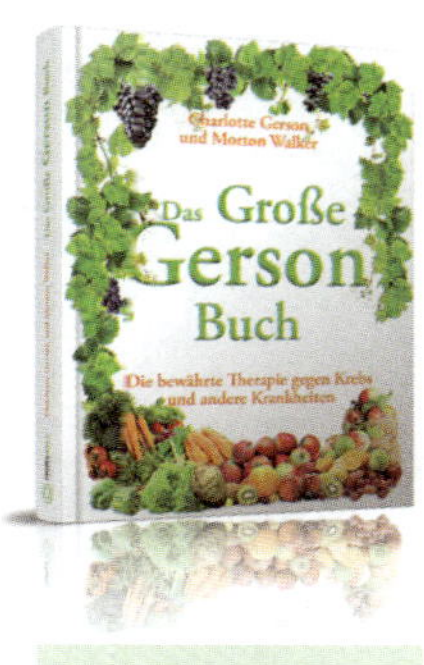

612 Seiten
24,- €